急救与护理的方法研究

徐 雁 惠青山 杨 兰◎著

辽宁科学技术出版社
·沈阳·

图书在版编目（CIP）数据

急救与护理的方法研究 / 徐雁，惠青山，杨兰著. —沈阳：辽宁科学技术出版社，2023.9
ISBN 978-7-5591-3225-3

Ⅰ.①急…　Ⅱ.①徐…　②惠…　③杨…　Ⅲ.①急救—研究　②护理学—研究　Ⅳ.①R459.7　②R47

中国国家版本馆 CIP 数据核字（2023）第 167205 号

出版发行：辽宁科学技术出版社
　　　　　（地址：沈阳市和平区十一纬路 25 号　邮编：110003）
印 刷 者：辽宁鼎籍数码科技有限公司
经 销 者：各地新华书店
幅面尺寸：185mm×260mm
印　　张：17.5
字　　数：370 千字
出版时间：2023 年 9 月第 1 版
印刷时间：2023 年 9 月第 1 次印刷
责任编辑：孙　东　邓文军　鄢　格
责任校对：王丽颖

书　　号：ISBN 978-7-5591-3225-3
定　　价：98.00 元

前　言

随着经济与科学技术的发展，世界各国都能从战略高度认识，并以提高护理基本教育和继续教育作为提高综合国力和国际竞争力的重要措施。

本书针对急救常识与现场急救的一些问题进行详细分析与研究，并通过临床护理实习，使学生将所学的理论知识和技能与临床实际紧密结合，进一步认识到护理专业对维持和增进人类健康的重要意义，树立现代护理"以人的健康为中心"的护理理念，培养学生具有良好的护士素质和职业道德，学会运用所学知识防治常见病、多发病，正确熟练地掌握基础护理操作技术、专科护理操作以及急危重症抢救和监护的技能；能以护理程序为框架对病人实施全面、系统整体的护理，养成独立思考、分析判断、解决问题的能力，初步掌握护理教学、科研和管理的能力，逐步成为德、智、体全面发展的临床护理人员和护理管理工作者。

由于作者水平有限，时间仓促，书中不足之处在所难免，恳请各位读者、专家不吝赐教。

目 录

第一章　正常人体生理概要

第一节　概述

一、人体基本形态构成和体表主要标志

整个人体分头、颈、躯干和四肢四部分。

（一）头部

头部由颅和面部两部分组成。颅内包含脑，面部有眼、耳、鼻、舌等特殊感觉器官。五官也是头部的体表标志。口、鼻是呼吸系统和消化系统的起始部。

（二）颈部

颈部介于头部、胸部和上肢之间，把头和躯干连接起来。颈椎起支撑作用。颈部内有甲状腺和呼吸道、消化道的颈段及两侧的大血管、神经和淋巴结等。

颈部主要体表标志有胸骨上窝、锁骨上窝、胸锁乳突肌、颈总动脉、喉结。

（三）躯干部

膈肌将躯干部分为上、下两部分，上面为胸部，下面为腹部。

1.胸部

胸部由胸壁和被胸壁保护的内脏、神经、血管等组成。胸壁和膈共同围成胸腔。胸壁的骨骼由后方的胸椎、两侧的肋骨和前方的胸骨通过骨连接构成骨性胸廓，肋间肌充填于肋间隙内。胸廓下口有穹隆形的膈肌附着，将胸腔和腹腔分开。胸腔被纵隔

分隔成左、右胸腔，由胸膜包裹着的左、右肺分别位于左、右胸腔之中。介于左、右纵隔胸膜之间的所有器官、结构总称为纵隔，包括心包、心脏、出入心脏的大血管，以及进入和通过胸腔的结构，如气管和支气管、食管、神经和胸导管等。

胸部常用的体表标志有锁骨、第7颈椎、剑突、肋弓、肋弓角、乳头、胸骨上窝、锁骨上窝（左、右）、锁骨下窝（左、右）、蔽窝（左、右）。

2.腹部

腹部包括腹壁、腹腔和腹腔器官。腹腔的顶为膈所封闭，借之与胸腔分隔，经骨盆入口下续盆腔。腹腔器官包括消化器官、部分泌尿器官及脾等。由于膈穹向胸腔膨隆，所以一些腹腔器官（如肝、胃、肾等）的上部与胸部相重叠。另外，一些器官（如小肠、乙状结肠）部分经骨盆上口落入盆腔中。

为了便于描述腹腔脏器的位置和进行体表触摸，常将腹部以两条水平线和两条垂直线为界划分为9个区。上水平线为通过两侧肋弓最低点的连线，下水平线是通过两侧髂嵴最高点的连线。两条垂直线分别通过两侧腹股沟韧带的中点。9个区的名称是腹上区和左、右季肋区，脐区（腹中区）和左、右腹外侧区，腹下区（耻区）和左、右腹股沟区。各区有相对固定的器官。

腹部常用的体表标志有肋弓下缘、胸骨剑突、上腹陷窝、腹中线、脐、髂前上棘、腹股沟韧带。

（四）四肢

四肢包括上肢和下肢各一对。

上肢可分为肩部、臂部、前臂部和手部，借上肢带连于躯干。下肢可分为臀部、股部、小腿部和足部，借下肢带连于躯干。

二、人体解剖学姿势和常用的方位术语

（一）人体解剖学姿势

人体解剖学姿势即身体直立、两眼平视前方、双足并拢、足尖朝前、上肢垂于躯干两侧、手掌朝向前方（拇指在外侧）。

（二）人体解剖学轴和面的方位术语

轴：以人体解剖学姿势为准，可为人体设 3 根互相垂直的轴。矢状轴为前后方向的水平线，冠状轴为左右方向的水平线，垂直轴为上下方向与水平线互相垂直的垂线。

面：按照轴线可将人体或器官切成不同的切面，以便从不同角度观察某些结构。矢状面是沿矢状轴方向所做的切面，它是将人体分为左、右两部分的纵切面。如果该切面恰好通过人体的正中线，则叫作正中矢状面。冠状面是沿冠状轴方向所做的切面，它是将人体分为前、后两部分的纵切面。水平面或横切面为沿水平线所做的横切面，它将人体分为上、下两部分，与上述两个纵切面垂直。

第二节　运动系统

运动系统由骨、骨连接（如关节）和骨骼肌组成。骨以不动、微动或可动的骨连接构成骨骼，是形成人体体形的基础，并为肌肉提供了附着点。

运动系统的首要功能是运动功能。肌肉是运动系统的主要动力装置，骨起的是杠杆作用，骨连接是运动的枢纽。在神经支配下，肌肉收缩，牵拉其所附着的骨，以关节为枢纽，产生运动。运动系统的第二个功能是支持功能，包括构成人体体形、支撑体重和内部器官以及维持体姿。运动系统的第三个功能是保护功能。人的躯干形成了几个体腔，颅腔椎管保护和支持着脑、脊髓和感觉器官，胸腔保护和支持着心、大血管、肺等重要脏器，腹腔和盆腔保护和支持着消化、泌尿、生殖系统的众多脏器。

一、骨

骨由骨膜、骨质、骨髓及神经、血管构成。骨既坚硬又有一定的弹性。

骨按其形态和功能特点可概括为长骨、短骨、扁骨及不规则骨 4 种。成人骨共有 206 块，依其所在部位可分为颅骨（29 块）、躯干骨（51 块）和四肢骨（126 块）。

二、骨连接

人体骨和骨之间借助软骨或骨、结缔组织连接起来。从连接形式上可分为直接连接和间接连接（又称关节）两种。以下主要介绍关节。

构成关节的两块骨相对的骨面上，被覆以关节软骨，形成关节面。周围包以由结缔组织组成的被囊，即关节囊，囊腔内含有少量滑液。关节还有一些辅助结构，如韧带、关节盘（如膝关节内的半月板）、关节唇、滑膜襞等。

三、骨骼肌

运动系统的肌肉大多附着于骨，故名骨骼肌。每块骨骼肌都具有一定的形态、结构和功能，有丰富的血管、淋巴分布，在躯体神经支配下收缩或舒张，进行随意运动。骨骼肌内还有感受本身体位和状态的感受器，不断将冲动传向神经中枢，反射性地保持肌肉的紧张度，以维持体姿和运动的协调。骨骼肌的形态各异，有长肌、短肌、阔肌、轮匝肌等基本类型。一块典型的骨骼肌可分为中间的肌腹和两端的肌腱。

四、颅骨及其骨连接

颅骨是头部的支架，由29块骨组成，可分为脑颅和面颅。脑颅位于全颅的上后部，前下部为面颅。颅骨连接的特点是多块形状不一、大小不等的颅骨以直接连接的形式结合在一起，形成颅腔，容纳脑；只有下颌骨与颞骨之间形成活动的颞下颌关节。

头部可触及的主要骨性体表标志有乳突、枕外隆凸、下颌角、下颌关节、眶上切迹等。

五、躯干骨及其骨连接

躯干骨包括24块椎骨、1块骶骨、1块尾骨、1块胸骨和12对肋骨，参与脊柱和骨性胸廓的构成，组成脊柱和胸廓两个部分。

（一）脊柱

脊柱位于背部正中，上端接颅骨，下端达尾尖，分颈、胸、腰、骶及尾五段。它们借助韧带、软骨和关节连接成完整的脊柱。

脊柱由24块椎骨、1块骶骨和1块尾骨通过椎间盘、椎间关节及许多韧带连接成一个整体，既坚固又柔韧。从脊柱整体的侧面看，可见4个生理弯曲，即颈曲、胸曲、腰曲和骶曲。脊柱内的椎管上通颅腔，下达骶管裂孔，周围除椎间孔外均被韧带封闭，椎管内容纳脊髓。脊柱除具有支持和保护功能外，还有灵活的运动功能。其运动方式包括屈伸、侧屈、旋转和环转等。

（二）胸廓

骨性胸廓由12块胸椎、12对肋骨和1块胸骨借助关节、软骨连接而成，是胸腔壁的支架，并参与呼吸运动。成人胸廓的形态为前后较扁、前壁短、后壁长的圆锥形骨笼。胸廓上口有气管、食管及头颈和上肢的大血管等通过，胸廓下口由膈肌封闭，食管和大血管等经膈的裂孔穿过。

六、上肢骨及其连接

上肢骨包括上肢带骨和自由上肢骨两个部分。前者有锁骨和肩胛骨；后者包括臂部的肱骨，前臂部并列的尺骨、桡骨，以及手部的8块腕骨、5块掌骨和14块指骨。上肢骨的连接包括上肢带骨的连接和自由上肢骨的连接。上肢带骨中，锁骨的内侧端与胸骨连接形成胸锁关节，而肩胛骨则由肌肉附于躯干骨上。自由上肢骨的连接主要包括肩关节、肘关节、腕及手部的关节。上肢的主要骨性标志有肱骨内、外踝，以及鹰嘴、尺骨头、尺骨茎突、桡骨茎突等。

七、下肢骨、骨盆及其连接

下肢骨包括下肢带骨和自由下肢骨两个部分。下肢带骨即髋骨。自由下肢骨包括大腿部的股骨、髌骨，小腿部的胫骨、腓骨，以及足部的7块跗骨、5块跖骨和14块趾骨。骨盆由骶骨、尾骨和左右髋骨及其韧带连接而成。下肢骨的连接包括下肢带骨的连接和自由下肢骨的连接。下肢带骨的连接包括骶髂关节、耻骨联合、髋骨与脊柱间的韧带连接等。自由下肢骨的连接主要有髋关节、膝关节、胫腓关节、踝关节、跗骨间关节、跗跖关节、跖趾关节及趾间关节。下肢可触摸的主要骨性标志有髂嵴、坐骨结节、耻骨联合、髌骨、股骨髁、胫骨髁、腓骨头、内踝和外踝、跟骨等。

第三节 循环系统

循环系统是一个完整的循环管道，由心脏和血管组成。它以心脏为中心，通过血管与全身各器官、组织相连，血液在其中循环流动。其主要功能是将机体从外界摄取的氧气和营养物质送到全身各部，供给组织进行新陈代谢之用，同时把全身各部组织的代谢产物，如 CO_2、尿素等，分别运送到肺、肾和皮肤等处排出体外，从而维持人体新陈代谢和内环境的稳定。

一、心脏

心脏位于胸腔的纵隔内、膈肌中心腱的上方，夹在两侧胸膜囊之间。其所在位置相当于第 2～6 肋软骨或第 5～8 胸椎之间的范围。整个心脏的 2/3 位于身体正中线的左侧。

心脏的外形呈倒置的圆锥形，约相当于本人的拳头大小。心尖朝向左前下方，心底朝向右后上方。心底部自右向左有上腔静脉、肺动脉和主动脉与之相连。心脏内腔被完整的心中隔分为互不相通的左、右两半。左、右心各有一个房室口，将心脏分为上方的心房和下方的心室。因此心脏被分为右心房、右心室、左心房和左心室四部分。分隔左、右心房的隔叫房间隔，分隔左、右心室的隔叫室间隔。右心房、右心室内容纳静脉性血液，左心房、左心室内容纳动脉性血液。心脏内静脉血与动脉血完全分流。

右房室口处生有三尖瓣，肺动脉口的周缘附有肺动脉瓣。左房室口处生有二尖瓣，主动脉口的周缘附有主动脉瓣。房室口和动脉口的瓣膜是保证心腔内血液定向流动的装置。心脏是肌性空腔器官，心肌具有收缩和舒张的能力，以推动血液在心脏内定向流动。

此外，下列结构对保证心脏正常活动也具有重要作用。① 心脏传导系统：它是由特殊的心肌纤维构成的，能产生并传导冲动，使心房肌和心室肌协调、规律地进行收缩和舒张，从而维持心脏收缩和舒张的正常节律。② 心脏的血管：心脏的动脉发自升主动脉的左、右冠状动脉，其发出的分支供应心脏本身所需营养，静脉最终汇集成冠状静脉窦开口于右心房。供给心脏本身的血液循环叫冠状循环。由冠状动脉粥样硬化所引起的心脏病被称为冠状动脉粥样硬化性心脏病，简称冠心病。

二、血管的分类和功能

血管系由起始于心室的动脉系和回流于心房的静脉系以及连接于动、静脉之间的网状毛细血管组成。

动脉是由心室发出的血管，它在行程中不断分支，形成大、中、小动脉。大动脉富含弹力纤维。当心脏收缩射血时，大动脉管壁扩张；当心室舒张时，管壁弹性回缩，继续推动血液。中、小动脉（特别是小动脉）的平滑肌较发达，在神经支配下收缩和舒张，以维持和调节血压以及调节其分布区域的血流量。

静脉是引导血液回心的血管。小静脉起始于毛细血管网,在行程中逐渐汇成中静脉、大静脉,最后开口于心房。深静脉多与同名动脉伴行,浅静脉走行于皮下组织中。

毛细血管是连接于动、静脉之间的极细微的血管网,管壁菲薄,主要由一层内皮细胞构成,具有一定的通透性。血液在毛细血管网中流速缓慢,有利于组织细胞和血液间的物质交换。

三、人体的血液循环

血液由心室射出,经动脉、毛细血管、静脉再回流入心房,循环不已。根据循环途径的不同,血液循环可分为大(体)循环和小(肺)循环。大循环起始于左心室,左心室收缩将富含氧气和营养物质的动脉血泵入主动脉,经各级动脉分支到达全身各部组织的毛细血管,与组织细胞进行物质交换,即血中的氧气和营养物质被组织细胞吸收,组织细胞的代谢产物和二氧化碳等进入血液,形成静脉血。静脉血再经各级静脉,最后汇入上、下腔静脉,注入右心房。小循环则起始于右心室,右心室收缩时,将大循环回流的静脉血泵入肺动脉,经肺动脉的各级分支到达肺泡周围的毛细血管网,通过毛细血管壁和肺泡壁与肺泡内的空气进行气体交换,即排出二氧化碳,摄入氧气,使血液变为富含氧气的动脉血,再经肺静脉回流入左心房。

血液循环的过程:右心房—右房室口(三尖瓣开放)—右心室—肺动脉口(肺动脉瓣开放)—肺动脉—肺(经肺泡壁周围的毛细血管进行气体交换)—肺静脉—左心房—左房室口(二尖瓣开放)—左心室—主动脉口(主动脉瓣开放)—主动脉(通过各级动脉分布至全身)—毛细血管(物质交换)—各级静脉—上、下腔静脉—右心房。

四、头颈部及四肢血管走行

(一)头颈部的动脉

头颈部的动脉主要来源于颈总动脉。颈总动脉沿气管和食管的外侧上升,至甲状软骨上缘平面分为颈内动脉和颈外动脉两支。颈内动脉经颅底的颈动脉管入颅。颈外动脉沿途分支有面动脉、枕动脉等,最后上行至下颌颈处分为颞浅动脉和上颌动脉两个终支。

（二）上肢动脉

上肢动脉的主脉是锁骨下动脉。锁骨下动脉经胸廓上口进入颈根部，越过第 1 肋骨，续于腋动脉。腋动脉穿行于腋窝，移行于肱动脉。肱动脉沿上臂内侧下行，至肘关节前面，分为桡动脉和尺动脉。桡动脉和尺动脉分别沿前臂的桡侧和尺侧下降至手掌，两动脉的末端和分支在手掌吻合，形成双层的动脉弓，即掌浅弓和掌深弓，再由动脉弓分支为指侧固有动脉和掌心动脉。

（三）髂外动脉和下肢动脉

股动脉在腹股沟韧带中点由髂外动脉延续向下，经股前部下行，从股下部向后穿，行至腘窝，移行为腘动脉。腘动脉在腘窝深部下行，在膝关节下方分为胫后动脉和胫前动脉。胫后动脉沿小腿后部深层下行，经内踝后方至足底分为足底内侧动脉和足底外侧动脉；胫前动脉起始后经胫腓骨之间穿行向前，至小腿前部下行，越过踝关节至足背，移行为足背动脉，足背动脉行至足底与足底外侧动脉吻合形成足底动脉弓。

五、血液及血液凝固

血液是一种流体组织，充满于心血管系统中，在心脏的推动下不断循环流动。血液分为动脉血和静脉血。动脉血携带氧气和营养物质，呈鲜红色；静脉血含大量二氧化碳，呈暗红色。正常成年人的血液总量约相当于体质量的 8%，或相当于每千克体质量 80mL。骨髓、淋巴是人体的造血"工厂"。如果流经体内任何器官的血流量不足，均可能造成严重的组织损伤；人体大量失血或血液循环严重障碍，将危及生命。

血液由血浆和血细胞组成。血浆主要含水分及少量蛋白质和低分子物质。血细胞包括红细胞、白细胞和血小板。红细胞在血液的气体运输中有极其重要的作用。白细胞的主要功能是抗炎、抗感染及发挥免疫功能。血小板有促使血液凝固和维护血管壁完整性的功能。

血液离开血管数分钟后，就由流动的溶胶状态变成不能流动的胶冻状凝块，这一过程被称为血液凝固。生理止血过程包括三个功能活动：第一个是血管受伤后立即收缩，若破损不大，可立即使血管封闭；第二个是血管内膜损伤，激活血小板和血浆中的凝血系统，血小板聚集成团，成为一个松软的止血栓，以填塞伤口；第三个是局部血液纤维蛋白原形成纤维素，与血小板一道构成牢固的止血栓，可有效地制止出血。

六、血压、心率、脉搏

血压是指血管内的血液对单位面积血管壁的侧压力。心室收缩将血液射入动脉，通过血液对动脉管壁产生侧压力，使管壁扩张，并形成动脉血压。心室舒张不射血时，扩张的动脉管壁发生弹性回缩，使动脉内保持一定的压力，从而继续推动血液前进。因此心室收缩时，动脉血压升高，它所达到的最高值为收缩压；心室舒张时，动脉血压下降，它所达到的最低值为舒张压。收缩压与舒张压之差为脉压。动脉血压通常在上臂部测量。正常成年人收缩压为 90～140mmHg，舒张压为 60～90mmHg，脉压为 30～50mmHg。足够的循环血量是形成血压的前提，心室收缩力和外周阻力是形成血压的基本因素，而大动脉管壁的弹性是维持舒张压的重要因素。

健康成年人在安静状态下，心率正常范围为每分钟 60～100 次。动脉有节律的搏动，称为脉搏。脉搏是由心脏周期性活动，以波浪形式沿动脉壁向外周传播形成的。脉搏很容易在颈部的颈总动脉、腹股沟处的股动脉或手腕掌面外侧的桡动脉上摸到。如果心跳停止，脉搏就会消失。

第四节　呼吸系统

机体与外界环境之间的气体交换过程称为呼吸。通过呼吸，机体从大气中摄取新陈代谢所需要的氧气，排出所产生的二氧化碳，因此，呼吸是维持机体新陈代谢和其他功能活动所必需的基本生理过程之一。一旦呼吸停止，生命也将终止。

一、呼吸系统的解剖结构

呼吸系统具有机体与外界进行气体交换的功能，由呼吸道和肺两部分组成。

呼吸道包括鼻腔、咽、喉、气管和支气管，临床上将鼻腔、咽、喉称为上呼吸道，将气管和支气管称为下呼吸道。肺是进行气体交换的器官，位于胸腔内纵隔的两侧，左、右各一。肺的主要结构为支气管各级分支、肺泡及结缔组织，血管、淋巴管、神经等随支气管的分支分布在结缔组织内。正常成年人的肺约有 3 亿个肺泡，总扩散面积可达 70m²。肺泡之间的间质内含有丰富的毛细血管网，是血液和肺泡进行气体交换的场所。空气进入肺泡后，在此处与肺泡周围毛细血管内的血液进行气体交换。空气中的氧气被吸入后，透过肺泡进入毛细血管，通过血液循环，被输送到全身各个器官组织，供给各器官新陈代谢所需，各器官组织代谢产生的二氧化碳再经过血液循环被运送到肺，然后经呼吸道排出体外。

二、胸膜和胸膜腔

胸膜是一层光滑的浆膜，分别覆盖于左右肺的表面、胸廓内表面、膈上面和纵隔外侧面。脏胸膜和壁胸膜在肺根处互相延续，形成左、右侧两个完全封闭的胸膜腔。腔内含少量浆液，其内压低于大气压（负压）。腔内负压和浆液吸附使脏、壁胸膜紧紧贴在一起，所以胸膜腔实际上只是一个潜在性腔。外界气体一旦进入胸膜腔使脏、壁胸膜分开，形成气胸，就会影响心肺功能。

三、呼吸的生理功能

正常成年人的呼吸频率为每分钟 16 ～ 20 次。潮气量是指每次呼吸时吸入或呼出的气体量。平静呼吸时，潮气量为 500mL（400 ～ 600mL）；运动时，潮气量将增大。肺活量是指最大吸气后，从肺内所能呼出的最大气体量。肺活量有较大的个体差异，与身材、性别、年龄、呼吸肌强弱等有关。正常成年男性的肺活量平均约为 3500mL，女性平均约为 2500mL。

第五节　消化系统

人体消化系统由消化管和消化腺两大部分组成。消化管是一条自口腔延至肛门的很长的肌性管道，包括口腔、咽、食管、胃、小肠（十二指肠、空肠、回肠）和大肠（盲肠、结肠、直肠）等，长 8 ～ 10m。消化腺有小消化腺和大消化腺两种。小消化腺散于消化管各部的管壁内；大消化腺包括 3 对唾液腺（腮腺、下颌下腺、舌下腺）、肝和胰，它们均借助导管将分泌物排入消化管内。

一、腹部分区及解剖结构

通常将人体腹部以两条水平线和两条垂直线为界划分为九个区，各区有相对固定的器官。

右上腹部（右季肋区）主要有肝右叶、胆囊、结肠肝曲、右肾、右肾上腺等。

上腹部（腹上区）主要有肝左叶、胃、十二指肠、横结肠、大网膜、胰头和胰体、腹主动脉。

左上腹部（左季肋区）主要有胃、脾、结肠脾曲、胰尾、左肾、左肾上腺。

右侧腹部（右腹外侧区）主要有升结肠、空肠、右肾。

中腹部（脐区）主要有横结肠、十二指肠下部、空肠和回肠、腹主动脉、输尿管、大网膜、肠系膜、淋巴结等。

左侧腹部（左腹外侧区）主要有降结肠、空肠和回肠、左肾。

右下腹部（右腹股沟区）主要有盲肠、阑尾、回肠下端、淋巴结、女性的右侧卵巢及输卵管、男性的右侧精索。

下腹部（耻区）主要有回肠、输尿管、充盈的膀胱、乙状结肠、增大的子宫。

左下腹部（左腹股沟区）主要有乙状结肠、淋巴结、女性的左侧卵巢及输卵管、男性的左侧精索。

二、消化系统的生理功能

消化系统的主要功能是消化食物与吸收养料、水分和无机盐，并排出残渣（粪便）。消化过程包括物理性消化和化学性消化。物理性消化是指通过消化管对食物的机械作用（包括咀嚼、吞咽和各种形式的蠕动）来磨碎食物，使消化液与食物充分混合，并推动食团或食糜下移等。化学性消化是指由消化腺所分泌的消化液对食物进行化学分解，如将蛋白质分解为氨基酸，将淀粉分解为葡萄糖，将脂肪分解为脂肪酸和甘油。分解后的营养物质被小肠吸收后进入血液和淋巴，而残渣则通过大肠排出体外。此外，口腔、咽等还与呼吸、发音和语言活动有关。

第六节　神经系统

人体神经系统由中枢神经系统（脑和脊髓）以及与其相连的周围神经系统（脑神经和脊神经）组成。

神经系统借助感受器接受内、外环境中的各种刺激，经传入神经将刺激传至脑和脊髓的各级中枢，在此对刺激进行整合后再经传出神经将刺激传至各效应器，使效应器发生适当的反应。神经系统一方面调节和控制体内各系统与器官的功能活动，使机体成为一个统一的整体；另一方面调整机体功能活动，使之与不断变化的外界环境相适应。因此，神经系统是机体的主导系统。在长期进化发展过程中，人类的大脑皮质高度发展，而人脑作为高级神经活动（思维和意识）的器官，反过来又进一步推动了劳动和语言的发展。这样，人类就远远超越了一般动物，不仅能适应和认识世界，而且能主观能动地改造世界，让自然界为人类服务。

一、神经系统的基本结构

神经系统的基本结构单位是神经细胞和神经胶质细胞。根据神经细胞的不同功能，可将神经细胞分为感觉神经细胞、运动神经细胞和联络神经细胞。感觉神经细胞接受内、外环境的各种刺激，通过周围神经将刺激传递到脑和脊髓的各级中枢进行整合，再由运动神经细胞将冲动从中枢传至肌肉或腺体等效应器，以维持机体与内、外环境的相对平衡。联络神经细胞是位于感觉和运动神经细胞之间的神经细胞，起联络、整合等作用。神经胶质细胞对神经细胞起着支持、绝缘、营养和保护等作用，并参与构成血脑屏障。

二、神经系统的基本活动方式

神经系统在调节机体的活动中，对内、外环境的刺激所做出的适当反应，叫作反射。反射是神经系统的基本活动方式。

反射活动的形态学基础是反射弧。反射弧包括感受器、感觉神经、中枢、运动神经、效应器（肌肉、腺体）五个部分。只有在反射弧完整的情况下，反射活动才能完成。

三、神经系统的组成

神经系统在形态和功能上都是完整的、不可分割的整体。为了方便学习，可按其所在部位和功能，将其分为中枢神经系统和周围神经系统。

（一）中枢神经系统

中枢神经系统包括位于颅腔内的脑和位于椎管内的脊髓。

1. 脑

脑是中枢神经系统的头端膨大部分，位于颅腔内。人脑可分为端脑、间脑、中脑、脑桥、小脑和延髓六个部分。通常把中脑、脑桥和延髓合称为脑干，延髓向下经枕骨大孔连接脊髓。脑和脊髓内的空腔称为脑室及蛛网膜下腔，内含脑脊液。端脑包括左、右大脑半球。每个半球表层为灰质所覆盖，叫大脑皮质。人类的大脑皮质在长期进化过程中高度发展，不仅是人类各种功能活动的高级中枢，而且是人类思维和意识活动的物质基础。

2. 脊髓

脊髓是呈前后稍扁的圆柱体，位于椎管内，上端在平齐枕骨大孔处与延髓相续，下端终于第 1 腰椎下缘。脊髓前、后两侧发出并形成脊神经的前根和后根。前、后根在椎间孔处合并形成脊神经。脊髓以每对脊神经根出入范围为界，被划分为 31 个节段，包括颈髓 8 节、胸髓 12 节、腰髓 5 节、骶髓 5 节、尾髓 1 节。

（二）周围神经系统

周围神经系统联络于中枢神经和其他各系统器官之间，包括与脑相连的脑神经和与脊髓相连的脊神经。按其所支配的周围器官的性质不同，可分为分布于体表和骨骼肌的躯体神经系统和分布于内脏、心血管和腺体的内脏神经系统。

1. 脊神经

脊神经共有 31 对，包括 8 对颈神经、12 对胸神经、5 对腰神经、5 对骶神经、1 对尾神经。脊神经由与脊髓相连的前根和后根在椎间孔合并而成。前根属运动性神经，后根属感觉性神经。

脊神经出椎间孔后主要分成前支和后支。后支分布于项、背和腰骶部的肌肉和皮肤，前支分布于躯干前部、外侧部和四肢的皮肤及肌肉。胸神经前支保持着明显的节段性，其余脊神经的前支则交织成神经丛，包括颈丛、臂丛、腰丛和骶丛，发出分支，分别感觉和支配颈部、躯干及四肢相应的部位。

2. 脑神经

脑神经与脑相连，自颅腔穿过颅底的孔、裂、管出颅，共有 12 对。其名称分别为嗅神经（Ⅰ）、视神经（Ⅱ）、动眼神经（Ⅲ）、滑车神经（Ⅳ）、三叉神经（Ⅴ）、展神经（Ⅵ）、面神经（Ⅶ）、前庭蜗神经（Ⅷ）、舌咽神经（Ⅸ）、迷走神经（Ⅹ）、副神经（Ⅺ）及舌下神经（Ⅻ）。脑神经主要分布于头面部，其中第 Ⅹ 对迷走神经还分布到胸、腹脏器，分别感觉和支配头颅及内脏相应部位。

3. 内脏神经

内脏神经也含有感觉神经和运动神经，主要分布于心血管及胸、腹、盆腔内的脏器。

四、神经系统的功能特点

人体是一个极为复杂的有机体，各器官、系统的功能不是孤立的，它们之间互相联系、互相制约；同时，人体生活在经常变化的环境中，环境的变化随时影响着体内的各种功能。这就需要对体内功能不断地进行迅速的调节，使机体适应内外环境的变化。发挥这一调节功能的主要系统是神经系统。

人体各器官、系统的功能都直接或间接处于神经系统的调节控制之下。许多感觉（如痛觉、温度觉、触觉等传入冲动）由脊髓上传到大脑，经大脑皮质分析综合，再经传出神经到达效应器，使效应器产生相应的活动。延脑和脑桥中有许多重要的神经中枢，如心血管中枢、呼吸中枢，发挥调节心血管、呼吸等生理功能，这些中枢如受损伤，则可危及生命。下丘脑是调节内脏活动的中枢，如摄食、饮水、体温、内分泌等活动都受下丘脑的调节。小脑与躯体运动的反射调节有密切关系，如姿势平衡、肢体肌张力、动作协调等。大脑是意识、思维、运动和感觉的最高中枢，对全身有精细的调节作用，对于人类来说还有学习、记忆、表达、识字、读图等特殊作用。

第七节　感觉器官

一、眼的解剖及生理功能

人眼由眼周结构和眼球组成。

（一）眼周结构

眼周结构由眼睑、结膜、泪器、眼外肌和眼眶等组成。

眼眶由额骨、蝶骨、筛骨、腭骨、泪骨、上颌骨和颧骨7块颅骨构成，形成稍向内、向上倾斜的锥形骨窝，是眼的骨性支架，其口向前，尖朝后，有上、下、内、外四壁。成人眶深4～5cm。眶内除眼球、眼外肌、血管、神经、泪腺和筋膜外，各组织之间充满脂肪，脂肪起软垫作用。

眼睑分上睑和下睑，居眼眶前口，覆盖在眼球前面。上、下睑间的裂隙称睑裂。上、下睑相连接处分别称为内眦和外眦。内眦处有肉状隆起，称为泪阜。上下睑缘的内侧各有一有孔的乳头状突起，称为泪点。泪点为泪小管的开口。

结膜是一层薄而透明的黏膜，覆盖在眼睑后面和眼球前面。按解剖部位可将结膜分为睑结膜、球结膜和穹隆结膜三部分。由结膜形成的囊状间隙称结膜囊。

泪器包括分泌泪液的泪腺和排泄泪液的泪道。

眼外肌包括上直肌、下直肌、内直肌、外直肌、上斜肌和下斜肌共6块肌肉，它们在神经的作用下支配眼球运动。

眼周结构的主要生理功能是保护眼球。经常瞬间可使泪液润湿眼球表面，使角膜保持光泽，并清除结膜囊内的灰尘及细菌，特别是角膜前的一层泪液膜，有防止角膜干燥、保持角膜平滑的作用并具有光学特性。

（二）眼球

眼球包括眼球壁、眼内腔和内容物、神经、血管等组织。眼球近似球形，位于眼眶内。正常成年人眼球的前后径平均为24mm，垂直径平均为23mm。眼球最前端突出于眶外，受眼睑保护。

1. 眼球壁

眼球壁主要分为外、中、内3层。

（1）外层由角膜、巩膜组成。前1/6为透明的角膜，其余5/6为白色的巩膜，俗称"眼白"。角膜是眼球前部的透明部分，光线经此射入眼球，具有折射成像的作用。角膜稍呈椭圆形，略向前突。角膜含丰富的神经，感觉敏锐。巩膜为致密的胶原纤维结构，不透明，呈乳白色，质地坚韧。眼球外层起维持眼球形状和保护眼内组织的作用。

（2）中层又称色素膜，具有丰富的色素和血管，包括虹膜、睫状体和脉络膜三个部分。虹膜呈圆环形，在中层的最前部分，位于晶状体前，有辐射状皱褶。中央有一直径3～4mm的圆孔，称为瞳孔。在神经的支配下，瞳孔放大或缩小可控制进入眼内的光线量。睫状体前接虹膜根部，后接脉络膜，内侧通过悬韧带与晶状体赤道部相连。脉络膜位于巩膜和视网膜之间。脉络膜的血循环营养视网膜外层，它所含的丰富色素起遮光暗房作用。

（3）内层为视网膜，是一层透明的膜。视网膜的外层是色素上皮层，内层是神经层，含有视杆细胞、视锥细胞，具有感光作用。视信息在视网膜上形成视觉神经冲动，沿视路将视信息传递到视中枢，形成视觉，在人脑中建立起图像。

2. 眼内腔和内容物

眼内腔包括前房、后房和玻璃体腔。眼内容物包括房水、晶状体和玻璃体，三者均透明，与角膜一起称为屈光介质。

3. 视神经、视路

视神经是中枢神经系统发出的脑神经。视路是指从视网膜接受视信息到大脑视皮层形成视觉的整个神经冲动传递的径路。视网膜所得到的视觉信息经视神经传送至大脑。

二、鼻的解剖及生理功能

（一）鼻的解剖

鼻由外鼻、鼻腔、鼻窦三部分构成。

1. 外鼻

外鼻位于面部中央。外鼻由骨、软骨构成支架，外覆软组织和皮肤，略似锥形，包括鼻根、鼻尖、鼻梁、鼻背、鼻翼、鼻孔、鼻小柱等部分。

2. 鼻腔

鼻腔是位于两侧面颅之间的腔隙，前起自前鼻孔，后止于后鼻孔，与咽部相通。由鼻中隔分隔为左、右两腔，每侧鼻腔包括鼻前庭及固有鼻腔两部分。

鼻前庭位于鼻腔最前部，由皮肤覆盖，富有皮脂腺和汗腺，并长有鼻毛。固有鼻腔通称鼻腔，有内、外、顶、底四壁。内壁即鼻中隔，其表面有黏膜。鼻中隔前下部黏膜内血管丰富，由鼻腭、筛前、上唇及腭大动脉支密切吻合形成毛细血管网，称为黎氏区。此处黏膜较薄，血管表浅，黏膜与软骨膜连接紧密，血管破裂后不易收缩，且位置靠前，易受外界刺激，是鼻出血最易发生的部位，因此又被称为易出血区。

外壁有突出于鼻腔的三个骨质鼻甲，分别称上、中、下鼻甲。各鼻甲下方的空隙称鼻道，分为上、中、下鼻道。各鼻甲内侧面和鼻中隔之间的空隙称总鼻道。上、中两鼻甲与鼻中隔之间的腔隙称嗅沟，它具有嗅觉功能。

顶壁由额骨鼻突、鼻骨及筛骨水平板构成。

底壁即硬腭，与口腔相隔。

鼻腔黏膜分为嗅区黏膜和呼吸区黏膜两部分。

3. 鼻窦

鼻窦为鼻腔周围颅骨内的含气空腔，按其所在颅骨将其分别命名为额窦、筛窦、上颌窦及蝶窦，共4对。

（二）鼻的生理功能

鼻腔主要有呼吸、嗅觉、共鸣及反射功能。

1. 呼吸功能

鼻腔为呼吸空气的通道。空气经过呼吸区黏膜，可调节吸入空气的温度、湿度，并有过滤和清洁的作用。

2. 嗅觉功能

具有气味的气体分子随吸入气流到达鼻腔嗅沟处，与嗅黏膜接触，刺激嗅细胞产生神经冲动，神经冲动经嗅神经到达延髓和大脑中枢，从而产生嗅觉。

3. 共鸣功能

鼻腔是重要的共鸣器官。发音在喉，共鸣在鼻，从而使声音洪亮而清晰。

4. 反射功能

鼻腔内神经丰富，常出现一些反射现象。例如，打喷嚏为一种保护性反射活动，可将鼻腔内的异物清除。

三、咽喉的解剖及生理功能

（一）咽的解剖

咽是呼吸道与消化道的共同通道，上起颅底，下达环状软骨平面下缘（相当于第6颈椎食管入口平面）。成年人的咽全长12～14cm，分为鼻咽部、口咽部和喉咽部三个部分。

鼻咽部位于鼻腔的后方，上与后鼻孔及鼻中隔后缘相连，下至软腭游离缘水平面以上，称鼻咽。后壁约在相当于第1、2颈椎水平位置与口咽部后壁相延续，统称咽后壁。鼻咽的左、右两侧下鼻甲后端约1cm处有一漏斗状开口，称咽鼓管咽口。

口咽部位于软腭游离缘平面至会厌上缘，其后壁相当于第3颈椎的前面，前方借咽峡与口腔相通，向下连通喉咽部。

喉咽部起自会厌软骨上缘以下，向下止于环状软骨下缘平面，连通食管，其前方为喉。

（二）喉的解剖

喉上通喉咽，下接气管，为呼吸与发音的重要器官。喉位于颈前正中部，在成年人相当于第3~6颈椎水平，系由一组软骨、韧带、喉肌及黏膜构成的锥形管状器官。

喉的支架由3根单一软骨（甲状软骨、环状软骨和会厌软骨）和3对成对软骨（杓状软骨、小角软骨和楔状软骨）构成。

喉支架中最大的一块软骨为甲状软骨，上端向前突出，称为喉结。环状软骨位于甲状软骨之下，下接气管，是喉与气管环中唯一完整的环形软骨，是喉支架的基础。它对支持喉腔、保证呼吸通畅甚为重要。

喉腔上起自喉入口，下达环状软骨下缘并接气管，由室带与声带分隔为声门上区、声门区、声门下区。声门区内有室带与声带。

（三）咽喉的生理功能

1. 吞咽功能

食团下咽至咽腔时，软腭上举，关闭鼻咽腔，咽缩肌收缩，压迫食团向下移动。喉肌的收缩及舌根的隆起使会厌覆盖喉口，呼吸暂停，声门紧闭。此时喉上提，食团越过会厌进入食管。

2. 呼吸功能

咽腔黏膜内富有腺体，具有对空气加温、湿润的作用。喉是呼吸通道，声门裂的大小改变可调节进出肺泡的气流量。

3. 保护和防御功能

在吞咽和呕吐时，咽肌收缩可暂时封闭鼻咽和喉部，使食物不致反流入鼻腔或吸入气管。若有异物进入咽部，可引起咽肌收缩，产生呕吐反射，从而吐出异物。喉对下呼吸道起保护作用。吞咽时，喉体上提，会厌向后下倾斜，盖住喉上口，声带关闭，食物下行进入食管，而不致误入下呼吸道。另外，防御性、反射性剧咳能够迫使误入下呼吸道的异物排出。

4. 发音及共鸣作用

喉是发音器官。发音时，声带向中线移动，声门闭合，肺内呼出的气流冲动声带，产生声波，声波经咽、口、鼻等腔的共鸣作用成为悦耳的声音。声调的高低取决于声带振动的频率。

四、耳的解剖及生理功能

（一）耳的解剖

耳由外耳、中耳和内耳三部分组成。

1. 外耳

外耳包括耳郭及外耳道。

耳郭除耳垂由脂肪和结缔组织构成外，其余部分由弹性软骨组成，外覆软骨膜和皮肤。耳郭借韧带和肌肉附于头颅和颞骨。耳郭分前、后两面，后面较平而微凸，前面凹凸不平。

成年人的外耳道平均长度为 2.5 ～ 3.5cm，分为软骨部和骨部。软骨部居外，占全长的 1/3；骨部居外耳道内侧，占全长的 2/3。外耳道的走行方向是软骨部向内、后上方，至骨部则转向前下方。故检查时应将耳郭向后上方牵拉，使外耳道的走行成直线，才易看清鼓膜。但小儿的外耳道仅有弧形弯曲，检查时须将耳郭向后下牵引。外耳道的软骨部和骨部交界处较窄，称为外耳道峡部，外耳道异物多停留于此。

2. 中耳

中耳包括鼓室、咽鼓管、鼓窦和乳突四部分。

鼓室为鼓膜和内耳外侧壁之间的空腔，向前借助咽鼓管鼓口与鼻咽部相通，向后借助鼓窦入口与鼓窦相通，内有听骨、肌肉、韧带和神经。

咽鼓管是沟通鼻咽腔和鼓室的管道，是中耳通气引流的唯一通道，所以它也是中耳感染的主要途径。

鼓窦是鼓室后上方的一个小腔，实际上为一较大的气房，是鼓室和乳突气房间的通道。

乳突位于鼓室的后下方，含有许多大小不等的气房，各气房彼此相通，与鼓室之间的鼓窦相通。

3. 内耳

内耳又称迷路，位于颞骨岩部。外有骨壳，称为骨迷路；内有膜迷路，膜迷路内含内淋巴液。膜迷路与骨迷路间含外淋巴液。前庭为位于骨迷路中部的近似椭圆形的空腔，其前部连通耳蜗，后部有五个小孔，与三个骨半规管相通。内耳有血管和前庭蜗神经。

（二）耳的生理功能

1. 听觉功能

声音通过空气传导和骨传导传入内耳，震动内耳淋巴液、螺旋器，刺激听神经传至大脑皮质听觉中枢，形成听觉。

2. 平衡功能

人体依靠前庭、视觉和本体感觉三个系统的协调作用来维持身体平衡，其中以前庭系统最为重要。

五、皮肤的解剖及生理功能

人的全身表面都覆盖着皮肤。皮肤是软组织，柔韧而富有弹性，在一定范围内可以被推动和伸张。皮肤的厚度因年龄、性别、部位的不同而不同。皮肤是人体最大和最重要的器官，总质量约占人体的8%。皮肤内容纳了人体约1/3的循环血液和约1/4的水分。

（一）皮肤的解剖

人的皮肤由表皮、真皮和皮下组织三层组成，并含有附属器官（汗腺、皮脂腺、指甲、趾甲、毛发）及血管、淋巴管、神经、肌肉等。

1. 表皮

表皮是皮上组织，它与外界接触最多。表皮虽然差不多只有普通纸那么薄，最厚处也不过0.2mm，但它是由下面的基底层发育而成的。基底层由基底细胞和黑色素细胞组成。基底细胞不断进行分裂，产生新细胞；黑色素细胞产生黑色素。

2. 真皮

真皮在表皮下层，与表皮分界明显。表皮底部呈凸凹状，与真皮紧密接触。真皮内部的细胞很少，主要由疏松纤维结缔组织构成，含有胶原纤维、弹性纤维和网状纤维等。这些纤维与皮肤的弹性、光泽、张力等有很重要的关系。

3. 皮下组织

皮下组织在真皮的下面，两者之间无明显分界。皮下组织由大量脂肪组织散布于疏松的结缔组织中构成。

（二）皮肤的生理功能

皮肤主要有保护、感觉、散热、保温、分泌、排泄、吸收、代谢及参与免疫反应等生理功能，它对机体的健康很重要。同样，机体的异常情况也可以在皮肤上反应出来。

第二章　现场急救的四个基本环节

　　需要现场急救的急危重症患者处在各种环境中，有些意外伤害、突发疾病甚至发生在不安全的现场。因此，作为"第一目击者"，首先要评估现场情况，注意安全，对所处的状态进行判断，分清病情的轻重缓急，再进行呼救及现场自救或互救。

第一节　现场评估

　　在紧急情况下，通过实地感受，用眼睛、耳朵、鼻子等对异常情况进行现场评估，以便遵循现场急救行动的程序，利用现场人力和物力实施救护。评估时必须迅速控制情绪，尽快了解情况，并在数秒钟内完成评估，然后寻求医疗帮助。

一、评估现场情况

　　先评估患者是否仍身处险境、有无生命危险、致伤原因、受伤人数等，然后判断现场可以利用的资源以及需要何种支援、可以采取哪些现场急救行动。

二、评估安全保障

　　在进行现场急救时，造成意外的原因可能会对参与现场急救的人员产生危险，所以，应首先确保自身安全。例如：地震时要注意余震；对触电者的现场急救，必须首先切断电源，然后才能采取现场急救措施，以保障安全。在现场急救中，不要试图兼顾太多的工作，以免使伤病员及自身陷入险境。要清楚自己能力的极限，尽量确保急救现场的安全。

三、个人防护设备

"第一目击者"在现场进行急救护理时，应尽可能使用个人防护用品，以阻止病原体或毒物进入身体。在可能的情况下，用呼吸面罩、呼吸膜等实施人工呼吸，戴医用手套、眼罩、口罩等个人防护品。个人防护设备必须放在容易获取的地方，以便现场急用。关于个人防护设备的使用，必须参加相关知识的培训或遵照使用说明书。

第二节　判断病情

"第一目击者"发现伤病员，尤其是处在情况复杂的现场时，应该沉着、镇静地观察患者的病情，在短时间内作出病情判断。按照先抢救生命后减少伤残的急救原则，先对患者的生命体征（包括神志、呼吸、脉搏、心跳、瞳孔）进行观察判断，然后检查局部有无创伤、出血、骨折等情况。具体检查顺序如下。

一、检查意识是否存在

患者意识丧失，尤其是突然间意识丧失时，通常会全身肌肉松弛，就地摔倒。检查方法：此时应大声喊伤病员的名字或者喊"喂，喂，你怎么了！"，并轻拍伤病员的双侧肩部及掐人中（"一喊二拍三掐人中"）。对婴儿，可拍击其足跟或掐捏上臂。如无睁眼、呻吟、肢体活动反应，即可确定其意识丧失，已陷入危重状态。此时要保持伤病员呼吸道畅通，谨防窒息。不能猛烈摇晃伤病员，特别是对怀疑有脑外伤、脑出血、脊柱损伤的患者。如伤病员神志清醒，应尽量记下其姓名、住址、家人的联系方式、受伤时间和受伤经过等情况。

二、检查心跳、脉搏是否停止

正常人心跳频率为 60 ~ 100 次 / 分。严重的心律不齐、急性心肌梗死、大量失血以及其他急危重症患者，常有胸闷、心慌、气短、剧烈胸疼等先兆表现，这时心跳多不规则，触摸脉搏常感到脉细而弱、不规则。若患者出现口唇发绀、意识丧失，则说明心脏已陷入严重衰竭阶段，可有心室纤维性颤动（室颤）。如患者脉搏随之更慢，迅速陷入昏迷并倒地、脉搏消失，预示心跳停止。如果患者心跳停止，应马上进行胸外心脏按压。

（一）触摸颈总动脉法

由于颈总动脉较粗，且离心脏最近，又容易暴露，便于迅速触摸，所以常用触摸颈总动脉的方法来判断患者心跳是否停止。

触摸方法：抢救者将一只手放在患者前额让其头部继续保持后仰的同时，将另一只手的食指和中指指尖并拢，置于患者的喉部，沿喉结向下滑动2～3cm，到胸锁乳突肌前缘的凹陷处。如能触到搏动，说明心跳未停止；反之，则说明心跳已停止。一旦确定心跳停止，应迅速拨打急救电话"120"，通知救援医疗服务系统（EMSS），同时进行胸外心脏按压。

注意事项：

（1）因脉搏可能缓慢、不规则或微弱而快速，触摸颈总动脉可在5～10秒内确定是否有脉搏。

（2）轻柔触摸，不可用力压迫，以免刺激颈动脉窦引起迷走神经兴奋而反射性地引起心跳停止。

（3）为判断准确，先触摸一侧颈总动脉，如未触及脉搏，再触摸另一侧。切不可两侧同时触摸。

（4）正确判断有无脉搏很重要，因为对有脉搏的患者进行胸外心脏按压会引起严重的并发症。

（二）触摸股动脉法

在腹股沟韧带中点稍内侧的下方能摸到股动脉搏动。

（三）触摸肱动脉法

在肱二头肌上中段可摸到肱动脉的搏动。对婴儿多采用此法。

（四）直接听心跳

有时患者心跳微弱，血压下降，脉搏摸不清楚，尤其是怀疑患者出现严重情况、心跳发生显著变化时，救护人员可用耳朵贴近其左胸部（左乳头下方），倾听有无心跳。特别是衣着较少时，用此法十分方便。如果无法听清或听不到心音，则说明心跳停止，应立即实施心肺复苏术。

三、检查呼吸是否停止

正常人呼吸频率为 16 ～ 20 次 / 分。生命垂危患者呼吸变快或变浅或不规则。患者陷入垂危状态时或临死前，呼吸变得缓慢、不规则，直到停止。另外，心跳停止可引起呼吸停止。如果患者呼吸停止，应马上进行口对口人工呼吸。

（一）清理口腔异物

如果患者出现严重呕吐，呕吐物可能堵塞呼吸道而使呼吸停止。因此，应先检查呼吸道是否通畅，有无被异物、呕吐物甚至坠落的假牙阻塞。用最短的时间，先将患者的衣领口、领带、围巾等解开，迅速清除其口鼻内的污泥、呕吐物或者异物等，以利于呼吸道畅通。异物若为液体，在翻身、头侧位时会自行流出。对于固体或半流体异物（污物、假牙及呕吐物等），可用手指挖出。

（二）打开气道

意识丧失者会出现下颌、颈和舌等肌肉松弛，导致舌根后坠、会厌下坠，舌根和会厌塌向咽后壁，阻塞气道。将患者的头后仰，下颌向前上方抬高，使舌肌紧张，可使舌根部离开咽后壁，这样气道可获通畅。

1. 仰头举颏法

患者仰卧，抢救者将一手掌小鱼际（小拇指侧）置于患者前额，下压，另一只手的食指和中指置于靠近颏部的下颌骨下方，将颏部向上抬起，使其头部后仰，即可打开气道。必要时可用拇指轻牵下唇，使患者口微微张开。

2. 仰头抬颈法

患者仰卧，抢救者一手抬起患者颈部，另一手以小鱼际侧下压患者前额，使其头部后仰，即可打开气道。

3. 双手抬颌法

让患者平卧，抢救者用双手从两侧抓紧患者的双下颌并托起，使其头后仰、下颌骨前移，即可打开气道。此法适用于颈部有外伤者，以下颌上提为主，不能让患者在头部后仰时左右转动。

4.垫肩法

将枕头或同类物品置于仰卧患者的双肩下。在重力作用下患者的头部会自然后仰，使头部与躯干的形成约120°的夹角，这样可以拉直下坠的舌咽部肌肉，使呼吸道通畅。

注意事项：

（1）采用仰头举颏法时，食指和中指指尖不要深压颏下软组织，以免阻塞气道。

（2）头后仰程度。成人头后仰的程度是使下颌角跟耳垂的连线与地面垂直，儿童、婴儿头部后仰的程度分别为下颌角跟耳垂的连线与地面成60°、30°角。不能过度上举下颏，以免口腔闭合。

（3）口腔内有异物或呕吐物时，要立即清除，但不可占用过多时间。

（4）开放气道要在3～5秒内完成，在心肺复苏全过程中，自始至终要保持呼吸道通畅。

（5）体位放置。急救时，一般将患者置于心肺复苏体位，即仰卧位。待气道通畅后，若患者呼吸和心跳恢复，即置患者于昏迷体位（侧卧位）：将患者小心向左（或向右）翻转成侧卧位，使肘部及膝部微屈，头枕于肘上，下颌向前方推出。这种体位可防止舌根后坠或呕吐物被吸入气道而引起窒息，液体分泌物也可自行流出口腔。

（6）如果发现有头颈部受伤，则不应随意搬动伤者。对颈部有外伤者，只能采用双手抬颌法开放气道，不宜采用仰头举颏法和仰头抬颈法，以防进一步损伤脊髓而造成高位截瘫。

（三）判断呼吸是否停止

判断呼吸是否停止可用"一看二听三感觉"的方法。

"一看"是指观察胸廓的起伏。"二听"是指侧头用耳尽量接近患者的口鼻部，听有无气流声音。"三感觉"是指在听的同时，用脸颊感觉有无气流呼出。如胸廓有起伏，并有气流声音及气流感，说明尚有呼吸存在；反之，则说明呼吸已停止。判断有无呼吸要在5～10秒内完成。如无呼吸，就要立即进行心肺复苏。这是在现场救护时推荐使用的方法。

四、检查瞳孔大小

瞳孔位于虹膜正中，呈黑色。外界光线强时，瞳孔会缩小；反之，瞳孔会自动放大。正常瞳孔直径一般为3～5mm；瞳孔直径为5mm时，称为瞳孔散大，常见于中毒、深昏迷、临终前或已死亡者。

五、判断总体情况

所谓总体情况，是指当我们见到急危重症患者时的"第一印象"，再上一些必要的观察与检查所做出的判断。除了检查生命体征外，主要根据病情对患者头颈部、胸部、腹部、骨盆、脊柱及四肢进行检查。在检查中要充分暴露患者身体各部位，迅速检伤，以利于发现是否有直接危及患者生命的症状和体征。

（一）体表

正常人神志清楚，皮肤、黏膜红润，有光泽。处于休克或生命垂危者常表现为面色苍白，冷汗淋漓，嘴唇、指甲青紫（表明缺氧）等。应检查患者体表有无瘀血、出血。如有出血，要立即设法止血。

（二）头颈部

检查患者头皮、颅骨和面部是否有损伤或骨折，耳、鼻有无出血或液体流出。观察瞳孔有无缩小或散大，眼球是否正常，有无结膜出血、角膜异物等。观察其口腔内有无出血、异物或牙齿脱落，是否存在口渴感。检查其颈部有无损伤、出血及是否有颈项强直与棘突压痛等。

（三）胸部

检查患者胸部有无肋骨骨折和开放伤口。观察其呼吸状态，吸气时两侧胸部是否对称。询问其是否存在呼吸困难、胸痛及疼痛程度如何。

（四）腹部

检查患者腹部有无隆起、包块，有无伤口出血、腹内容物外露，有无腹胀、腹痛及腹痛性质，是否有压痛、反跳痛和肌紧张。

（五）脊柱及骨盆

对于急性外伤患者，不可盲目搬动，应先检查脊柱及两侧软组织有无畸形、压痛、肿胀等体征。两手分别放在伤者髋骨两侧，轻轻增加压力，检查骨盆有无疼痛和骨折。

观察外生殖器有无损伤。

（六）四肢

检查有无畸形、肿胀、疼痛；注意关节活动是否正常；观察皮肤颜色、温度、末梢循环情况等。

（七）环境状况

观察环境中有无特殊的气体、化学物品或其他危害因素继续对伤病员造成危害等。综上所述，识别垂危伤病员应注意神志、呼吸、脉搏、总体情况四个方面，然后迅速判断其危险性如何，有无生命之忧，是否需要立即采取急救措施。现实生活中，虽然伤病员的多种垂危表现常常让我们措手不及，无法判断，但只要抓住上述要点，临场不慌，进行正确检查，主要的危象是不会被遗漏的。

六、急危重症伤病员分级

现场急救要求先抢救急危重症伤病员，并且要立即抢救。因此，可将急危重症伤病员的病情分为 3 级。

第 1 级：极危重。对这级病情的伤病员应立即就地抢救。最危险、最危急的疾病只有一个——猝死。猝死就是指突然死亡。引起猝死的直接原因是心搏骤停（通常由严重的冠心病、脑血管疾病、触电等引起）。心脏骤停的表现主要有突然神志丧失、大动脉搏动消失、呼吸停止，其他表现有瞳孔散大、心音消失、血压为 0、四肢抽动、皮肤青紫、大小便失禁等。

第 2 级：危重。这级病情随时有可能发展为第 1 级，应对伤病员立即就地抢救。某些突发心脏病的患者随时有发生心脏骤停的危险。病情危重的疾病包括急性心肌梗死、急性心力衰竭及某些恶性心律失常（如室性心动过速）等。

急性心肌梗死的主要表现为：突发持续的、剧烈的、原因不明的胸骨后疼痛，疼痛可放射至左肩、左手尺侧；出现严重胸闷、呼吸困难；服硝酸甘油不能缓解；伴有大汗淋漓、面色苍白或青紫、不能平卧、烦躁、呕吐、神志不清、脉率异常等表现。

第 3 级：较重。这级病情的伤病员应尽快得到治疗。病情较重的疾病包括急性脑血管病（例如脑出血、脑梗死等）及各种原因造成的休克、昏迷、呼吸衰竭、重症支气管哮喘、癫痫大发作与各种急腹症、大呕血、大咯血、急性中毒等。患者主要表现为持续神志不清，剧烈腹痛，腹壁硬、拒按、大呕血、大咯血，突发呼吸困难，有哨笛音。如果同时伴眼球偏斜、瞳孔不等大、抽搐、大小便失禁等，则说明病情较重。

以上是急危重疾病的主要表现，一旦发生，特别是几种表现同时存在时，往往说明病情严重，应当立即对伤病员采取急救措施并呼救。

第三节　紧急呼救

呼救有两种方式。第一种：单独一人进行现场急救时，如果他人可能听见呼救声，就大声呼喊身边或附近的人来帮助实施现场急救；如果有手机在身，则实施 1 ~ 2 分钟心肺复苏后，在抢救间隙拨打呼救电话。第二种：有其他人在场时，要分工协作，由有急救经验的人施救，同时其他人拨打急救电话，并向急救中心简述病情，以利于急救人员做好救护准备。

一、急救电话与救护车

急救电话"120"是免费直拨电话。"120"的终端是各个地区的急救中心。打通电话后，急救中心的专业人员会根据病情尽快派出医务人员和救护车。

救护车一般有两种类型，即普通型和危重病监护型。普通救护车一般配有 1 名急救医生、1 名护士、1 名驾驶员，装备有心电图仪 1 台、氧气瓶 1 只、急救箱 1 只。危重病监护车配有 1 ~ 2 名专科急救医生、1 ~ 2 名护士及 1 名驾驶员，装备有吸氧设备、电吸引器、人工电除颤器和心脏起搏器、呼吸机和简易呼吸器、心电图仪和心脏监护仪、心肺脑复苏用品、洗胃机、人工气胸器和闭式引流装置及各种急救用药。

二、电话呼救

电话呼救是指通过电话求救于附近的急救站、医疗单位、有关政府机关（出现大批伤病员时），是急救中的重要举措之一。在伤病员多而现场急救人员少的情况下，要通知政府机关出面组织指挥，派医护人员前来抢救是争取时间的较好方法。在用电话呼救时应注意以下几个方面。

（1）记住急救电话号码"120"，以请求急救支援。

（2）接通电话后，把伤病员发生的原因、人数、目前最危重的情况（如昏迷、心跳呼吸停止）、正在抢救的情况告诉 120 急救中心，以供参考。如果有大批伤病员，还应请求对方协助向有关方面呼救，争取相关部门参与援助。

（3）详细告诉 120 急救中心报告人的联系电话，急症伤病员的姓名、性别、年龄、住址（包括区、街道、门牌号或乡、镇、村）以及周围的明显标志物等。如果伤病员是儿童，还应将他的家长姓名、联系电话告诉 120 急救中心。如果伤病员不能行走且身边无人能抬时，可向 120 急救中心要求派出担架员。

（4）一定要听清 120 急救中心的答复内容。如果 120 急救中心派出救护车，最好有人到附近路口等候，为救护车引路，以免耽误时间；同时准备好住院用品，包括必要的衣物、既往的病历和近期的心电图及有关 X 线片、CT 片等，并备好急救住院费。

（5）如果直接将伤病员送往医院、急救站，要问清路途和注意事项。

（6）伤病员如果独自一人在现场且神志清醒，可自己拨通急救电话"120"，同样把自己的姓名、病情、地址等详细情况告诉急救中心，请求速来急救，并请邻居紧急协助。

第四节　自救与互救

相对于医务人员的"他救"，自救与互救的主体可能是伤病员本人，也可能是伤病员身边的人，如亲朋、同事或见义勇为的陌生人等。自救与互救的具体方法详见以下各章节。

在医护人员到来之前，针对病情迅速对伤病员采取的现场评估、判断病情、紧急呼救、自救与互救四种措施，是院外突发意外时抢救伤病员的缺一不可的四个环节。掌握现场评估方法，学会判断病情，知道如何呼救并掌握一些简单、实用的急救方法，是现代人应该具备的基本知识和技能。

第三章　心脏骤停和心、肺、脑复苏术

心脏骤停（Sudden Cardiac Arrest，SCA）一般是指患者在心脏相对正常或无全身性严重致命性疾病的情况下，在未能估计到的时间内，心脏突然停止，从而导致有效心泵功能和有效循环突然中止，若不及时处理，会造成脑及全身器官组织的不可逆性损害而导致死亡。针对心脏骤停所采取的一切抢救措施，称为"心肺复苏"或"心肺复苏术"（Cardiopulmonary Resuscitation，CPR）。由于心肺复苏的最终目的是恢复患者的社会行为能力，因此，从 20 世纪 70 年代开始又把"心肺复苏"发展为"心肺脑复苏"（Cardiopulmonary Cerebral Resuscitation，CPCR）。在对心脏呼吸骤停进行心肺复苏的同时，注重恢复脑功能以改善预后，提高患者生存质量。CPCR 的根本目标是恢复全身各器官和组织的血液灌注及氧输送，并恢复其功能，尤其是心肺脑功能，而不是单纯恢复心搏和自主呼吸。脑复苏不是指在心肺复苏后再进行脑复苏，而应在开始进行心肺复苏时，就注重恢复脑灌流和脑功能。

第一节　心脏呼吸骤停

一、病因与诱因

任何一种疾病或意外均可导致 SCA，但一般将其分为两大类，即由心脏本身的病变引起的心源性 SCA 和由其他因素和病变引起的非心源性 SCA。

（一）心源性心脏骤停

心血管疾病是 SCA 最常见且最重要的原因。各种心脏疾病在一定条件下，均有可能发生心搏骤停，其中最常见的是冠心病，约占 80%，其他心脏血管疾病约占 20%。

常见疾病如下：

1.冠状动脉粥样硬化性心脏病

急性心肌缺血、心肌梗死、心脏破裂、附壁血栓形成、心功能不全。

2.非粥样硬化性冠状动脉病

冠状动脉口狭窄、冠状动脉口栓塞、风湿性冠状动脉炎、冠状动脉结节性多动脉炎、先天性冠状动脉畸形、冠状动脉中层钙化。

3.主动脉疾病

主动脉粥样硬化性动脉瘤、主动脉夹层、梅毒性主动脉瘤、马凡综合征。

4.心内膜疾病

感染性心内膜炎、心脏瓣膜病、二尖瓣脱垂。

5.心肌疾病

原发性心肌疾病，包括肥厚梗阻型心肌病、扩张型心肌病、克山病、孤立性心肌病等；继发性心肌疾病，包括病毒性心肌炎、风湿性心肌炎、白喉心肌炎、心肌结节病、心肌淀粉样变。

6.心脏肿瘤

心房黏液瘤、心脏间皮瘤、心脏转移性肿瘤。

7.电生理异常

心脏传导系统疾病、Q-T间期延长、特发性室颤。

8.其他

高血压心脏病、脂肪心、心包疾病。

（二）非心源性心脏骤停

1.严重电解质紊乱和酸碱平衡失调

严重的钾代谢紊乱易导致心律失常的发生，进而引起SCA，如果血清钾＞6.5 mmol/L，可抑制心肌收缩力和心脏自律性，引起心室内传导阻滞，心室自主心律发作而发生SCA；严重低钾血症可引起多源性室早，反复发作的短阵性心动过速，尖端扭转型室性心动过速，心室扑动和颤动；血钠过低和血钙过低可加重高钾血的影响，酸中毒时细胞内钾外移，使血钾增高，也可发生SCA；严重的高钙血症也可导致房室和室内传导阻滞及室性心律失常以致发生室颤。严重的高镁血症也可引起SCA；低镁血症可以加重低钾血症的影响。

2. 其他因素

（1）各类急性中毒、药物过量。

（2）严重创伤、窒息、脑卒中等致呼吸衰竭甚至呼吸停止。

（3）各种原因的休克、药物过敏反应等。

（4）手术、治疗操作和麻醉意外等。

（5）突发意外事件，如电击、溺水等。

（6）高体温、低体温、张力性气胸等。

二、病理生理

心脏呼吸骤停后的病理生理变化非常复杂，不少问题现在还未找到原因，但基本变化是 SCA 后引起组织或器官的缺血缺氧。

（一）全身性反应

儿茶酚胺释放，外周血管收缩，以保证脑心等重要器官供血；无氧代谢乳酸增多，引起代谢性酸中毒，换气不足又引起呼吸性酸中毒；此时，机体对儿茶酚胺反应性减弱，外周血管扩张，重要脏器的血流灌注减少。

（二）缺血缺氧性器官损害

全身各脏器对缺氧的耐受性不同，对缺氧敏感性的高低依次排序为脑、心、肝、肾等，骨骼肌、骨、软骨、结缔组织对缺氧耐受性较高。

1. 缺氧对脑的损害

脑是耗氧大、需能多的器官。正常成人脑约占体重的 2.2%，而脑血流量约占心输出量的 15%，静息时脑耗氧量约占全身总耗氧量的 20%。如脑血流量保持正常的 20%，脑神经元仍可维持正常 ATP 含量；脑血流量降至正常的 15% 以下时，ATP 含量降低，细胞不能保持膜内外离子梯度，致使钾离子外流，钠离子内流，加上乳酸积聚，细胞渗透压升高，促使脑细胞水肿。当脑血流量降至正常的 10% 时，ATP 迅速丧失，代谢中断，细胞酸中毒，蛋白及细胞变性，溶酶体酶释放，造成不可逆损伤。此为 SCA 的致死原因，即使心跳呼吸复苏成功，也可因脑死亡而致命，或因遗留永久性脑损伤而造成"持续性植物状态"。

2.缺氧对心脏的影响

缺氧、酸中毒、儿茶酚胺增多可使希氏束及浦氏系统自律性增高，室颤阈值降低；缺氧可改变心脏正常去极化过程，可导致心律失常。严重缺氧导致心肌细胞损伤，肌纤维破裂、肿胀，以及心脏微血管严重损伤，共同导致心肌收缩单位减少。再进一步发展则溶酶体膜损伤，水解酶释放，心肌超微结构受损，导致不可逆损伤。

3.对其他器官的影响

呼吸循环障碍及酸中毒常伴膈肌活动增强，氧耗增加。膈肌功能严重受损可致换气不足。持久缺血缺氧可引起急性肝损伤、急性肾小管坏死和急性肾衰竭、肠缺血坏死等并发症。

（三）缺血和（或）再灌注损伤

SCA 经心肺复苏后恢复自主循环，此时又会发生心、脑缺血或再灌注损伤，可进一步损害细胞的结构和功能，或引起细胞死亡。

三、临床表现

（一）症状和体征

SCA 的临床表现以神经和循环系统的症状最为明显。

① 心音消失。

② 大血管搏动（脉搏）触不到、血压测不出。

③ 意识突然丧失或伴有短阵抽搐。抽搐常为全身性，持续时间长短不一，可长达数分钟。多发生于心脏停搏后 10 秒以内，有时伴眼球偏斜。

④ 呼吸断续，呈叹息样，稍后即停止。多发生在心脏停搏后 20 ~ 30 秒内。

⑤ 瞳孔散大，多在心脏停搏后 30 ~ 60 秒内出现。

⑥ 面色苍白或青紫。

（二）心电图表现

发生 SCA 时，心脏虽丧失了泵血功能，但并非心电和心脏活动完全停止，心电图表现可分下列四种类型：心室颤动、室性心动过速、无脉电活动和心脏停搏。

1. 心室颤动（VF）

心室肌发生极不规则的快速而又不协调的颤动。心电图上 QRS 波群消失，代之以不规则的连续的室颤波。在 SCA 早期最常见，约占 80%，复苏成功率最高。

2. 室性心动过速（VT）

室性心动过速为 SCA 相对少见的病因，但复苏的效果和存活率是比较好的，常继发于冠状动脉疾病、心肌病、低钾血症和洋地黄中毒。

3. 无脉电活动（PEA）

无脉电活动有几种不同类型，如室性自主心律、室性逸搏心律、除颤后室性自主心律、过缓无效收缩心律和假性电机械分离（pseudo-electromechanical dissociation，假 -EMD）。心超和留置的心导管证实，有心电活动的无脉患者与机械收缩相关，但这种收缩太弱，以致触诊摸不到脉搏或无创法测不到血压。PEA 通常是可复性的，如果能发现并及时正确地处理，是可治的。

4. 心脏停搏（asystole）

心室完全丧失了收缩活动，呈静止状态。心电图呈直线，无心室波或仅可见心房波，多在 SCA 发作 3 ～ 5 分钟时出现。复苏成功率较低。

四、诊断

对 SCA 的诊断必须迅速和准确，应在 30 秒内明确诊断，SCA 的诊断主要依据临床体征。

① 原来清醒的患者神志突然丧失，呼之不应。

② 大动脉（颈动脉或股动脉）搏动消失。

③ 叹息样呼吸或呼吸停止。

为了不耽搁抢救时机，国际心肺复苏指南要求：普通施救者（Lay Rescuers，LR）不检查脉搏、推定没有呼吸的无反应患者就是 SCA 者；医务人员（Health Care Profession，HCP）检查脉搏时间不应超过 10 秒，如果 10 秒不能确定有无脉搏，即进行胸外按压。切忌对怀疑 SCA 的患者进行反复的血压测量和心音听诊，或等待 ECG 描记而延误抢救时机。瞳孔散大虽是 SCA 的重要指征，但反应滞后且易受药物等因素的影响，所以临床上不应等待瞳孔发生变化时才确诊 SCA。

第二节　心肺复苏术

2005 年 1 月在美国的达拉斯举行了五年一度的国际心肺复苏与心血管急救会议，修订了《2005 心肺复苏与心血管急救指南》（以下称《指南》）。根据《指南》的规定，心肺脑复苏实施可归纳为两期。第一期：基础生命支持（Basic Life Support，BLS）；第二期：高级心血管生命支持（Advanced Cardiac Life Support，ACLS）。复苏后支持（Prolonged Life Support, PLS）是 ACLS 的重要组成部分，此期继续加强监护与生命支持，治疗 SCA 的原发病和并发症，最重要的是脑复苏。上述的分期与步骤不能截然分开，按部就班地进行，在 BLS、ACLS 阶段就应注意脑保护。

2015 年《指南》再次做出重要修订，建议心肺复苏应遵循的基本程序是 C-A-B-D，而不再是 2005 版《指南》的 A-B-C-D。新《指南》指出，医务人员比较实际的做法应该是，根据最有可能导致停搏的原因调整救治顺序。救治顺序在某些情况下可以调整变动，比如医务人员可以很快取得并使用 AED 的时候。

最初处置——C-A-B-D

C：（Circulation）胸外心脏按压。

A：（Airway）开放气道。

B：（Breathing）人工呼吸。

D：（Defibrillation）电除颤（对室颤和无脉搏的室速），由于现已有自动体外除颤器，故已将除颤作为基础生命支持的治疗手段。

现场 CPR 是指在患者发生 SCA 的现场，如家中、办公室、工厂、医院等场所，首先由现场目击者或救护人员为 SCA 患者施行 CPR，即基础生命支持，又称徒手（或初步）CPR。其主要目的是保证提供最低限度的脑供血。经正规训练的 CPR 手法可提供正常血供的 25% ~ 30%。现场 CPR 是抢救生命的关键。

一、基础生命支持 BLS

BLS 的基础包括 SCA、急救反应系统的启动、CPR。对于心脏病发作和中风的早期识别和反应也应作为 BLS 的一部分。

（一）突发心搏骤停的识别

1. 评估现场安全

在事发地点目击者应该判断现场是否安全，CPR 应在现场进行，不要移动患者，除非患者处在危险环境中，或创伤者需要外科干预。在做 CPR 时，应摆好患者的体位，让其平卧在平地或硬板床上，然后按 C-A-B-D 原则进行复苏。如有外伤骨折，尤其是颈椎伤，搬动时应注意不要加重伤情。

2. 判断患者是否发生了心搏骤停

在事发地点，目击者或急救人员发现一个无反应成人或目击一个成年人突然倒地，应通过拍打双肩和呼叫患者判断患者反应，并同时检查患者的呼吸和脉搏。如果患者无呼吸或者无正常呼吸（仅有喘息），急救者应假定患者发生了心搏骤停。此时应呼救，启动急救医疗服务系统并立即开始 CPR。

（二）启动急诊医疗服务系统（EMSS）并取得 AED

① 如发现患者无反应、无呼吸，急救者应启动 EMSS（可以用手机拨打"120"），取来 AED（如果有条件），对患者实施 CPR，如需要时立即进行除颤。

② 如有多名急救者在现场，其中一名急救者按步骤进行 CPR，另一名启动 EMSS（拨打"120"），取来 AED（如果有条件）施救。

③ 在救助淹溺或窒息性心脏骤停患者时，急救者应先进行 5 个周期（2 分钟）的 CPR，然后拨打"120"启动 EMSS。

④ 如果需要，调度员应为疑似院外心脏骤停（OHCA）成人的呼叫者提供胸外按压 CPR 指令。无论是否有调度员协助，未经训练的及接受了单纯胸外按压 CPR 训练的救援人员，建议他们为 OHCA 成人提供单纯胸外按压 CPR（2017 年《指南》）。

（三）脉搏检查

研究显示，对于非专业急救人员和医护人员来说，脉搏检查均存在困难。医务人员也会花太长时间检查脉搏。对于非专业急救人员，不再强调训练其检查脉搏，只要发现无反应的患者没有自主呼吸就应按心搏骤停处理。对于医务人员，一般以一手食指和中指触摸患者颈动脉以感觉有无搏动（搏动触点在甲状软骨旁胸锁乳突肌沟内）。检查脉搏的时间一般不能超过 10 秒，如 10 秒内仍不能确定有无脉搏，应立即实施胸外按压。

（四）早期 CPR

1. 胸外心脏按压（Circulation，C）

胸外心脏按压是急救现场维持人工循环的首选方法，主要对下半胸骨略下处进行有节律的按压。这种按压通过增加胸膜腔内压（胸泵机制）和直接挤压心脏（心泵机制）产生血流。正确的胸外按压可产生 60 ~ 80mmHg 的峰动脉压。由按压产生的血流给心脏和脑输送少量但极为重要的氧气和养分。对 VF 的 SCA 患者，胸外按压增加除颤成功的可能性，对倒下时间超过 4 分钟后才进行第一次除颤的患者显得尤为重要。

胸外心脏按压操作要领如下：用力压、快速压，每次按压后允许胸廓充分恢复，尽量减少胸外按压中断时间。按压和放松的时间相等。避免在按压间隙倚靠在患者身上。按压时间应占整个复苏时间的 60% 以上（见表 3-1）。

表 3-1　成人高质量心肺复苏的注意事项

施救者应该	施救者不应该
以 100 ~ 120 次 / 分的速率实施胸外按压	以少于 100 次 / 分或大于 120 次 / 分的速率按压
按压深度为 5cm 以上	按压深度小于 5cm
每次按压后让胸部完全回弹	在按压间隙倚靠在患者胸部
尽可能减少按压中的停顿（按压分数大于 60%）	按压中断时间大于 10 秒
给予患者足够的通气（30 次按压后 2 次人工呼吸，每次呼吸超过 1 秒，每次要使胸部隆起）	给予过量通气（呼吸次数太多，或呼吸用力过度）

（1）成人胸外心脏按压操作步骤

①CPR 体位：将患者去枕仰卧于硬板或平地上，头部与心脏处于同一平面，两下肢抬高 15°，以利于静脉回流和增加心排血量。

②救护者体位及按压部位：急救者跪于患者的一侧，以一手掌根部置于乳头间中点的胸骨中段略下处，手掌与患者胸骨纵轴平行以免直接按压肋骨；另一手掌根部交叉重叠在该手背上，双手手指紧扣，以手掌根部为着力点进行按压。

③按压方式：急救者身体稍前倾，两肘关节绷直，使肩、肘、腕位于同一轴线上，与患者身体平面垂直，用上身重力按压（借助双臂和躯体重量向脊柱方向垂直下压），按压应平稳、有规律、不间断进行；不能冲击式地猛压。每次下压使胸骨下段及其相

连的肋软骨下陷至少 5cm 后即放松胸骨，便于心脏舒张。但手掌根部仍与患者胸壁保持接触，待胸骨回复到原来位置后再次下压，要允许胸廓充分回弹。按压和放松的时间相等。避免在按压间隙倚靠在患者身上。

④ 频率、按压 - 通气比：胸外心脏按压的频率一般成人为 100 ～ 120 次 / 分。心搏骤停期间，冠状动脉压随按压时间延长而逐渐增高，中断胸外按压会引起冠脉灌注压下降，导致自主循环恢复率降低、存活率下降、复苏后心梗等。故 2017 年新《指南》规定，所有成人 CPR 在放置高级气道之前，急救者应采用 30∶2 的按压 - 通气比。尽量减少按压中断的比率，按压时间应占整个复苏时间的 60% 以上。

施行 CPR 时，即便高级气道已建立，两位施救者仍需要交替做通气 / 心脏按压，即通气时不需停止胸外按压。两位施救者以 100 ～ 120 次 / 分的频率持续不断地进行胸外按压，即使通气也不停止按压，仍每 6 秒给予一次人工通气（每分钟 10 次通气）。按压者和通气者应每 2 分钟交换 1 次，以免引起按压疲劳，导致按压质量和频率下降。在复苏过程中可以使用视听反馈装置，以达到实时优化心肺复苏效果。

2017 年《指南》指出，作为一种替代，EMSS 提供者实施 30∶2（备注：人工呼吸时不中断胸外按压）的 CPR 是合理的，每 6 秒给予一次人工通气。

⑤ 重新评价：每行 5 个按压、通气周期（约 2 分钟）后，检查循环体征，如无循环体征，重新行 CPR；已有循环体征，检查有无呼吸；如有呼吸，将患者置于恢复体位，监护呼吸和循环状态；仍无呼吸，则以 10 ～ 12 次 / 分频率行人工呼吸。推荐所有抢救环节，包括建立高级气道、用药、再评估患者时，均应使胸外按压的中断时间最少化。

⑥ 延迟通气：对于有目击者，有可电击心律的院外心脏骤停者，基于优先权的多层急救系统可以借助 3 个 200 次的持续按压的按压周期，加被动给氧和辅助气道装置策略，来延迟正压通气（PPV）。

（2）对儿童、婴儿的不同操作

由于儿童和成人 SCA 病因不同，对婴儿和儿童患者复苏程序的推荐不同于成人患者。成人 SCA 大多由 VF 引起，而儿童 SCA 大多数由窒息导致。以往对原发性和继发性 SCA 者都推荐同样的复苏程序，但成人因心跳停止时体内动脉血氧含量丰富，故可首先采用胸外按压（C-A-B 流程）；儿童多因呼吸停止导致体内动脉血严重缺氧继发 SCA，应先进行口对口人工呼吸（A-B-C 流程），以提高患者动脉血中的血氧含量。

建议旁观者对 OHCA 婴儿和 18 岁以下儿童提供有通气的 CPR。如果旁观者不能进行人工呼吸，至少应进行胸外按压。

① 对 1 ~ 8 岁儿童：按压部位与成人一样。按压时应用单手或双手进行，要求按压深度为胸廓前后径的 1/3，大约 5cm。LR 或 HCP 做单人 CPR 时使用的按压 - 通气比为 30 ：2。HCP 做双人 CPR 抢救时，应以 15 ：2 的按压 - 通气比，直到高级气道建立。

② 对婴儿（不足 1 岁）：采用拍打足底的方法判断患儿意识，LR 或 HCP 应用 2 指垂直按压（单人）或双拇指环抱法（双人）进行胸外按压，部位在婴儿胸部乳头连线以下处（胸骨下半部分）。要求按压深度为胸廓前后径的 1/3，大约 4cm。按压 - 通气比为 30 ：2。如果有 2 个 HCP 做 CPR，按压 - 通气比为 15 ：2，直到高级气道建立。

（3）胸外心脏按压机制

① 心泵机制：传统概念认为心脏被包裹于心包膜中，两侧纵隔限制心脏向左右移动；心脏前邻胸骨，后靠脊柱；当胸骨受压下陷时，左右心室受胸骨和脊柱的按压而泵出血流；放松按压后，心室舒张（心脏恢复原状）使血液回流，形成人工循环，此即"心泵机制"。

② 胸泵机制：近年发现，胸外按压使胸膜腔内压发生改变，也可促进心脏血液回流和泵出。例如进行心导管检查的患者在发生心室纤颤时，如让患者在 10 秒内即刻持续做咳嗽动作，间断增高和降低胸膜腔内压，仍可维持循环血流，保持神志清醒，说明胸腔内压力的增减确实可发挥心脏按压作用，故又提出"胸泵原理"。该机制认为胸膜腔内压升高时，肺循环内血液被逼出，经左心系统流向体循环，胸内腔静脉血被压至右心系统；停止按压后，胸膜腔内压降低，血流经右心径路流向肺循环，起预充胸泵的作用。

目前认为，不同患者以及病情发展的不同阶段，两种机制所起的作用有所不同。在 SCA 早期，心泵机制可能占主导地位，但随缺血时间延长，胸泵机制逐渐占主导地位。儿童因胸廓的解剖特点，心泵机制占主导地位。

（4）胸外心脏按压的禁忌证：① 重度二尖瓣狭窄和心脏瓣膜置换术后；② 心包压塞；③ 严重张力性气胸；④ 胸廓或脊柱严重畸形；⑤ 晚期妊娠或有大量腹水者。

（5）胸外心脏按压的并发症：① 肋骨骨折；② 血胸；③ 心脏压塞；④ 肺误吸；⑤ 腹腔内脏损伤。

未经训练的非专业抢救者可以行单纯按压式的心肺复苏，直至取到 AED 或有专门训练过的人员到来。

（6）心肺复苏替代技术及辅助装置：传统心肺复苏包括人工胸外按压配合人工呼

吸。从产生明显心输出量的角度来说，这存在固有低效的一面。目前已经研究出一系列替代方法和辅助手段，以便在心脏骤停实施复苏过程中增加心输出量。这些技术和装置多需要投入特殊的设备和培训，所以应当用在经过甄别能确实起效的心脏骤停患者中。

① 阻力阀装置（ITD）：不建议常规使用 ITD 辅助传统心肺复苏。当有可用设备和经过适当培训的人员在场时，可以用阻力阀装置搭配主动按压—减压心肺复苏替代传统心肺复苏。主动加压—减压心肺复苏是操作一种带有吸杯的手提装置，其吸杯可在松弛时吸提起前胸壁。研究认为，松弛可降低患者的胸膜腔内压，增加患者静脉回流到心脏。

② 机械胸外按压装置：无证据表明，使用机械活塞装置对心脏骤停患者进行胸外按压相对人工胸外按压更有优势。人工胸外按压仍然是救治标准。但是，在进行高质量的人工胸外按压比较困难或危险的特殊情况下（如施救者有限、长时间心肺复苏、低温心脏骤停时进行心肺复苏、在移动的救护车内进行心肺复苏、在血管造影室内进行心肺复苏，以及在准备体外心肺复苏期间进行心肺复苏），机械活塞装置可以作为传统心肺复苏的替代品。

③ 体外技术和有创灌注装置：对于发生心脏骤停且怀疑病因为可逆的选定患者或是等待心脏移植时，可以考虑以体外心肺复苏（ECPR）替代传统心肺复苏。ECPR 是指对心脏骤停患者进行复苏时，启动体外循环和氧合。目标是在治疗潜在可逆病情时为心脏骤停患者提供支持。

2. 开放气道（Airway，A）

《指南》推荐在通气前开始胸外按压，虽然尚无证据表明先开始 30 次按压比先实施 2 次通气更能改善预后，但血流有赖于按压是明确的，而且按压可立刻开始，但调整头部位置、实现密封以进行口对口通气及获取球囊面罩均需花费时间，因此先按压再通气，使首次按压的时间更短。

具体要求：① 每次通气时间在 1 秒以上；② 给予足够的潮气量，能见到胸廓起伏；③ 按压—通气比为 30 ： 2。

准备心肺复苏时，患者应仰卧于硬地上。如果患者是俯卧位的，应将其翻正至仰卧位。

（1）检查呼吸：维持开放气道位置，用耳贴近患者的口鼻，头部侧向患者胸部。眼睛观察患者的胸部有无起伏；面部感觉患者呼吸道有无气体排出；耳听患者呼吸道有无气流通过的声音。如果你在 10 秒内没能准确确定呼吸，应给予 2 次人工通气。患者因为气道不通畅，或 SCA 的前几分钟内患者可能偶尔会有一次叹息，这种偶尔叹息并非有效的呼吸，应当作没呼吸处理，并给予人工呼吸。

（2）开放气道：对于 SCA 的患者，先行 30 次心脏按压，再开放气道。保持呼吸道通畅是施行人工呼吸的首要条件，在气道开放时，施救者应检查患者口中有无异物，并及时取出。常用的气道开放方法如下。

① 仰头抬颏法（Head tilt-chin lift）：解除舌后坠效果最佳。如果患者没有头或颈部损伤，医务人员开放气道时，应采用仰头抬颏法，一手置于患者前额，向后加压使头后仰；另一手的第二、三指置于患者颏部的下颌角处，将颏上抬，但应避免压迫颈前部及颏下软组织，且抬高程度以患者唇齿未完全闭合为限。

② 抬颌法（Jaw thrust）：如果医务人员怀疑其有颈椎损伤，开放气道时应用抬下颌法。抢救者位于患者头侧，双肘支持在患者仰卧平面上，双手紧推双下颌角，下颌上移，拇指牵引下唇，使口微张。因此法易使抢救者操作疲劳，也不易与人工呼吸相配合，故在一般情况下不予应用。如抬颌法无法保证气道开放则应采用仰头抬颏法。

3. 人工呼吸（Breathing，B）

（1）人工呼吸的方法

① 口对口人工呼吸法：抢救者用仰头抬颏法保持气道通畅，同时用放在前额上的拇指和食指夹住患者鼻翼使其紧闭。抢救开始时先缓慢吹气两口，以扩张萎陷的肺脏，并检验开放气道的效果。深吸一口气，并用自己的双唇包绕封住患者的嘴外部，形成不透气的密闭状态，再用力吹气（每次吹气应持续 1 秒以上）。吹气完毕，立即与患者口部脱离，轻轻抬头吸入新鲜空气，以便下一次人工呼吸。同时放松捏鼻的手，以便患者从鼻孔呼气。

② 口对鼻、口对气孔通气：在患者嘴巴无法通气（如口腔严重损伤）、嘴巴无法张开、患者在水中或施救者嘴巴无法包紧患者嘴巴时，可以进行口对鼻通气。研究表明，口对鼻通气可行、安全、有效；吹气的频率、持续时间和潮气量，与对口呼吸相同。

口对气孔通气是施救者通过一个小孔向患者吹气，用儿童面罩在小孔上吹气，似乎是合理的选择方法，但没有公开发表的资料证明其安全性、有效性或可行性。有研究表明，经气管造口用有良好密封性的儿童面罩吹气比用标准气囊通气效果更佳。

③ 口对屏障装置吹气：尽管口对口吹气是安全的，但施救者常不愿这样做，而情愿用屏障装置。屏障装置并未降低传染的概率，有时还会增加吹气阻力。屏障装置有

两种类型：面盾和面罩。面盾是一种塑料或硅片，减少患者与施救者接触，但并不能防止其边缘对施救者的污染。使用面盾代替口对口做人工呼吸者，如有条件，应尽可能更换为口对面罩或气袋对面罩。有些面罩包含氧气口以利供氧。如果有条件供氧时，施救者应给予 10 ~ 12L 的氧流量供氧。

④气囊面罩通气：单人使用气囊面罩通气时应同时抬高下巴开放气道，使面罩与患者面部完全吻合并压紧不致漏气。两位训练有素的施救者使用气囊面罩通气是最有效的通气方式，一人开放气道并压紧使之不漏气，另一人挤压气囊，两人都应该注意胸廓抬高的情况。气囊面罩装置可以在没有高级气道时产生正压通气，因此也可引起胃扩张和相应并发症。用气囊面罩通气时，每次吹气时间应在 1 秒以上，并有足够潮气量（6 ~ 7mL/kg 或 500 ~ 600mL，可产生明显的胸廓上抬）。施救者如使用成人型（1L 或 2L）气囊，且气道通畅、没有漏气（面罩与口密闭），用 1L 气囊所需容量为 1/2 或 2/3，2L 气囊时为 1/3。如果有条件，医务人员应给予氧气吸入（$FiO_2 > 40\%$，最少流量为 10L）。

⑤通过高级气道通气：发生在医院的 SCA 可采用高级气道装置，如喉面罩气道（LMA）和食管气管导管进行通气。

（2）注意事项

CPR 期间，通气的目的是保持氧合，但理想的通气频率、潮气量和吸入氧浓度尚不明确，可根据下面的一般要求进行：

①SCA 的起初几分钟内，人工呼吸的重要性不及胸外按压，因为在心跳刚停止的几分钟内血氧水平仍较高。在 SCA 早期，心肌和脑供氧有赖于已降低的血流而不是缺乏的那部分氧。在 CPR 时，血流可因胸外按压产生。施救者应确保有效的胸外按压，并尽量减少中断按压。

②对较长时间 VF 的 SCA 者，胸外按压和人工通气同样重要，因为血中的氧气已耗尽。通气和按压对窒息和淹溺者也同样重要，因为这种患者的 SCA 是由于低氧所致。

③在 CPR 期间，心输出量仅能达到正常的 25% ~ 33%，到达肺部的血流明显减少，因此低潮气量和低呼吸频率能够保证恰当的通气—血流比值。在 CPR 时潮气量在 500 ~ 600mL（6 ~ 7mL/kg）应该足够，更强调足以引起胸廓上抬的潮气量。在做 CPR 时，保持 10 次 / 分的通气频率是极为重要的。一项研究发现，在做 CPR 时，如果通气频率大于 12 次 / 分，就会导致胸膜腔内压增加，影响静脉回流到胸腔和心脏，使心输出量下降，进而降低冠状动脉和脑动脉灌注压，降低自主循环恢复率和存活率。

对有脉搏无自主呼吸的患者提供无胸外按压的人工呼吸时，婴儿和儿童人工呼吸频率为每分钟 12 ～ 20 次，成年人为每分钟 10 ～ 12 次。

④ 避免通气过大或太用力，如果吹气压力超过食管下段括约肌的开放压力，就会产生胃扩张，这会引起反流、误吸、横膈抬高、限制肺活动和降低肺顺应性等。故新《指南》要求：人工呼吸时间应超过 1 秒；给予足够的潮气量以产生可见胸廓抬起；避免过快或过大压力通气；对于深昏迷的患者可挤压患者的环状软骨，使其向后压迫食管于颈椎骨上，防止胃胀气，减少反流和误吸。

⑤ 对严重阻塞性肺疾病并伴呼气阻力增加者，施救者应努力预防气体潴留，以免引起内源性呼气末正压（PEEPi），即通常所称的"auto-PEEP"。低血容量患者，auto-PEEP 可使心输出量和血压降低。为防这种情况发生，对这些患者使用更低的呼吸频率（每分钟 6 ～ 8 次），允许更长的呼气时间。

4. 电除颤

电除颤（Defibrilation，D）是电流通过患者胸壁到达心脏，使心肌细胞除极，从而终止 VF。

早期除颤对 SCA 患者的存活率是极为重要的，有以下几个原因：① 目击 SCA 最常见的起始心律是 VF；② 终止室颤最有效的方法就是电除颤；③VF 持续时间越短，除颤成功可能性越大；④ 成功除颤的机会转瞬即逝，不进行除颤，VF 可能在几分钟内恶化为心脏停搏。

多项研究表明，除颤开始时间、目击者开始 CPR 的早晚与 SCA 存活率相关。由 VF 引起的 SCA 患者从心搏停止到除颤，每延后 1 分钟，如果不做 CPR，患者存活率下降 7% ～ 10%；如果做 CPR，存活率下降 3% ～ 4%。目击者立即 CPR 并尽早除颤，存活率可提高 2 ～ 3 倍。可见迅速除颤是心室纤颤的 SCA 患者能否存活的重要决定因素。VF/ 无脉性 VT 应立即电除颤，之后再做 5 组 CPR，再检查心律，必要时再次除颤。现有一种新型自动体表除颤器（Automated External Defibrillator，AED）对心搏骤停可以自动作出诊断、自动电击除颤，操作简单、安全，非医务人员经过简单培训也会使用，相信 AED 的普及将大大提高心肺复苏成功率。

（1）电除颤的能量

现代除颤器根据波形分为两类：单相波和双相波。用单相波除颤器，每次除颤能量选用 360J（传统为 200J），第一次除颤后 VF 仍持续，应给予第二次乃至更多次的 360J 除颤。儿童第一次 2J/kg，以后按 4J/kg 计算，最大剂量不超过成人量。

与单相波除颤相比，相对低能量（≤200J）的双相波除颤更安全，并能产生与同等或更高能量的单相波除颤相同或更高的终止 VF 的效率。目前确认，单峰双相波选用 150～200J；直线双相波选用 120J 开始除颤是合理的。第二次或以后的除颤选用与第一次一样或更高的能量进行。除颤器厂家应在除颤器上标明产品的有效能量范围，如果施救者不知道多大安全除颤能量，则首次除颤选用"默认"能量 200J，其后选择 200J 或更高能量。

（2）经胸电阻抗

电除颤是要求有足量电流通过心脏。经胸电阻抗决定电流的大小，因此，电能的选择取决于经胸电阻抗。影响经胸电阻抗的因素有除颤能量、电极片大小、除颤器与皮肤接合物、除颤次数和时间间隔、呼吸时相、电极之间的距离（由胸廓大小决定），以及除颤电极置于皮肤上的压力。成人平均电阻抗为 70～80Ω，为了减少经胸电阻抗，除颤时通常需用一定的压力将除颤电极紧贴皮肤，并在电极片与胸壁间使用导电胶或垫湿盐水纱布；如果患者胸部有很多水或汗，电极和除颤前应擦干水或汗；如果患者胸毛很多，应剃（剪）去胸毛。

（3）电极位置

电极放置位置应能产生最大的经心脏电流。标准的部位是一个电极置于胸骨右缘锁骨下方，另一个电极置于左乳头的左侧，电极的中心在腋中线上。其他可接受的位置有：放在左右胸壁（腋间）；或者心尖电极放于左胸心前区，另一电极放在心脏后面、右肩胛下角区。如果对安有永久性起搏器的患者行电转复或除颤，除颤电极切勿靠近起搏器（≥2.5cm），以免除颤造成其功能障碍，且应在电治疗后重新评估起搏阈值；如果患者安置的抗心律失常起搏器（ICD）正在除颤，应等 30～60 秒，以利于 ICD 完成其除颤周期。

（4）同步与非同步电复律

电复律时电流应与 QRS 波群相同步，从而减少诱发室颤的可能性；在转复一些血流动力学状态稳定的心动过速时，同步除颤可避免这种并发症的发生。VF 则应选用非同步模式。值得注意的是，在室速时同步除颤非常困难，因为 QRS 综合波的形态和心律失常的变化很大。无脉室性心动过速（VT），应立即行非同步电复律，应该避免因试图用同步方式而延误治疗。

（5）除颤步骤

①患者仰卧；②手控电极涂以专用导电胶，或垫湿盐水纱布，或粘贴一次性使

用的检测（除颤）电极；③ 开启除颤器；④ 选择同步或非同步模式；⑤ 选择能量；⑥ 在胸部正确安放电极；⑦ 除颤器充电；⑧ 确定周围无人员直接或间接与患者接触；⑨ 同时按压两个放电按钮进行电击。

（6）自动体外除颤器（AED）

新《指南》强调了早期除颤，以及 AED 在 SCA 中的实际应用。AED 通过两个置于胸部的电极片，自动感知心脏节律，判断是否需要进行电击。当 AED 分析有需除颤的心律时，电容器往往会自动充电，并有声音或指示灯提示救助者按电钮行电除颤。

使用 AED 的优点：人员培训简单，培训费用较低，而且使用比传统除颤器便捷。

新《指南》充分肯定 AED 的实用性，可广泛用于消防车、救护车、巡警车、公共建筑、剧院和飞机场。AED 开创了公众启动除颤（Public Access Defibrillation，PAD）的新纪元，PAD 能提供这样的机会，即使是远离 EMSS 急救系统的场所，也能在数分钟内对 SCA 患者进行除颤。PAD 要求受过训练的急救人员（包括警察、消防员等），在 5 分钟内使用就近预先准备的 AED 对 SCA 患者实施电击除颤。实施 PAD 的初步实践表明，SCA 院前急救生存率明显提高（49%）。

（7）除颤次数

对 VF 或无脉 VT，施救者只做 1 次除颤，而不是以前 ECC《指南》版本的 3 次除颤，因为第一次除颤成功率很高，而且尽量减少胸外心脏按压中断是极为重要的。如果第一次除颤失败后，不应花时间去检查脉搏或心律，而应立即进行胸外按压，可改善心肌供氧，增加后来除颤的成功率。且成功除颤的最初几分钟内，可能是心脏无效收缩或心动过缓，心脏不能有效泵出，因此除颤后最初几分钟内应继续 CPR，直到产生再灌注。施救者做了 5 个周期的 CPR 后再分析心律，如果合适可再进行除颤，且不受除颤次数的限制。

停止胸外按压与开始除颤之间的时间越短，除颤成功率越高。施救者用于分析心律和除颤的时间要最少化，尽可能缩短中断胸外按压的时间，并准备好继续进行 CPR，即除颤一停立即开始胸外按压。如果有两人抢救，除颤操作者应在按压者从患者胸部移开他（或她）的手之前完成充电，一旦按压者和其他任何人不接触患者，立即放电除颤。

（8）先除颤还是先 CPR

CPR 能提供心脏及大脑少量但极为重要的血流，所以 SCA 患者需要立即进行 CPR；CPR 延长 VF 存在的时间，增加除颤成功的可能性。

若有目击者发现院外 SCA，身边有 AED 可用，施救者应尽可能使用 AED。如果院外 SCA 没有目击者，应该先做 5 个周期的 CPR，然后检查心律并考虑除颤。HCP 处理院内或其他有 AED 机构的 SCA 患者时，应立即行 CPR 并尽可能快地使用除颤器或 AED。

（9）关于胸前叩击

胸前叩击可使室速转为窦律，其有效性报道在 11% ～ 25% 之间。极少数室颤可能被胸前重叩终止。由于胸前叩击简便快速，在发现患者心脏停搏、无脉搏，且无法获得除颤器进行除颤时可考虑使用。

（10）起搏

中断按压去进行起搏不推荐用于心脏停搏的 SCA 患者。起搏可考虑用于有症状性心动过缓且对阿托品无反应的患者。经皮起搏推荐用于有脉搏的心动过缓患者，如果患者对经皮起搏无反应，应行经静脉起搏。

二、高级心血管生命支持（ACLS）

ACLS 是指在基本生命支持的初级 CPR 的基础上，随之运用辅助设备及特殊技术巩固或建立、维持有效的通气和血液循环。通过心电监测及时识别及纠正心律失常，通过电击除颤或临时起搏以及有针对性地使用各种抢救药物等多种措施将初级 CPR 恢复的自主循环改善为有效循环。ACLS 是心肺复苏存活生命链中的重要一环，应尽早实施，在院内发生 SCA，ACLS 可与 BLS 同步进行。

（一）气道控制

1. 口咽和鼻咽通气道

口咽气道应用于没有咳嗽或呕吐反射的意识不清的患者，可免除因舌后坠而堵塞气道，放置时患者需维持适当的头后仰位，以免通气道滑出。施救者选好适当口径的口咽通气道，沿舌面将通气道置入口腔和咽部，前端达下咽部开口面对着声门。鼻咽气道适用于气道阻塞或有气道阻塞风险的患者，特别是对那些牙关紧闭无法建立经口气道的患者极为有用。鼻咽通气道为长约 15cm 的塑料或橡皮管，插入鼻孔后沿鼻腔下壁插至下咽部。

2. 高级气道，如气管插管、食管气管导管、喉罩（Laryngeal Mask Airway，LMA）

（1）气管插管: 这是最有效、最可靠的开放气道方法。气管内插管能保证气道专用、充分吸除气道内的分泌物并防止误吸，可以输入高浓度的氧气，可作为一些药物的替代给药途径，使调节潮气量更容易。紧急气管插管的指征：① 对无意识的患者，急救人员用气囊和面罩无法达到充分的通气；② 没有气道反射保护（昏迷或 SCA）的患者。

在气管插管完成和每次移动过患者后，抢救者都应立即确认气管内导管是否在位。确定气管导管在位的方法可以采用物理检查评估，包括：看见两侧胸廓抬起；在上腹部听诊听不见气过水音、肺部听诊能听见两侧均匀、对称的呼吸音。也可以使用装置确认气管导管位置，如呼气末 CO2（ETCO2）探测仪或食管检测装置（EDD）。在插入高级气道并确认在位后，抢救人员应在门牙处标记管子的深度并保持，用胶带或其他商用装置固定气管导管。

（2）食管气管导管：食管气管导管与气管插管的通气和氧合作用相当，可隔离气道、减少误吸，其优点在于易培训。但如果食管气管导管远端管口在食管或气管的位置不正确，可能发生致命的并发症。因此，必须确认插管的位置正确。与食管气管导管相关的其他并发症是食管损伤，包括穿孔、擦伤、皮下气肿。

（3）喉罩（LMA）：喉罩由通气密封罩和通气导管组成。通气密封罩呈椭圆形，用软胶制成，周边隆起，注气后膨胀，罩在咽喉部可密封气道；罩顶部连接通气导管进行人工通气。

喉罩插入方法：选择合适型号的喉罩并在通气密封罩和导管下端涂上润滑剂，将患者头置于后仰位，左手使患者开口，右手持喉罩顺患者舌正中插至咽喉部遇阻力处。插入喉罩后即行充气，然后加压通气，听诊呼吸音及观察胸部起伏以判断有无漏气及位置是否正确；如有气道梗阻应拔出重插。注意：① 喉罩不能防止反流和误吸等意外，饱食患者应避免应用喉罩；② 置入喉罩后不能再托下颌，以免喉罩压迫喉头。

3. 环甲膜穿刺

遇有紧急喉腔阻塞而严重窒息的病人，没有条件立即做气管切开时，可行紧急环甲膜穿刺，方法为用 16 号粗针头刺入环甲膜，接上"T"形管输氧，即可达到呼吸道通畅、缓解严重缺氧的情况。

4. 气管切开

通过气管切开，可保持较长期的呼吸道通畅，防止或迅速解除气道梗阻，清除气道分泌物，减少气道阻力和解剖无效腔，增加有效通气量，也便于吸痰、加压给氧及气管内滴药等，气管切开常用于口面颈部创伤而不能行气管内插管者。

（二）人工通气和氧疗

1. 氧疗

为改善氧合，只要条件允许，在 BLS 和 ACLS 期间，可吸入纯氧（FiO2=1.0）使动脉氧饱和度、动脉氧含量最大化。这有助于心输出量受限时的氧输送（心输出量 × 动脉血氧含量）。这种短期的氧疗不会产生氧中毒。吸氧可通过各种面罩及各种人工气道。

2. 简易呼吸器

由一个有弹性的橡皮囊、三通呼吸活瓣、衔接管和面罩组成。在呼吸囊后面的空气入口处装有单向活瓣，能确保气囊在舒张时空气能单向流入而无逆流，侧方有氧气入口，输入纯氧后可提高吸入氧气浓度。呼吸囊前端出口处与三通呼吸活瓣衔接。每次可吸入 500 ~ 1000mL 气体。如在供氧侧孔处通以 10 ~ 15L/min 的氧气，可使吸入氧气浓度增至 60% ~ 80%。该装置的优点是携带和使用方便，操作者还可凭按压气囊阻力的大小感觉肺顺应性的高低。

3. 呼吸机的应用

人工通气的方法以气管内插管及机械通气（呼吸机）最为有效。

（三）复苏用药

复苏用药的目的在于增加脑、心等重要器官的血液灌注，纠正酸中毒和提高室颤阈值或心肌张力，以利于除颤。

1. 给药途径及方法

（1）外周静脉：CPR 时，外周静脉是首先的给药途径。但因药物到达心脏的时间显著延迟，且药物峰值浓度也较低，故复苏疗效欠佳。近年有学者指出，外周静脉给药时，用 20mL 生理盐水稀释推注，循环时间可缩短 40%，接近中心静脉给药的循环时间。

（2）气管内给药：适用不能迅速建立血管通路，且已完成气管插管的 SCA 患者，气管滴入的常用药物有肾上腺素、利多卡因、阿托品、纳洛酮及地西泮等。经气管给药方法简便易行，不影响胸外心脏按压，是美国心脏协会推荐心肺复苏时的第二位用药途径。但气管内给药，其药物在动脉血中的浓度变异较大，剂量要增加 2 ~ 10 倍，疗效不确定。

（3）骨内注射（IO）：骨内中空的未塌陷的静脉丛，能起到与中心静脉给药相似的作用。多个研究表明，骨内给药对液体复苏、药物输送、血标本采集是安全有效的，而且各年龄组均可行。如果无法建立静脉通道，可以考虑骨内注射。

（4）主动脉弓导管给药：虽能使药物迅速到达作用部位，并发挥良好的药效学效应，明显优于其他给药途径，但需较高设备及技术条件，难以推广使用。

（5）心内注射：心内注射必须暂停胸外按压，且可引起气胸、心包积血、冠状动脉损伤等并发症。鉴于心内注射的种种弊病，它只有在静脉通道和气管插管均未能建立的情况下或开胸心脏按压时作为应急措施，不能作为常规给药手段。

（6）中心静脉（颈内或锁骨下静脉）给药：可使药物迅速到达动脉系统发挥作用，且药物的峰值浓度也较高，复苏易成功。但放置导管需中止心脏按压，发生气胸、出血危险性大，使其应用受限。

2.心肺复苏常用药物

（1）肾上腺素（Adrenaline、Epinephrine）

作用：肾上腺素是 CPR 最常用、有效的药物，通过激动 α-肾上腺素能受体增加心脏和脑的供血，提高自主循环恢复率和存活率。该药的 β-肾上腺素是否有利于复苏仍有争议，因其可能增加心肌氧耗和减少心内膜下心肌灌注。

适应证：① 各心电图类型的 SCA；② 症状性心动过缓，如病态窦房结综合征、高度或完全性房室传导阻滞，应同时使用阿托品、多巴胺或心脏起搏；③ 过敏性休克或严重过敏反应。

剂量和用法：因不可电击心律引发心脏骤停后，应尽早给予肾上腺素，目前采用肾上腺素标准剂量，每次 1mg，静脉推注，每 3 ~ 5 分钟给药 1 次。在大样本的心脏骤停的随机临床研究中，大剂量肾上腺素（指每次用量达到 5 ~ 10mg 或 0.1 ~ 0.2mg/kg）与标准剂量（0.01 ~ 0.02mg/kg）相比，能使冠状动脉灌注压增加，自主循环恢复率增加。但大剂量肾上腺素不改善出院存活率及神经系统预后。大剂量可用于特殊情况，如 β-受体阻断剂或钙离子阻断剂过量时。

用于有症状的心动过缓患者。用肾上腺素 1mg 加入 500mL 生理盐水或 5% 葡萄糖液中持续静脉滴注，成人从 1μg/min 开始，根据血流动力学效果调节滴速（2 ~ 10μg/min）。

不良反应：心悸、烦躁、头痛和血压升高等。对于高血压、心脏病、糖尿病和甲亢患者要慎重使用。

（2）血管加压素（Vasopressin）

血管加压素是一种天然的抗利尿激素，在高剂量时，产生非肾上腺素能的外周血管收缩作用。研究还发现，在心肺复苏期间，血管加压素能增加冠脉灌注压、重要器官血流和脑部氧释放。由于没有 β 肾上腺素能受体激动作用，因而不增加心肌耗氧和诱发室颤。

联合使用加压素和肾上腺素，替代标准剂量的肾上腺素治疗心脏骤停时没有优势。因此为了简化流程，已从成人心脏骤停流程中去除加压素。类固醇和加压素与肾上腺素一起做综合干预，治疗院内心脏骤停可能有益。

血管加压素的作用时间可达 10 ～ 20 分钟，所以只推荐使用 1 次，剂量为 40U 静脉注射。

（3）去甲肾上腺素（Noradrenaline）

去甲肾上腺素是一种血管收缩药和正性肌力药。药物作用后心排血量可以增高，也可以降低，其结果取决于血管阻力大小、左心功能状况和各种反射的强弱。严重的低血压（收缩压 < 70 mmHg）和周围血管阻力低是其应用的适应证。将去甲肾上腺素 4 mg 加入 250 mL 液体中，起始剂量每分钟 0.5 ～ 1.0 μg，逐渐调节至有效剂量。顽固性休克需要去甲肾上腺素的剂量为每分钟 8 ～ 30 μg。

注意：给药时不能在同一输液管道内给予碱性液体。

（4）多巴胺（Dopamine）

作用：多巴胺属于儿茶酚胺类药物，是去甲肾上腺素的化学前体，既有 α - 受体又有 β - 受体激动作用，还有多巴胺受体激动作用。这些作用均与用药剂量相关。多巴胺用药剂量为 2 ～ 4 μg/（kg·min）时，主要发挥多巴胺样激动剂作用，有轻度的正性肌力作用和肾血管扩张作用。用药剂量为 5 ～ 10 μg/（kg·min）时，主要起 β1 和 β2 受体激动作用；另外，在这个剂量范围内 5- 羟色胺和多巴胺介导的血管收缩作用占主要地位。用药剂量为 10 ～ 20 μg/（kg·min）时，α 受体激动效应占主要地位，可以造成体循环和内脏血管收缩。

适应证：多巴胺的主要适应证是无低血容量的明显低血压，尤其是由于心动过缓和自主循环恢复后造成的低血压状态，常常选用多巴胺治疗。多巴胺和其他药物合用（包括多巴酚丁胺）可以纠正和维持复苏后体循环的灌注和氧的供给。

小剂量多巴胺对急性少尿性肾功能不全并无治疗作用，因此不推荐使用。

剂量和用法：在保持生命器官适当灌注压的前提下，应使用最低剂量的多巴胺，从每分钟 2 ~ 4μg/kg 开始，根据需要可增加到每分钟 5 ~ 15μg/kg。如剂量大于 20μg/（kg·min）时，应该改用去甲肾上腺素。

注意：多巴胺使用过程中可出现药物失敏现象。多巴胺的治疗不能突然停药，需要逐渐减量。

（5）多巴酚丁胺（Dobutamine）

多巴酚丁胺是一种合成的儿茶酚胺类药物，具有很强的正性肌力作用，常用于严重收缩性心功能不全的治疗。该药在增加心肌收缩力的同时伴有左室充盈压的下降，在增加每搏心输出量的同时，可导致反射性周围血管扩张，用药后动脉压一般保持不变，常用剂量范围 2 ~ 20μg/（kg·min）。

如果复苏后，患者的低血容量已被纠正，而血压在 70 ~ 100mmHg 水平时，可以使用多巴酚丁胺，从小剂量（每分钟 2μg/kg）开始，根据血流动力学检测来调整剂量。

多巴酚丁胺能引起心动过速、心律失常和血压波动，特别是大剂量和老年患者使用时更易发生。当剂量大于每分钟 20μg/kg 时，可使心率增加超过 10%，导致或加重心肌缺血；当给药剂量达 40μg/（kg·min）时，不良反应发生率增多。

（6）碳酸氢钠

2005 版的《指南》不推荐碳酸氢钠作为心肺复苏的一线用药。在 SCA 复苏过程中使用碳酸氢钠有很多副作用：碳酸氢钠通过降低全身血管反应性，降低 CPR 成功率；它可引起细胞外碱中毒，以致血红蛋白氧离曲线右移，抑制氧释放；它可产生高碳酸血症，并由此引起高渗血症；产生过多的 CO_2，后者自由扩散入心肌和脑细胞，并由此产生细胞内酸中毒；会恶化中央静脉的酸血症，并抑制儿茶酚胺的活性或使其失活。

对 SCA 患者，只要迅速建立有效通气和胸外心脏按压，即使血液 pH 在偏酸水平，也无须补碱。仅在某些特殊情况下使用碳酸氢钠可能有益，如 SCA 前已存在肯定的代谢性酸中毒、高钾血症、三环类抗抑郁药及巴比妥酸盐过量或中毒等。应用碳酸氢钠以 1mmol/kg 作为起始量，再根据血气分析或实验室检查结果得到的碳酸氢盐浓度和计算碱剩余来进行调整。

（7）钙离子

大规模的回顾性研究显示，在心肺复苏期间给予钙剂更易致复苏失败，但确有少数存活者得益于在心肺复苏早期应用钙剂，这可能与引起心搏骤停的原因有关。因此，已不主张钙剂常规使用，仅在下列情况下可考虑应用：① 钙拮抗剂中毒；② 严重低钙血症；③ 严重高钾血症；④ 严重碱血症；⑤ 急诊体外循环结束时。

（8）纳洛酮

纳洛酮是特异性吗啡受体拮抗剂，现广泛用于麻醉剂过量、休克、脑缺血性卒中、脊髓损伤、呼吸抑制等。对于已知或疑似阿片类药物成瘾的患者，如果无意识，无正常呼吸但有脉搏，可以由施救者肌内注射或鼻内给予纳洛酮。

成人：每次0.4mg，首先静脉注射，必要时每隔4分钟重复一次，直至达到预期效果；或按0.4mg/h持续滴入。纳洛酮作用时间短，应强调持续给药；也可经肌内注射或皮下注射给药，或考虑经鼻内给药，每次2mg，临床证实是迅速有效的。

不良反应：纳洛酮引起儿茶酚胺的大量释放可引起血压升高、室性心动过速、心室纤颤甚至猝死。

（9）脂肪乳

对于因局麻药物中毒而发生先兆神经性中毒或心脏骤停的患者，可以在标准心肺复苏的基础上给予静脉脂肪乳剂（ILE），对因其他形式的药物中毒导致标准复苏措施失败的患者可以给予ILE。

3. 抗心律失常药物

（1）利多卡因（Lidocaine）

利多卡因是抗室性心律失常、VT和VF最常用的药物之一，但现有足够证据证明有多种药物在终止VT方面优于利多卡因，利多卡因已不作为心肺复苏的首选抗心律失常药。但是室颤/无脉性室性心动过速导致心脏骤停，在出现自主循环恢复（Restoration of Spontaneous Circulation，ROSC）后，可以考虑立即开始或继续使用利多卡因。

利多卡因的起始剂量为0.5～1.5mg/kg，稀释后静脉推注；5～10分钟后可重复0.5～0.75mg/kg；总量可达3mg/kg。维持剂量为每分钟1～4mg。

利多卡因的毒性反应和副作用包括口齿含糊、意识改变、肌肉颤动、惊厥。

（2）胺碘酮（Amiodarone）

静脉使用胺碘酮的作用复杂，可作用于钠、钾和钙通道，并且对α-受体和β-受体有阻滞作用，可用于房性和室性心律失常。

适应证：① 对心脏停搏患者，如有持续性VT或VF，在电除颤和使用肾上腺素后，建议使用胺碘酮。② 对血流动力学不稳定的VT或VF效果较好；对控制血流动力学稳定的VT、多形性VT和不明起源的多种复杂心动过速有效。③ 对快速房性心律失常伴严重左心功能不全患者，在使用洋地黄无效时，胺碘酮对控制心室率可能有效。

④控制预激房性心律失常伴旁路传导的快速心室率。⑤作为顽固的阵发性室上性心动过速、房性心动过速电转复的辅助措施，以及心房纤颤（AF）的药物转复。对严重心功能不全患者静脉注射胺碘酮比其他抗房性或室性心律失常药物更适宜。

给药方法：先静推300mg，推注时间不低于10分钟，对再发或持续性心律失常，可重复静推150mg。每日最大剂量不超过2g。

不良反应：胺碘酮主要副作用是低血压和心动过缓，预防的方法是减慢给药速度，若已出现临床症状，可通过补液，给予加压素或临时起搏。

（3）阿托品（Atropine）

阿托品用于逆转胆碱能性心动过缓，能使血管阻力降低。可治疗窦性心动过缓，对发生在交界区的房室传导阻滞或室性心脏停搏可能有效。但结下部位阻滞时，不用阿托品。

使用方法：对心脏停搏和缓慢性无脉电活动，立即给予1.0mg静脉注射，如仍为缓慢心律失常，可每间隔3～5分钟静脉注射一次，每次0.5～1.0mg，至总量0.04mg/kg。

（4）β-肾上腺能受体阻滞剂

β-受体阻滞剂对急性冠状动脉综合征是有益的，若无反指征，对这些患者均应使用。β-受体阻滞剂可以降低VF的发生率，降低非致命性再梗死和心肌缺血复发，降低死亡率。研究显示，心脏骤停后使用β-受体阻滞剂可能会比不用的效果更好。因室颤和（或）无脉性室性心动过速导致心脏骤停而入院后，可以尽早开始口服或静脉应用β-受体阻滞剂。

可以选用阿替洛尔（Atenolol）、美托洛尔（Metoprolol）、艾司洛尔（Esmolol）。

一般每次用美托洛尔5mg缓慢静脉注射（超过5分钟），若患者可耐受，间隔5分钟后，可重复注射5mg，直至总剂量达到15mg。最后1次注射15分钟后，给予口服，每次50mg，每日2次；若可耐受，继续口服，每次100mg，每日2次。

副作用是心动过缓、房室传导时间延长和低血压。

β受体阻滞剂的反指征：高度或三度心脏阻滞，低血压，严重心衰，支气管痉挛。

（5）镁（Magnesium）

目前不推荐在SCA中常规使用镁剂，除非心律失常是由于镁缺失或尖端扭转型室速所致；也不推荐在急性心肌梗死中常规预防性使用镁剂。但严重镁缺失可以导致心律失常（包括顽固性室颤）、心功能不全和心脏性猝死。

在紧急情况下，可使用硫酸镁 1 ～ 2g 加入 100mL 液体中缓慢静脉注射。快速注射镁剂也可产生低血压和心搏停止。尖端扭转型室速可见于无镁缺乏者，此时可用硫酸镁 1 ～ 2g 加入 50 ～ 100mL 液体中缓慢静脉注射，随后以 0.5 ～ 1.0g/h 维持静脉滴注。

（四）鉴别诊断

医生应该识别心搏骤停的可能原因，并做鉴别诊断以确定需特殊治疗、可逆转的病因。确认并处理任何心脏的、电解质的、毒理学的、肺的和神经性的致心脏停止原因。临床医生通过回顾有哪些"H"和"T"，对寻找可能的致 SCA 原因，或复杂的复苏过程或复苏后处理是很有帮助的。这些"H"和"T"是：低血容量（hypovolemia）、低氧血症（hypoxia）、氢离子（酸中毒）[hydrogen ion（acidosis）]、高或（和）低钾血症（hyper-/hypokalemia）、低血糖（hypoglycemia）、低体温（hypothermia）；中毒（toxins）、填塞（心脏）[tamponade（cardiac）]、张力性气胸（tension pneumothorax）、冠脉或肺血管栓塞（thrombosis of the coronary or pulmonary vasculature）和创伤（Trauma）。

三、心脏复苏后综合征的后期治疗

复苏后治疗是 ACLS 的重要组成部分。自主循环恢复和稳定的起始阶段患者仍有很高的病死率。复苏后的阶段，医务人员应当：① 优化血流动力学、呼吸和神经支持；② 确认并治疗引起 SCA 的可逆性病因；③ 监测体温，并考虑体温和代谢调节障碍的处理措施。复苏后治疗，对改善血流动力学不稳定和多器官功能衰竭的早期病死率，以及脑损伤引起的病死率，有重要的潜在意义。

（一）维持呼吸功能

心脏复跳后，自主呼吸未必立即恢复，即使恢复，其呼吸功能可能仍然不全。为充分供氧和减低全身耗氧量，便于呼吸道管理和调控酸碱平衡状态，仍宜保留气管插管或控制呼吸。一旦患者的自主呼吸增强，就应减少呼吸支持，直到自主呼吸完全恢复而停机。医生应根据患者的血气分析、呼吸频率、呼吸能力等调整呼吸机的通气参数。有资料表明，通气支持维持脑损伤患者的 $PaCO_2$ 于正常水平是理想的。常规高通气是有害的。

（二）维持有效的循环功能

SCA 患者自主循环恢复后，经常会发生心血管和血流动力学的紊乱。常见的有低血容量性休克、心源性休克和与全身炎性反应综合征（SIRS）相关的血管舒张性休克，以上情况统称为复苏后综合征。导致复苏后综合征发生的原因如下：① 再灌注失败；② 再灌注损伤；③ 缺血后代谢产物引起的脑中毒；④ 全身炎症介子、细胞因子、凝血 - 纤溶等系统的激活；⑤ 复苏时应用血管活性药物的副作用。复苏后综合征有四期变化，产生何种变化则取决于器官的缺血程度和缺血时间。

1. 循环不稳定

几乎有 50% 的复苏后综合征患者，其死亡多发生在发病后 24 小时内。因为在自主循环恢复后，心血管功能处于不稳定状态，12 ～ 24 小时后才可逐渐趋向稳定。由于多部位缺氧造成的微循环功能不全，使有害的酶和自由基迅速释放至脑脊液和血液中，从而使大脑和微循环功能异常持续存在。复苏后应该避免立即矫正低血压（收缩压低于 90mmHg，平均动脉压低于 65mmHg），因为其具体目标还未确定，但立即确认并矫正低血压症状是合理的。

2. 多器官功能障碍综合征（MODS）

1 ～ 3 天后，心功能和全身情况有所改善，但由于小肠的渗透性增加，细菌移位，易发生脓毒血症，进而导致 MODS。

3. 继发严重感染

心搏骤停数日后常继发严重感染，由此患者常迅速发展为衰竭。

复苏后维持循环稳定，完全恢复局部器官和组织的微循环灌注，特别是内脏和肾脏微循环的恢复，对防止心搏骤停后缺氧缺血致 MODS 的发生起重要作用。为保证必要的血压、心脏指数和全身灌注，可给予输液、血管活性药、正性肌力药等。

复苏后监测是复苏后处理的一个重要组成部分，除有创性导管监测血流动力学变化外，还可以应用定量的胃张力计测量胃黏膜 $PaCO_2$ 梯度来指导内脏器官复苏。

对于所有 ST 段抬高的患者，以及无 ST 段抬高，但血流动力学或心电不稳定，疑似心血管病变的患者，建议紧急冠状动脉血管造影。

（三）复苏后治疗的近期目标

近期目标：① 提供心肺功能支持，满足组织灌注，特别是大脑的灌注；② 及时将院前心搏骤停患者转运至医院急诊科或 ICU 病房；③ 及时诊断心脏停搏的原因；④ 完善治疗措施，以防心跳再次停搏；⑤ 开始有关提高长期生存和神经功能恢复的治疗。

复苏成功后，有的患者血流动力学和大脑功能均恢复正常，最终完全康复；有的患者可能仍处于昏迷状态，心肺功能仍不正常。所以，对所有患者都要仔细地反复地评估其心血管功能、呼吸功能和神经系统功能，及时发现和处理复苏时的各种并发症，如肋骨骨折、血气胸、心包填塞和气管插管移位等。

（四）目标温度管理（TTM）及控制血糖

体温增高可导致脑组织氧供需关系失衡，从而影响脑康复；反之，脑部温度每降低 1℃大脑代谢率可降低 7%，因而积极降温治疗十分必要。所有在心脏骤停后恢复自主循环的昏迷（对语言指令缺乏有意义的反应）的成年患者都应采用 TTM，目标温度选定在 32℃ ~ 36℃。降温过程中，医务人员应连续监测体温。TTM 结束后可能会出现发热的症状，应该积极预防。如需对预后进行判断，应在 TTM 结束后 72 小时进行。（此部分详见脑复苏亚低温章节）

研究表明，把危重患者的血糖控制在正常水平能改善预后，严格控制复苏后患者的血糖水平是必要的。昏迷时出现低血糖症状常不明显，因此临床医生应密切注意监测，以防出现低血糖，并处理高血糖。

（五）保护其他脏器功能、防治 MODS

自主循环恢复后，患者可能在相当长的一段时间内始终处于昏迷状态；自主呼吸尚未恢复；血流动力学也可能处于不稳定状态，伴有异常的心率、心律、体循环血压和器官灌注。此时，仍需给予呼吸机辅助呼吸、维持循环稳定，防治低氧血症和低灌注；对每一个器官系统，尤其是肝、肾、胃肠道、血液系统等功能状态的监测和维护，及时防治 MODS（见相应章节），为脑复苏创造一个良好的颅外环境。心肺脑复苏的主要目标是使患者有健康的大脑和完好的功能。

第三节　脑复苏

SCA 患者复苏的最终目的是恢复智能和工作能力，至少能生活自理，故 SCA 后患者脑功能是否恢复已成为复苏成败的关键。一般认为，大脑能耐受循环停止的"安全时限"仅 46 分钟，超过此时限将发生不可逆脑损害。脑复苏的成败和难易取决于心跳停止起到开始实施有效 CPR 的时间间隔，也与引起 SCA 的直接原因和 SCA 发生前的体格条件有关。

一、缺血缺氧性脑损害和再灌注损伤

（一）脑组织对缺血缺氧性损害的差异性

脑缺血后，脑组织和神经细胞的损害存在区域性和时相性差异。在中枢神经系统中，凡是越进化、越高级的脑组织越易受损，越原始、越低级的脑组织对脑缺血的耐受性越好。按脑内细胞对缺血敏感性的差异可排序如下：神经元＞少突胶质细胞＞星状胶质细胞＞血管内皮细胞；神经元中海马 CA1 区的锥体细胞，小脑的浦肯野细胞，纹状体的小型及中型细胞，大脑皮层的 3、5、6 层细胞特别容易受损。脑缺血时间越长，则其缺血再灌注损伤也越重。

（二）全脑缺血期间的病理生理

1. 能量代谢障碍

脑的主要能量物质是葡萄糖，脑内糖原和能量贮备均很少，一旦发生心搏骤停，氧和葡萄糖的供应立即断绝，脑内氧化磷酸化过程也随之终止，不再产生 ATP。由于机体所储备的磷酸肌酐和 ATP 分别在 1 分钟和 2 分钟后消耗殆尽，脑细胞的主动转运和生物合成都需要消耗磷酸肌酐和 ATP，因而出现脑细胞功能障碍。

2. 脑生化代谢方面的紊乱

脑缺血后能量代谢障碍，膜离子泵（主动转运）功能障碍，细胞内 K^+ 外流致细胞外 K^+ 急剧升高，细胞外 Na^+、Ca^{2+} 内流，使细胞内外的离子梯度失常。Ca^{2+} 内流导致细胞内 Ca^{2+} 超载是引发脑缺血再灌注损伤的重要原因。

3. 乳酸酸中毒

脑缺血时葡萄糖无氧代谢导致乳酸产生过多，CPR 期间肝、肾缺血致对乳酸的清除能力降低，是引起乳酸酸中毒的主要原因。当动脉血乳酸＞ 5mmol/L 和 pH ＜ 7.25 的状态称乳酸酸中毒。乳酸酸中毒可明显抑制心肌收缩力，提高除颤阈值，降低心肌对儿茶酚胺的反应，不利于缺血期自主循环的建立，还将导致溶酶体的破坏，损害线粒体组织结构和功能，影响 ATP 的合成。

乳酸与氧气反应可生成 CO_2，心肺复苏期间过度应用 $NaHCO_3$ 以及人工通气不足还可造成呼吸性酸中毒。呼吸性酸中毒与乳酸酸中毒并存，不仅是脑缺血再灌注损伤发生的机制之一，也是影响神经细胞最终能否存活的重要因素之一。

4. 脑水肿

在脑缺血期脑水肿即已开始，再灌注期进一步加重。在脑缺血早期，因 ATP 耗竭、脑细胞膜泵功能障碍，致细胞内钙、钠、氯化物和水潴留而形成脑细胞肿胀，呈细胞毒性脑水肿。当缺血达到一定时限，脑血管内皮细胞损伤，血脑屏障（BBB）受损，脑毛细血管通透性增加，血浆蛋白与水分外溢，脑细胞外液增加，此为血管源性脑水肿。此时的脑水肿为混合性脑水肿。随着脑水肿和脑肿胀的形成，颅内压升高，造成颅内静脉压上升，脑脊液回流障碍，引起血流淤滞、红细胞聚集、微血栓形成、血管通透性增加，这些后果又加重脑水肿和脑肿胀，形成恶性循环。当颅内压达到一定程度时，脑组织向压力低的部位移动而形成脑疝，压迫生命中枢可使病情突然恶化甚至死亡。

（三）脑再灌注损伤

在恢复循环后，脑组织虽又重新获得血流灌注和氧供应，但各种功能和生化代谢过程并不能同步恢复到正常状态，脑缺血性损伤可能进一步加重造成再灌注损伤。缺血再灌注的机制非常复杂，涉及多种因素，如能量代谢的障碍、Ca^{2+} 超载损伤、兴奋性氨基酸的毒性作用、炎症反应的损害、自由基的过度增加、线粒体功能障碍、细胞膜损伤、梗死周围去极化和细胞凋亡等因素。

二、自主循环恢复后脑血流量的变化

自主循环恢复后，脑血流量（Cerebral Blood Flow，CBF）有以下几种改变或几个阶段。

1. 立即出现的多灶性无灌流

无灌注的范围因缺血时间长短、原发性损伤的严重程度和脑灌注压高低而异。主要与脑缺血后血小板和红细胞聚集、血黏度增高、肿胀胶质细胞压迫毛细血管等因素致微循环障碍有关。一般可自行消退，若持续存在则可能成为不可逆脑损伤的病理生理基础。

2. 短暂的全脑反应性充血

反应性充血是脑血流自动调节功能衰竭和血管张力尚未恢复的结果，其程度和持续时间的长短取决于脑损伤的严重程度，一般持续 15 ～ 30 分钟。

3. 迟发性全脑或多灶性持续低灌流

该期发生在再灌注 25 ～ 90 分钟后，可持续 6 小时以上。低灌注为动脉张力增高和血管收缩所致，是再灌注脑损伤的重要原因。区域性低灌注也可与局灶性正常灌注或多血并存；低灌注和多血是脑血流和脑代谢率匹配不良的两个极端，都使脑细胞进一步受损，中断和防止这种不良匹配，是脑复苏需要重点解决的问题之一。

4. 后期的变化

20 小时后 CBF 或恢复正常或因脑血流停止而致脑死亡。

三、脑复苏的措施

脑复苏的成败关键在于三个方面：① 尽量缩短脑循环停止的绝对时间；② 确实有效的支持治疗措施，为脑复苏创造良好的颅外环境；③ 在降低颅内压、减低脑代谢和改善脑循环的基础上，采取特异性脑复苏措施，阻止或打断病理生理进程，促进脑功能恢复。

（一）施行有效的 CPR，缩短脑循环停止的绝对时间

缩短脑缺血的绝对时间是提高 SCA 脑复苏成功率的关键因素。因此，开展 CPR 知识的普及教育，特别是让警察、消防队员、电工、救生员等人员掌握 CPR 的基本操作技术，对提高脑复苏的成功率有重要意义。医院内 CPR 患者，在积极胸外按压的同时，及早进行电除颤和开胸心脏按压，促使患者自主循环尽快恢复，对提高脑复苏成功率有重要意义。

（二）维持循环、呼吸功能，纠正内环境紊乱

进一步巩固循环功能，纠正酸中毒，积极进行呼吸支持治疗，并注意维持体液平衡和补充营养，同时注意其他重要器官系统，尤其是肝、肾、胃肠道、血液系统等功能状态的监测和维护，为脑复苏创造一个良好的颅外环境。

（三）维持良好的颅内内稳态

1. 增加脑血流量（CBF）

主要通过提高脑灌注压和改善脑微循环达到此目的。脑灌注压（CPP）= 平均动

脉压—颅内压。正常情况下，CBF 存在自身调节机制，即当 CPP 在 50 ~ 150mmHg 范围内，CBF 可保持稳定。但在脑缺血后，患者脑血流的自身调节机制受损，此时 CBF 更多地依赖 CPP。增加脑血流量的措施有：① 监测血压，预防并积极治疗低血压。② 提高平均动脉压，由于血压过高可明显增加心脏后负荷，诱发心肌缺血；通过扩容提高 MAP，有加剧血管源性脑水肿的危险，目前主张把血压维持在缺血前水平或稍高于缺血前水平。③ 降低颅内压，脱水减轻脑水肿是降低颅内压的有效方法之一。临床最常用的脱水药为 20% 甘露醇，首次剂量可按 1.5 ~ 2.0g/kg 于 15 ~ 30 分钟内快速静脉滴入；或以 0.5g/kg 直接静脉推注以防脑疝形成。甘露醇可每 6 ~ 8 小时重复一次，并可间断静脉注射呋米塞 20 ~ 40mg，以增强脱水效果；疗程在 5 ~ 7 天内终止。血浆白蛋白也是一种很好的脱水剂，不仅可减少其他脱水剂（甘露醇）的用量，而且对患者营养和血容量的维持也大有好处，但白蛋白成本高，制备复杂，且有血制品的缺点，因此使用受限。

适度的血液稀释，保持血细胞比积（Hct）在 30% ~ 35% 的范围内可降低血黏度，改善脑微循环；山莨菪碱等药物也有助于脑血流的改善。

2. 提高血液氧含量

充分给氧，使动脉血氧分压大于 100mmHg，以保证充分的组织氧合作用，使缺血后组织的修复过程得以进行。积极控制贫血提高血液携氧量，并维持适当的心排血量有助于组织氧供。

3. 控制高血糖

血糖增高可增加脑组织乳酸的产生而加剧缺血再灌注损伤。目前主张在脑缺血再灌注期间，无论何种原因引起的高血糖，均应予以控制。但在应用胰岛素控制高血糖时，一定要避免低血糖的发生。

4. 防止体温升高

体温升高有增高脑代谢率、加重脑缺氧、破坏血脑屏障完整性、增加兴奋性氨基酸释放、加剧细胞内 Ca2+ 超载和促进氧自由基产生等作用而加重脑缺血再灌注损伤。因此，心肺复苏后必须防止患者体温升高。

（四）特异性脑复苏措施

1. 亚低温（32 ~ 36℃）

研究表明，各种药物在脑复苏领域疗效甚微。目前认为，亚低温是唯一能有效改善心肺复苏后生存率和神经功能损伤的治疗手段，且无明显不良反应。

（1）亚低温的适应证：基于一些临床试验的结果，国际复苏学会提出：对于昏迷的成人院外 VF 性心脏骤停 ROSC 患者应该降温到 32～36℃。对于任何心律失常所致的成人院内心脏骤停，以及无脉性电活动或心脏停搏所致的成人院外心脏骤停 ROSC 后昏迷患者，也要考虑人工低温。

（2）亚低温的方法：一般采用体表结合头部重点降温方法达到亚低温。对心脏停搏患者脑复苏的降温技术有多种，如体表降温的冰袋、冰毯、冰帽等，但降温速度缓慢。快速注入大量（30mL/kg）冷却（4℃）液体（如乳酸盐溶液），能显著降低核心温度，但易出现病人输注液体过量。最近出现一种血管内热交换装置，能快速降温和维持病人低温状态，还能准确控制温度。降温过程必须平顺，避免寒战反应，不平稳的降温弊多利少。

（3）亚低温可能机制：① 低温有助于降低氧需、氧耗，抑制葡萄糖和脂肪降解，终止高代谢，改善脑组织代谢的供需关系，减少脑血流量和脑组织容积，降低颅内压。② 抑制兴奋性神经递质的释放及其对神经元的兴奋性毒作用。③ 抑制氧自由基介导的脂质过氧化反应及其损伤。④ 抑制花生四烯酸的代谢及血栓素 A2 的产生，改善脑微循环。⑤ 缓解 Ca^{2+} 等异常转移，抑制 Ca^{2+} 超载及其激活的破坏性酶反应，减少神经细胞凋亡。⑥ 亚低温还有促进脑再灌流期内蛋白合成和神经元存活，保护血脑屏障功能，稳定脑细胞膜功能并促其恢复等作用。⑦ 此外亚低温能够减轻再灌注后免疫反应，延缓 NF-KB 的表达，并减少炎症细胞因子的释放等。

（4）亚低温开始和持续的时间：低温开始的最佳时间尚无定论，但一致认为亚低温开始的时间越早越好，有利于复苏成功和保护神经功能，稍微推迟，即可大大降低亚低温效果。因此，应根据具体情况尽早实施亚低温。但近期发表的高质量论文提示院前降温没有优势，而且可能导致并发症，因此不建议把入院前在患者恢复自主循环后对其快速输注静脉注射液降温作为常规做法。目前推荐亚低温持续时间为至少 24 小时。

（5）复温：复温是实现亚低温过程中的重要一步，可用体内或体外降温装置或其他加热系统进行调节。目标温度不宜超过 37℃，略微超过都会引起脑血管反应和调节功能损伤，从而加重脑损伤。复温要缓慢，快速复温不仅可以抵消低温对脑的保护作用，还加重了脑的缺氧，其机制可能是快速复温使脑血管突然舒张、脑温增加，造成脑水肿和颅内压升高、氧自由基大量释放、线粒体功能出现障碍。目前较一致的意见是每小时 0.25 ～ 0.5℃ 的复温速率较适宜。ROSC 后第一个 48 小时期间，对于心脏骤停复苏后的自发性轻度亚低温（＞ 32℃）的昏迷患者不要复温。

（6）亚低温的并发症：血流动力学变化、心律失常、药物清除率降低、电解质紊乱、高血糖、凝血功能变化、感染、寒战等，应注意防治。

2. 高压氧治疗

高压氧治疗是一种间歇性、短期、高剂量吸氧治疗，对完全性脑缺血一般采用 40 ～ 60 次长疗程，用于完全性脑缺血患者脑复苏的治疗取得了一定的成果。

3. 皮质激素

以往认为大剂量皮质激素可稳定细胞膜减少溶酶体酶的破坏，改善血脑屏障和脑血管的通透性，加速脑水肿的消散等。但经大量对照研究发现，皮质激素并不能改善脑复苏的预后，反而因增高患者血糖等副作用而加重脑缺血性损害，故现在对全脑缺血后脑复苏患者并不主张常规皮质激素，即使使用也提倡短疗程（3 ～ 5 天）。

4. 脑代谢营养代谢促进剂

各种药物在脑复苏中疗效甚微，比如 Ca^{2+} 通道阻滞药、自由基清除剂、兴奋性氨基酸拮抗剂等未能改善 SCA 患者的神经结局和降低其死亡率。

（五）防治并发症

心搏骤停后，不仅脑有缺血再灌注损伤，其他脏器如心、肝、肾、胃肠均存在缺血再灌注损伤。此外，对完全性脑缺血的复苏需要几天到十几天甚至更长的时间，在此期间往往在缺血、低灌注、再灌注损伤的基础上，出现多脏器功能衰竭和感染。因此，脑复苏最后成败不仅与是否尽早开始 BLS 和 ALS 的 CPR 措施及进行有效的脑复苏治疗有关，而且与并发症的防治密切相关。在进行脑复苏治疗的同时，应特别注意其他脏器功能的保护，防止多脏器功能衰竭。

第四节　心肺复苏有效指标和终止抢救的标准

一、心肺复苏有效的指标

CPR 操作是否正确，主要靠平时严格训练，掌握正确的方法。而在急救中判断复苏是否有效，可以根据以下几方面综合考虑：

1. 瞳孔

复苏有效时，可见瞳孔由大变小，对光反射出现。如瞳孔由小变大、固定、角膜浑浊，则说明复苏无效。

2. 面色（口唇）

复苏有效，可见面色和（或）口唇由青紫转为红润；如患者面色变为灰白，则说明复苏无效。

3. 颈动脉搏动

按压有效时，每一次按压可以摸到一次搏动，如若停止按压，搏动亦消失，应继续进行心脏按压；如若停止按压后，脉搏仍然跳动，则说明患者心跳已恢复。有效的按压，在按压期间可测到血压在 60/40mmHg 左右。

4. 神志

复苏有效，可见患者有眼球活动、睫毛反射与对光反射出现，甚至手脚开始抽动，肌张力增加。

5. 自主呼吸

出现自主呼吸说明复苏有效，但呼吸仍微弱者应继续口对口人工呼吸或采取其他呼吸手段。

二、终止心肺复苏的指标

在现场或途中必须坚持持续不断做 CPR，并保证 CPR 的质量。

（一）现场停止 CPR 的条件

1. 自主呼吸及心跳已有良好恢复。

2. 有其他人接替抢救，或有医师到场承担了复苏工作。

3. 有医师到场，确定患者已死亡。

4. 施救者由于体力不支，或环境可能造成施救者自身伤害，或由于持久复苏影响其他人的生命救治。

5. 发现有效的书面"不复苏遗嘱"（Do Not Attempt Resuscitation，DNAR 指令）。

（二）在医院内如有下列指标，方可考虑终止 CPR

1. 脑死亡

脑死亡是脑的功能完全丧失，具体判断见本章第五节。

2. 无心跳及脉搏

符合脑死亡诊断标准，加上无心跳，再加上已做 CPR 30 分钟以上，可以考虑患者真正死亡，终止复苏。

经过 20 分钟心肺复苏后，呼气末二氧化碳（ETCO2）仍然较低的插管患者复苏可能性很低。医护人员可以综合其他因素考虑帮助确定终止心肺复苏时间。临床实践中，持续 CPR 30 分钟以上，仍无自主循环和呼吸，瞳孔散大，各导联心电图均为直线，并经两名医护人员确认，也可终止复苏。

第五节　死亡的有关概念

死亡是生命功能的丧失，即生命活动的终止。传统概念认为，心跳和呼吸完全停止，不能再使其恢复时，可判定为机体死亡。然而，近年来由于现代医学的进步，现代复苏术的有效应用以及器官移植的需要，在医学上、法律上、伦理道德上以及社会舆论上对死亡有了进一步认识。近年来强调以脑死亡作为死亡的概念，已越来越被人们所重视。

一、死亡的经过与分期

（一）濒死期（临终状态）

此时机体各系统的功能发生严重障碍，神志不清（有时意识尚存），感觉迟钝，肌张力丧失，大小便失禁，各种深浅反射逐渐消失，心跳减弱，血压降低，呼吸变浅弱，出现潮式或间歇呼吸。此期间根据病情而定，因心跳呼吸骤停猝死的患者，则无明显的濒死期而直接进入临床死亡期。

此期间要严密观察病情变化，配合抢救工作，加强生活护理，保持室内空气新鲜、环境安静，注意保暖。多用语言和触觉与患者保持联系。通知患者家属及单位，允许家人陪伴，并做好安慰工作。

（二）临床死亡期

当呼吸、心跳停止后即进入临床死亡（clinical death）期，又称躯体死亡（somatic death）或个体死亡。此期中枢神经系统的抑制过程已由大脑皮质扩散到皮质下部位，延髓处于极度抑制状态，瞳孔放大，各种反射消失。因为血液循环停止后大脑皮质耐受缺氧的时间为 4～6 分钟，此时间即为一般临床死亡期的持续时间。在低温尤其头部降温条件下，临床死亡期可延长达 1 小时或更久。处于临床死亡期的患者，通过及时有效的 CPR，恢复患者的呼吸和心跳，有可能使机体复活。

（三）生物学死亡期

生物学死亡（biological death），又称全体死亡、细胞死亡或分子死亡（molecular death），是死亡过程的最后阶段。此期间中枢神经系统发生不可逆的变化，功能永久停止；其他各器官系统的新陈代谢相继停止，出现不可逆的变化；整个机体已不可能复活。随着生物学死亡过程的进展，相继出现尸斑、尸僵等早期尸体现象。

二、死亡的分类

（一）心脏死

心脏死（cardiac death）是指心跳先于呼吸停止所引起的死亡，主要见于心脏的原发性疾病或心脏损伤，如冠心病、心肌病、心瓣膜病、心包积液、恶性心律失常以及心脏外伤等。心跳停止也可发生在高碳酸血症、高或低钾血症，或外来强烈刺激引起的迷走神经反射及淹溺、电击等情况。

（二）呼吸死

呼吸死（respiratory death）又称肺死亡（lung death），是指呼吸先于心跳停止所引起的死亡，主要见于各种机械性窒息，如缢死、勒死、扼死、溺死等；肺水肿或实变、张力性气胸或血气胸，肺梗死等呼吸系统疾病；麻醉过深、电击、延脑损伤或受压所致呼吸中枢麻痹；运动神经损害、低钾血症或肌肉松弛剂中毒所致呼吸肌麻痹等。

（三）脑死亡

详见以下相关内容。

三、脑死亡

脑死亡是脑的功能完全丧失，大脑、小脑、脑干的神经组织全部处于不可逆状态。脑死亡患者不仅深度昏迷，而且对各种刺激完全无反应，脑干（包括中脑、脑桥、延髓）的所有脑神经反射全部丧失。呼吸停止是脑死亡的主要指征，其心、肺功能完全靠人工维持，一旦停用呼吸机，心跳也就停止。因此脑死亡者等于死亡。任何初次心脏骤停的患者发展为脑死亡后都应视为可能的器官捐献者。未能恢复自主循环而终止心肺复苏的患者，如果存在快速器官恢复项目，可以考虑为可能的肝肾捐献者。

（一）脑死亡的临床诊断

临床诊断依据是有明确不可逆的病因，临床上脑功能完全丧失。具体的脑死亡诊断标准如下：① 有明确不可逆性病因；② 脑干反射消失；③ 昏迷且对疼痛刺激无运动反应；④ 呼吸停止，$PCO_2 \geq 60mmHg$；⑤ 证实试验阳性；⑥6 小时重复检查结果无变化。

1. 先决条件

（1）临床和影像学检查有导致脑死亡的急性中枢神经系统疾病。

（2）排除内科的并发症，如严重的水电解质失衡、内分泌失常等。

（3）无药物或其他物品中毒。

（4）体温不低于 32℃。

2. 脑死亡的主要表现

（1）昏迷或无反应性：对疼痛刺激（如压迫甲床及眶上）肢体无运动反应。

（2）脑干反射消失：

① 瞳孔中等或扩大（4 ~ 9mm），对光反射消失。

② 眼球运动：眼—头反射消失；前庭—眼反射消失（50mL 冷水灌一侧耳内时无眼球偏斜）。

③ 面部感觉和运动反应：角膜反射消失；下颌反射消失；压迫甲床、眶上、颞颚关节时面部无表情。

④ 咽及气管反射：咽反射消失；咳嗽反射消失。

（3）呼吸停止。为进一步证实呼吸停止应做以下试验：

① 先决条件，体温超过 36.5℃；收缩压不低于 90mmHg；正常血容量，前 6 小时内体液正平衡；$PaCO_2 \geq 40mmHg$；PaO_2 正常，先吸氧使 $PaO_2 \geq 200mmHg$。

② 连接脉搏测氧仪，然后切断呼吸机。

③ 输入 100% 氧 6L/min，应将鼻导管插至隆突水平。

④ 密切观察腹部和胸部的呼吸运动。

⑤ 8 分钟后再测 $PaCO_2$、PaO_2 及 pH，连接呼吸机。

⑥ 如无呼吸运动，$PaCO_2 \geq 60mmHg$（比正常 40mmHg 增加 20mmHg），即可认为呼吸停止试验阳性，证实脑死亡的诊断。

⑦ 如果观察有呼吸运动，则判定为呼吸停止试验阴性（不支持脑死亡诊断）。

⑧ 如果试验期间收缩压不高于 90mmHg 或脉搏测氧仪指示有明显的低氧，或出现心律失常时应再接呼吸机，立即取动脉血测定动脉血气，如果 $PaCO_2 \geq 60mmHg$ 或 $PaCO_2$ 比正常增加不低于 20mmHg 时，表明呼吸停止试验阳性（支持脑死亡的临床诊断）。如 $PaCO_2 < 60mmHg$ 或 $PaCO_2$ 比正常增加小于 20mmHg 时表明结果不肯定，须做进一步试验证实。

（二）证实性实验室检查

脑死亡是一个临床诊断，应在第一次检查后 6 小时再重复检查，当临床检查不能完全肯定时，应做以下任何一种证实实验：

（1）常规脑血管造影颈动脉分叉水平或 Willis 环无充盈。颈外动脉循环通畅，上矢状窦充盈延迟。

（2）脑电图无电活动至少持续 30 分钟。

（3）TCD：① 在收缩的早期，无舒张血流或反流时收缩期的峰值较小，表明血管阻力极高，颅内压升高。② 约 10% 患者可无颞窗，无信号不能认为脑死亡。

（4）99mTc HMPAO 脑扫描脑实质无放射性核素。

（5）体感诱发电位双侧正中神经刺激时 N20-P22 反应消失。

四、假死

人体生命功能处于极其微弱的状态，以致被误认为死亡，这种状态即假死（apparent

death）。假死可见于电击、各种机械性窒息（如溺水、缢颈等）、某种中毒（如催眠药、麻醉药、一氧化碳中毒等）、颅脑损伤、热射病及寒冷昏睡等。新生儿，尤其是未成熟儿也容易假死。一般疾病极少发生假死，仅癫痫、大出血或剧烈呕吐、腹泻引起的急性失水、糖尿病昏迷或尿毒症者偶有发生。

为确定是否假死，应做下列检查：

1. 微弱呼吸的检查

一般采用听诊器听喉头部有无呼吸音，来判断呼吸情况。

2. 微弱心跳的检查

① 一般是用手触摸脉搏或心尖部，如觉察不到心脏搏动时，可用听诊器检查有无心音；② 由于过度肥胖、胸壁过厚或因心跳极度微弱、心率过慢不易确定有无心音时，可用心电图检查。有时尽管心音、脉搏、血压已测不到，但心电图检查仍可显示心脏电活动功能；③ 可用 X 线检查，观察心脏的活动情况。

3. 各种神经反射及脑电图检查

4. 眼部检查

① 压迫眼球使瞳孔变形，当解除压迫后，瞳孔立即恢复圆形者为假死。死后因血液停止而眼压下降，则变形的瞳孔不易复圆，通常在死后数分钟即可出现这种现象；② 用眼底镜检查视网膜血管内有无血液流动来判断是否假死；③ 用 1% 荧光素钠点眼时，结膜和巩膜当即黄染，如为假死，2 ~ 5 分钟后褪色，已死亡者虽经 24 小时也不褪色。

假死如不进行积极的抢救可能发展为真死。也曾发生过假死者被误认为真死而装进棺材准备埋葬或进行尸体解剖的实例，幸被及时发现通过抢救而复苏。因此在临床工作中，当有可能发生假死的情况时，应坚持进行抢救，直到患者复苏；当出现死亡的确证，即有尸斑、尸僵等早期尸体现象（一般在死后 2 小时左右即可出现）时，方可确定死亡。

第四章　意外伤害处理

第一节　中暑

中暑（heat illness）是指在高温、高湿环境下，因"热"的作用而发生的一组以体温调节中枢功能障碍、汗腺功能衰竭和（或）水、电解质丢失过量等为主要表现的急性热损伤性疾病（acute heat illness）。发病的临床表现分为热痉挛（heat cramp）、热衰竭（heat exhaustion）和热（日）射病（heat stroke 或 sunstroke）。

一、病因

高温气候是引起中暑的主要原因。资料表明，连续 3 天平均气温超过 30℃和相对湿度超过 73% 时最易发生中暑；其次，干热环境（高温辐射作业环境）和湿热环境（高温、高湿作业环境）也易中暑。

凡能导致机体热负荷增加和（或）散热机能障碍的因素，均可诱发中暑。

1. 产热增加

在高温或高湿、烈日或通风不良的环境中，长时间从事繁重体力劳动或体育运动以及发热、甲状腺功能亢进等代谢增强。

2. 热适应差

高血压、冠心病、肺心病、糖尿病等慢性疾病以及肥胖、营养不良、年老体弱、孕产妇、过度疲劳、缺少体育锻炼、睡眠不足、饮酒、饥饿等人群突然进入热区旅游或工作；恒温下生活及作业的人群突然进入高温环境。

3. 散热障碍

见于湿度较大、过度肥胖、穿紧身或透气不良衣裤，先天性汗腺缺乏症、硬皮症、痱子、大面积烧伤后形成瘢痕，服用抗胆碱能药、抗组胺药、抗抑郁药、β 受体阻滞剂、利尿剂、酚噻嗪类，以及脱水、休克、心力衰竭等人群。

4. 汗腺功能障碍

人体主要通过皮肤汗腺散热，系统性硬化病、广泛的皮肤瘢痕或先天性无汗症、服用抗胆碱能药或滥用毒品可抑制出汗。

二、发病机制

（一）体温调节

在下丘脑体温调节中枢作用下，体内热代谢（产热和散热）保持在动态平衡，保证生命活动所必需的体温恒定，正常人体温一般保持在 37℃左右。

1. 产热

人体产热主要来自体内氧化代谢过程中产生的基础热量，运动（肌肉收缩）和寒战也产生热量。

2. 散热

机体散热过程受环境温度影响较大，在温度为 15 ~ 25℃环境下，人体散热主要靠辐射（radiation，占 60%），其次为蒸发（evaporation，占 25%）和对流（convection，占 12%），少量为传导（conduction，3%）；当周围环境温度超过皮肤温度时，人体散热主要靠出汗，以及皮肤和肺泡表面的蒸发，每蒸发 1g 水，就可散失 2.4kJ（0.58 kcal）热量。如果人体皮肤直接与水接触，因水的热传导性远强于空气，散热速度提高 20 ~ 30 倍。

（二）致病机制

如果机体产热大于散热或散热受阻，则体内就有过量热蓄积，产生高热。当体温高于 42℃时，高热直接作用细胞膜及细胞内结构，导致线粒体氧化磷酸化发生障碍，严重者引起全身细胞产生不可逆的损伤和衰竭，以及脑、肝、心、肺、肾、肠道等多脏器功能障碍。年轻人中暑并发多器官功能衰竭时累及脏器的顺序是 DIC、肝衰竭、肾衰竭等；老年人则是中枢神经损伤、循环功能衰竭、呼吸功能衰竭等。

具体的发病机制有如下几种：① 机体热调节不当、体温升高，引起中枢神经系统兴奋、内分泌腺体功能亢进、耗氧量增加、酶活力增强，新陈代谢增强，产热量进一步增加；②体内热蓄积致中枢神经功能受损；③散热时大量出汗致脱水；④出汗时盐的丢失致电解质紊乱，如低钾、低钠；⑤高热后导致肠缺血，肠源性内毒素吸收促发SIRS；⑥微循环障碍、微血管内皮细胞水肿、血小板聚集、白细胞黏附和红细胞聚集，导致DIC。

（三）三种中暑类型发病机制

1.热痉挛

由于过度出汗，水、盐过量损失，致使细胞外液渗透压降低，水转移入细胞内，肌肉细胞过度稀释发生水肿，肌球蛋白溶解度减小，使肌肉产生疼痛性痉挛。

2.热衰竭

由于高热引起外周血管床扩张，但不伴有内脏血管收缩，流经皮肤、肌肉的血流量大大增加；大量出汗，水盐大量丢失，引起血液浓缩及黏稠度增加；肌糖原代谢增强使肌细胞内形成高渗状态，使水分进入细胞内。这些均可使有效循环血量明显减少，致发生低血容量性休克。机体为了促进散热，心输出量大大增加，使心血管系统的负荷加重，导致心脏功能不全，周围循环衰竭和脑部供血不足。

3.热射病

由于人体受外界环境中热源作用和体内热量不能通过正常的生理性散热以达到热平衡，使体内热蓄积，引起体内温度升高。初起，可通过下丘脑体温调节中枢以加快心输出量和呼吸频率，皮肤血管扩张，出汗等提高散热效应。而后，体内热量进一步增加，体温调节中枢失控，心功能减退、心输出量减少、中心静脉压升高，汗腺功能衰竭，使体内热进一步蓄积，体温骤增。当体温高于42℃时，蛋白质开始变性；当体温高于50℃时，数分钟后细胞即死亡。

三、临床表现

1.前驱症状

高温环境中，出现大量出汗、口渴、头昏、耳鸣、胸闷、心悸、恶心、全身疲乏、注意力不集中等症状，体温正常或略有升高，尚能坚持正常工作、生活。

2.热痉挛

热痉挛好生于炎热季节刚开始、尚未热适应前，因为此时汗液中所含氯化钠量比热适应后的要高。热痉挛多见于在高温环境中从事体力劳动而大量出汗的年轻人，年老体弱者因不能从事剧烈劳动没有大量出汗，因而发生热痉挛者极少见。

其主要表现为严重的肌痉挛伴有收缩痛，故称热痉挛。以经常活动的四肢及腹部肌肉的痉挛较为多见；当腹壁肌、平滑肌和膈肌受影响时，出现类似急腹症的表现。痉挛呈对称性，阵发性发作不超过数分钟，冷刺激可诱发，能自行缓解。轻者不影响工作，重者疼痛甚剧，并可引起横纹肌溶解现象，使血中肌酸激酶增高，尿中肌酸升高。体温正常或低热。

实验室检查提示血钠降低。

3. 热衰竭

常发生在老年人、儿童及慢性病患者，起病较急，多先有眩晕、头痛、突然昏倒，平卧并离开高温场所即清醒。表现为面色苍白，皮肤冷汗，脉弱或缓，血压偏低但脉压正常，体温轻度升高；如持续时间较长而未及时处理，出现口渴、虚弱、烦躁及判断力不佳，有手脚抽搐、肌肉共济失调或软弱无力，头痛、恶心、呕吐、腹泻及肌肉痛性痉挛。严重者发生低血容量性休克、心脏功能不全，以及脑部暂时性供血不足。

实验室检查提示高钠血症、血液浓缩，轻度氮质血症或肝、肾衰竭。

4. 热射病

典型的临床表现是高热、无汗和意识障碍。在高温环境下工作数小时后发生，老人、体弱和有慢性疾病患者常在夏季气温持续高温数天后发生。表现为高热（肛温可达 41 ~ 43℃），皮肤灼热、干燥无汗，颜面潮红或苍白；呼吸快而浅；脉搏加快，脉压增宽，休克时血压下降，周围循环衰竭时出现发绀；淡忘、嗜睡、神志模糊、严重者四肢和全身肌肉可有抽搐、惊厥和昏迷；后期出现潮式呼吸，瞳孔先缩小后散大、对光反射迟钝或消失，以及休克、心力衰竭、心律失常、肺水肿、脑水肿、肝肾衰竭、ARDS、消化道出血、DIC 及 MODS 和 MSOF 等严重并发症。

临床上又将热射病分为非劳力型和劳力型。非劳力型的多见于老年人、婴儿、心功能不全、糖尿病患者及肥胖者。84% ~ 100% 患者无汗、皮肤干燥和发红，直肠温度可达 46.5℃。病程初期可表现为行为异常，继而出现谵妄、昏迷等，严重者出现低血压、休克、心律失常及心力衰竭等；劳力型多见于工人、农民、战士、运动员，此类患者多有出汗、皮肤温度不高而肛温甚高；常合并横纹肌溶解现象及其并发症，如高钾血症、高磷酸盐血症、与低蛋白血症不成比例的低钙血症，高尿酸血症和肌红蛋白尿。

日射病属热射病的特殊类型，是指在烈日下或强烈辐射下劳动，头部未戴帽或无遮阳的情况下，头部直接受太阳辐射导致颅内温度升高（可达 41 ～ 42℃），引起脑细胞受损，进而造成脑组织的充血、水肿。临床表现为剧烈头痛、头晕、眼花、耳鸣、呕吐、烦躁，严重者有昏迷、惊厥、体温正常或稍高，头部温度较体温高。腰穿脑脊液压力升高。

四、实验室检查

血清氨基转移酶升高，乳酸脱氢酶升高，血 pH 降低，血钠低，血钾降低或升高，血象白细胞升高。脑脊液压力升高，细胞数及蛋白升高，混有血液。尿常规可见尿蛋白、管型尿、肌红蛋白尿等。

五、诊断

结合季节、气温和临床表现，中暑诊断并不困难。

有高温接触史并大量出汗，伴有肌痉挛及直立性晕厥、短暂血压下降符合热痉挛或热衰竭的诊断；高温环境中突然发病，过高热、干热皮肤和严重的中枢神经系统症状则是热射病的基本特征。

热射病要与乙型脑炎、脑膜炎、中毒性痢疾、疟疾、中毒性肺炎等发热性疾病相鉴别。热痉挛伴腹痛要与各种急腹症相鉴别。热衰竭要与消化道出血、异位妊娠、低血糖以及其他能引起虚脱和低血压的疾病相鉴别。

六、治疗

（一）现场初步治疗

1. 一般治疗

出现中暑前驱症状时，应立即撤离高温环境，去除导致高热的病因；在阴凉处安静休息并补充清凉含盐饮料，即可恢复。

2. 热痉挛和热衰竭的治疗

及时将患者抬到阴凉处或空调供冷的房间平卧休息，解松或脱去衣服，降温时不要引起寒战，以患者感到凉爽舒适为宜。口服凉盐水及其他清凉饮料，有循环衰竭者应静脉给予生理盐水并加葡萄糖液或氯化钾液。肌肉的痛性痉挛不能按摩，否则会疼痛加剧，应尽快补充钠、氯离子，适当补充其他电解质如钙、镁等。一般经上述治疗后，数小时即可恢复。

3. 热射病治疗

患者病情重、并发症多、预后差、死亡率高，更需积极抢救。

（二）降温治疗

降温是治疗的根本，必须尽快、尽早。降温的早晚和快慢决定愈后效果。

1. 环境降温

抢救现场必须通风阴凉，应及时将患者搬入室温低于20℃的空调房间内或在室内放置冰块、井水等。

2. 体外降温

蒸发降温是一种简单易行的办法。用井水、自来水、温水或乙醇浸透的毛巾擦拭全身，不断摩擦四肢及躯干皮肤以保持皮肤血管扩张、促进散热，同时配合电扇吹风；或头部、颈两侧、腋窝及腹股沟等大动脉处可置冰袋。循环功能无明显障碍者还可做冷水浴（4℃），即将患者浸入冷水中，保持头部露出水面。降温时如有寒战则必须用药物控制，防止产热增加及乳酸堆积。

3. 体内降温

用 4 ～ 10℃ 5% 葡萄糖盐水 1000 ～ 2000mL 静脉滴注；或用 4 ～ 10℃ 10% 葡萄糖盐水 1000mL 灌肠；或采用胃管内灌注冷生理盐水降温。有条件的可用冷生理盐水腹膜内灌洗降温；或自体血液体外冷却后回输体内降温；或使用血管内降温导管降温。

4. 药物降温

应与物理降温同时进行。可给予氯丙嗪25 ～ 50mg 加入 5% 葡萄糖或 0.9% 氯化钠溶液 500mL 中静脉滴注，2 小时内滴完，2 小时后无效可重复一次。该药可抑制大脑皮层及下视丘，扩张血管而引起血压下降，因而必须密切观察血压、神志和呼吸。如出现呼吸抑制、血压下降，应停止使用。地塞米松 10mg 静脉注射，根据情况 30 分钟后可再重复 1 次，此药降温快，有抗休克作用，还可使用解热镇痛药或中医中药等。

无论何种降温方法，只要肛温降至 38℃ 左右即可考虑暂停降温，但不能让体温再度回升，一旦体温回升就要重复降温。

（三）纳洛酮治疗

用于高热、超高热、血压偏低及神志不清的中暑患者，能使患者病死率大幅度下降。用法是纳洛酮 0.8mg 静脉注射，间隔 30 ～ 90 分钟可重复使用。

（四）对症支持治疗

1.控制脑水肿，防止抽搐

在降温治疗的基础上，应迅速降低颅内压。常用 20% 甘露醇静脉滴注，和（或）静脉给予糖皮质激素、人体白蛋白和呋塞米；对肾衰竭者可采用血液滤过脱水降颅压。对抽搐者可使用氯丙嗪、地西泮或苯巴比妥等。

2.维持循环功能

静脉补液恢复血容量，纠正低血压；对血压仍不升者，应给予血管活性药物如多巴胺或多巴酚丁胺，但合并高热时不宜单独使用缩血管药物；找到休克原因和诱因。快速使用洋地黄制剂及呋塞米等治疗心力衰竭，及时处理各种严重心律失常问题。

3.保持呼吸道通畅

对于危重昏迷患者应注意保持呼吸道通畅，排出痰液，保持充分的氧合和防止二氧化碳潴留，必要时做气管插管或气管切开，进行机械通气治疗。

4.防治肾脏损害

给予补液、应用呋塞米防治少尿、无尿，一旦出现急性肾衰竭，尽早进行腹膜透析或血液净化治疗。

5.防治肝功能损害

给予保肝药物、早期应用糖皮质激素和极化液等。

6.防治 DIC

应动态观察血小板、纤维蛋白原、凝血酶原时间，定时检查 D- 二聚体和抗凝血酶Ⅲ（AT-Ⅲ）。应用小剂量肝素，补充新鲜血液（内含抗凝血酶Ⅲ）、血浆、血浆凝血酶原复合物（PPSB）、纤维蛋白原和浓缩血小板防治 DIC。发生 DIC 者，可使用肝素以及活血化瘀的中药治疗，根据凝血因子或抗凝血因子的缺乏情况给予成分输血补充。

7.纠正水、电解质和酸碱失衡

高热患者多有水电解质紊乱，对于脱水为主者应静脉滴注 5% 葡萄糖液；对缺盐为主的应给予生理盐水，严重低钠患者可考虑使用 3% ～ 5% 的高渗盐水；注意纠正钾、钙、镁的失衡。对高钾血症且无尿者应予血液净化治疗。对于有酸血症或碱血症的患者应给予碱性药或酸性药物,同时纠正导致酸碱失衡的病因。

8. 防治多器官功能衰竭

防止重症中暑多器官功能衰竭的首要目标是切断过高热引起的恶性循环。必须尽早降低中心体温,降低代谢;及时治疗各种严重并发症,包括休克、颅压升高、循环及呼吸衰竭,以及水、电解质和酸碱失衡等。

（五）加强护理

昏迷患者容易发生肺部感染和压疮,必须加强护理;提供必需的热量和营养物,如适当补充 B 族维生素、维生素 C 及钙等。

（六）新认识

当重症中暑合并多器官功能衰竭时行血液净化治疗有较好的疗效。日本有一报道,5 例重症中暑并发 MODS 患者,3 例用血液净化加传统方法治疗均存活,另 2 例仅用传统方法治疗,结果均在 3 天内死亡。

七、预后

中暑病死率在 20% ~ 70% 之间,50 岁以上患者高达 80%,热射病是中暑最严重的一种类型。预后主要与过高热、昏迷的程度及持续的时间有关,尤其是发病 30 分钟内的降温速度,也与其年龄、是否存在慢性基础疾病等情况有关。中暑死亡原因有休克、呼吸循环衰竭、多器官功能衰竭、脑水肿、肺水肿、急性肾衰竭、代谢性酸中毒、继发性严重感染及 DIC。中暑存活患者可遗留有不同程度的神经功能紊乱,严重肌肉损伤者可持续数周肌无力。

八、预防

（一）中暑高危人群的预防保护

1. 老年人

首次热浪袭击的重点对象是老年人,特别是有心血管疾病等易于中暑者,在夏季应少外出活动，衣服薄而宽大，经常淋浴或冷水盆浴，避免利尿剂的过度使用。特别要注意的是，要慎重使用抗胆碱类药物，如阿托品等。

2. 孕产妇

向每位孕产妇进行防暑知识宣传教育，彻底破除不通风、不洗脸、不刷牙等旧的习俗。

3. 室外作业或剧烈运动者

适当调整作业时间，要有遮阳设备，补充足量水、盐，尤其要避免由空调房快速进入高温环境，以防发生意外。

（二）夏季坚持耐热锻炼，提高热耐力

获得热耐受能力的最佳方法是努力开展耐热锻炼，即在逐渐升高的气温条件下进行体育锻炼，尤其对那些长期生活在恒温条件下的人们，以达到逐渐适应高温环境的目的。

（三）发布中暑气象条件指数预报

当日平均气温连续3天超过30℃、空气相对湿度超过73%时，就必然会出现中暑人群。据此，气象台在夏季会发布中暑指数。

第二节　淹溺

淹溺（drowning）又称溺水，是人淹没于水或其他液体中，由于水或液体或其中的杂物充塞呼吸道和肺泡，引起窒息（湿性窒息）和缺氧；或由于反射性喉、气管、支气管痉挛引起通气障碍而导致窒息（干性窒息）和缺氧的状态。淹溺并非时间上某一点的概念，无论患者存活或死亡都属于淹溺概念的范畴。不慎跌入粪坑、污水池和化学物贮槽时，可引起皮肤和黏膜损害及全身中毒。根据世界卫生组织的统计，全球每年约有372000人死于淹溺，意味着每天每小时有40人因淹溺而丧失性命。在美国，每年有4000人因淹溺死亡。发生率和死亡率最高的是1～4岁的儿童。据不完全统计，我国每年约有57000人因淹溺死亡，而在青少年意外伤害致死的事故中，淹溺事故则成为头号死因。在我国，淹溺位列伤害死亡的第三位，成为0～14岁儿童的主要死因。在男孩伤害死亡中，淹溺占了近60%。约90%淹溺者属于淡水淹溺。

一、病因

（一）自杀

因故投水自杀。

（二）落水后缺乏游泳能力或原有游泳能力丧失

常见的有以下几种情况：

1. 不慎落水

不会游泳者不慎落水。

2. 游泳时间过长

致过度疲劳、过度换气，体内二氧化碳丧失过多发生手足搐搦，严重者可出现一时性昏迷，因而发生淹溺。

3. 冷水刺激

发生抽搐或造成体温过低。

4. 潜在疾病

患有潜在的心脏、脑血管或其他疾病不能胜任游泳或在游泳时疾病发作。

5. 酒后游泳

尤其是当血液中乙醇浓度大于 0.08g/100mL 时危险性更大。

（三）潜水员潜水或舰船失事

1. 潜水意外

潜水员在潜水时，其所穿潜水装具发生破损、部件连接不紧、潜水用具失灵，以及潜水员过度疲劳、操作错误，使水灌入而致溺水。

2. 意外疾病或创伤

潜水员在水下发生某种疾病，如氧中毒、二氧化碳潴留、氮麻醉、肺气压伤、面部或全身挤压伤等易继发溺水。

3. 潜艇失事或其他舰船沉没

乘员逃脱不及或逃至水面未能及时获救而发生溺水。

二、发病机制

淹溺分为干性淹溺、湿性淹溺两大类。

（一）干性淹溺

人入水后，因受惊慌、恐惧、骤然寒冷等强烈刺激，而发生喉头痉挛，以致呼吸道完全梗阻，造成窒息。此类淹溺呼吸道很少或无水吸入，所以称为干性淹溺。在喉头痉挛时，心脏可反射性停搏；也可因窒息、心肌缺氧而致心脏停搏。所有溺死者中10% ~ 40%可能为干性淹溺。

（二）湿性淹溺

人淹没于水中，本能地引起反应性屏气，避免水进入呼吸道。随着时间的延长，淹溺者呼吸不畅，会引起氧消耗增加和二氧化碳潴留，导致低氧血症、高碳酸血症和酸中毒。在不自觉屏气期，淹溺者吞入的大量水会进入胃肠道，而随着动脉氧分压进一步下降，喉痉挛松弛，导致大量水进入呼吸道和肺泡（所以称为湿性淹溺），阻滞气体交换，引起全身缺氧和二氧化碳潴留加重，呼吸道内的水迅速经肺泡吸收到血液进行循环。由于淹溺的水所含的成分不同，引起的病变也有差异。

1. 淡水淹溺（freshwater drowning）

江河、湖泊、泳池中的水一般属于低渗水，统称淡水。淡水进入呼吸道和肺泡后影响通气和气体交换，还损伤气管、支气管和肺泡壁的上皮细胞，并使肺泡表面活性物质减少，引起肺泡塌陷，进一步阻滞气体交换，造成全身严重缺氧。

淡水进入血液循环，稀释血液，引起低钠、低氯和低蛋白血症。低渗水迅速进入红细胞使其肿胀、破碎，引起溶血，使血钾升高、血红蛋白大量释出，造成高钾血症和高血红蛋白血症，过量的游离血红蛋白堵塞肾小管，引起急性肾衰竭。血容量骤增、缺氧和电解质紊乱可引起心力衰竭和心室颤动。

2. 海水淹溺（saltwater drowning）

海水含3.5%氯化钠及大量钙盐和镁盐。海水对呼吸道和肺泡有化学性刺激作用。肺泡上皮细胞和肺毛细血管内皮细胞受海水损伤后，大量蛋白质及水分向肺间质和肺泡腔内渗出，引起非心源性肺水肿，肺重量可增加3倍以上。海水淹溺可导致炎性介质释放，如肺巨噬细胞激活后释放的血小板激活因子、肿瘤坏死因子（TNF）、白介素（IL）1、白介素 8 等，可激活中性粒细胞和血管内皮细胞释放氧自由基、蛋白溶解酶、血栓素、依前列醇等炎症介质，造成肺组织损害进一步加重。

海水使循环血量减少，血液浓缩；海水中大量的钠、镁、钙等电解质进入血循环，使血钠、血镁、血钙成倍增加。高钙血症可导致心律失常，甚至心脏停搏；高镁血症可抑制中枢和周围神经，导致横纹肌无力、扩张血管和降低血压，患者可因缺氧、循环血量减少和电解质紊乱而致心脏停搏。

在淹溺过程中，大部分淹溺者会吞咽大量海水，高渗性水分会进入肠道，影响其血流动力学。海水淹溺作为一个强大的应激源，作用于中枢神经系统，可直接影响脑肠轴，使胃肠道神经—内分泌—胃肠激素改变，从而影响消化道结构、功能，而肠道结构完整性破坏必定会影响肠道免疫防御体系，影响肠道屏障功能，发生肠道细菌和内毒素移位，从而导致多脏器功能不全。

3. 冷水溺死

冷水（＜ 20℃）与温水溺死有显著差别。某些冷水中溺死的患者在心脏停搏 30 分钟后仍可复苏，因此无氧后 4 ~ 6 分钟发生脑死亡的概念不适用于冷水中近乎溺死的病例。冷水淹溺者的生存时间延长的可能原因是哺乳类动物的潜水反射。人潜入冷水时可迅速发生潜水反应，表现为呼吸抑制、心率减慢，对窒息相对耐受的组织出现血管收缩，以保持大脑和心脏的血流供应。同时低温时组织氧耗减少，也有利于延长溺水者的生存时间。潜水反射也可由恐惧引起，年轻人的潜水反射更突出。

三、临床表现

患者有昏迷、皮肤黏膜苍白和青紫、四肢厥冷、面部水肿、眼结膜充血，血压下降或测不到，呼吸和心跳微弱或停止，口、鼻充满泡沫或污泥、杂草，腹部常因胃扩张而隆起。

出现各种心律失常，甚至心室颤动；可有肺水肿和心力衰竭。24 ~ 48 小时后出现脑水肿、ARDS、溶血性贫血、急性肾衰竭或 DIC 等临床表现。应特别警惕部分病例可发生迟发性肺水肿。

继发肺部感染极为常见，淹溺者中约有 15% 死于继发的并发症。

如淹溺在非常冷的水中，患者可发生低温综合征。

四、实验室检查

1. 血气分析

显示低氧血症和酸中毒。

2. 血电解质

淡水淹溺者，其血钠、钾、氯化物可有轻度降低，有溶血时血钾可增高，尿中出现游离血红蛋白。海水淹溺者，其血钙和血镁增高，血钾变化不大，复苏后血中的钙和镁可重新进入组织，电解质紊乱可望恢复正常。

3. 血液和尿液检查

外周白细胞升高；淡水淹溺者，血液、尿液中检出游离血红蛋白，血钾升高；海水淹溺者，进入肺内的海水能够通过肺泡将大量体液吸出，使肺组织间液显著增多，引起严重的肺水肿、高度血液浓缩及血容量减少，尿素氮可以升高；DIC 实验室指标阳性。

4. 胸部 X 线

淹溺肺的影像表现取决于溺水后窒息缺氧时间长短和吸入液体量以及污染物的性质，表现有肺门阴影扩大和加深，肺间质纹理粗，肺野中有大小不等的絮状渗出或炎症改变，或有两肺弥漫性肺水肿的表现。疑有颈椎损伤时，应进行颈椎 X 线检查。

五、现场急救

（一）淹溺的水中抢救

1. 自救

不熟悉水性误入水者，可进行自救。首先，落水后不要心慌意乱，应保持头脑清醒。方法是采取仰面位，头顶向后，口向上方，则口鼻可露出水面，此时就能进行呼吸。呼气宜浅，吸气宜深，则能使身体浮于水面，以待他人抢救。不可将手上举或挣扎，举手反而易使人下沉。

会游泳者，若因小腿腓肠肌痉挛而致淹溺，应息心静气，及时呼人援救，同时自己将身体抱成一团，浮上水面；深吸一口气，把脸浸入水中，将痉挛（抽筋）下肢的拇趾用力向前上方拉，使拇趾跷起来，持续用力，直到剧痛消失，痉挛也就停止。一次发作后同一部位可以再发痉挛，所以对疼痛处要充分按摩和慢慢向岸上游去，上岸后继续按摩或热敷患处。若手腕肌肉痉挛，自己将手指上下屈伸，并采取仰面位，以两足游泳。

2. 他救

非专业救护人员尽量不要实施下水营救。告诉淹溺者尝试抓住从岸边递过去的救援物（如木棍或衣服）。如果淹溺者离岸较远，可抛掷绳索或供漂浮的物品。如果不得不下水营救，应借助专用的浮力救援设备或船接近淹溺者。两人一同下水施救比单人施救更安全。救护者应保持镇静，尽可能脱去外衣裤，尤其要脱去鞋靴，然后迅速游到淹溺者附近。对筋疲力尽的淹溺者，救护者可从头部接近；对神志清醒的淹溺者，救护者应从背后接近，用一只手从背后抱住淹溺者的头颈，另一只手抓住淹溺者的手臂游向岸边。救援时要注意，防止被淹溺者紧抱缠身而双双发生危险。如被抱住，应放手自沉，使淹溺者手松开，再进行救护。

（二）地面现场医疗急救

基础生命支持应遵循 A-B-C-D 顺序，即开放气道、人工通气、胸外按压、早期除颤。

1. 开放气道

由于淹溺患者的核心病理是缺氧，尽早开放气道和人工呼吸优先于胸外按压。上岸后应将患者置于平卧位，立即清理患者口鼻的泥沙和水草，用常规手法开放气道。不应为患者实施各种方法的控水措施，包括倒置躯体或海姆立克式手法（Heimlich maneuver）。开放气道后应尽快进行人工呼吸和胸外按压。如患者存在自主有效呼吸，应置于稳定的侧卧位（恢复体位），口部朝下，以免发生气道窒息。

2. 人工通气

淹溺患者上岸后应首先开放气道，口鼻内的泥沙水草要及时清理。用 5 ~ 10 秒观察胸腹部是否有呼吸起伏，如没有呼吸或仅有濒死呼吸应尽快给予 2 ~ 5 次人工通气，每次吹气 1 秒，确保能看到胸廓有效的起伏运动。

3. 胸外按压

对呼吸、心脏停止者应迅速进行心肺复苏，尽快给予人工呼吸和胸外心脏按压。经短期抢救心跳、呼吸不恢复者在转运过程中，不能停止心肺复苏。现场急救后，即使淹溺者自主心跳及呼吸已恢复，但因缺氧的存在，仍需送医院进一步观察 24 ~ 48 小时。

4. 早期除颤

AED 是否常规配备在水上活动场所一直存在争论。少量的研究显示淹溺患者上岸后心搏骤停的心律大多数是心室静止（asystole）。但是一旦出现可电击心律，AED 仍然可以迅速逆转病情。故《2015 年国际心肺复苏新指南》《2015 年美国心脏协会心肺复苏及心血管急救指南》《欧洲复苏指南》仍然建议尽快使用 AED。

六、医院急诊室抢救

1. 继续心肺复苏

给予心肺监护，气管插管、高浓度吸氧及人工辅助呼吸，积极处理心力衰竭、心律失常、休克、急性肺水肿。淹溺后患者可出现低体温，低体温对神经系统有一定的保护作用，所以可以延长淹溺患者心肺复苏的时间。

2. 肺损伤治疗

淹溺者肺部主要的病理生理进程是肺表面活性物质减少，导致肺泡塌陷、肺不张和肺内分流。多重的肺损伤机制导致难治性的低氧血症。淹溺患者发生急性呼吸窘迫综合征（ARDS）的风险很高，因此治疗的重点是改善肺损伤和严重缺氧。其主要手段是机械通气，多采用间断正压呼吸（IPPV）或呼吸末正压呼吸（PEEP），以使不张肺泡再扩张，改善供氧和气体交换。其次可以使用消泡剂。应特别注意防治迟发性肺水肿，要注意控制液体输入量及速度，发生心力衰竭时要进行积极治疗，如应用毛花苷 C、呋塞米等药物。

3. 脑水肿防治和脑复苏

淹溺后缺氧、低血压、心搏停止造成的缺血、缺氧性脑损害和脑死亡是溺水病人死亡的主要原因之一。脑复苏的具体措施如下：头部冰帽配合体表和大血管的降温，有条件的可使用降温毯；降温深度以 32 ~ 35℃浅低温为宜，降温持续时间一般不超过 1 ~ 3 天。可选用脱水剂、利尿剂、糖皮质激素防治脑水肿、肺水肿。必要时可应用镇静、抗惊厥药物，促进脑代谢药物；高压氧治疗。

4. 纠正水电解质和酸碱平衡失常

淹溺者的酸中毒程度一般较轻，如果复苏措施及时准确，水、电解质紊乱得到及时纠正，不用补碱，即可得到控制或消失，重病者可补充 5% 碳酸氢钠。纠正水、电解质紊乱时，应注意分清淡水淹溺和海水淹溺。淡水淹溺者，静脉滴注 2% ~ 3% 盐水或输全血或红细胞，以纠正血液稀释补充溶解破裂的红细胞，静脉注射 10% 葡萄糖酸钙纠正钙离子下降。海水淹溺者，静脉滴注 5% 葡萄糖溶液，低分子右旋糖酐，或输入血浆或全血，以稀释被浓缩的血液和增加血容量，不应注射盐水。

5.控制溶血反应，保护肾功能

溶血后血浆游离血红蛋白增高，可诱发 DIC，并可导致急性肾衰竭，保持血液酸碱度于正常范围并及时静脉注射呋塞米，以加速游离血红蛋白的排泄和保护肾脏。在严重溶血甚至并发急性肾衰竭、DIC 的患者，尽早采取血液净化治疗，可能逆转危重的病情。

6.复温

如患者体温过低，根据实际情况可采用体内或体外复温措施。

7.继发感染和各种并发症的处理

淹溺时发生感染的可能性很大，特别是肺部感染。应预防性使用抗生素，如感染较重者，可根据具体情况选用相应的抗生素。复苏时间较长者，应警惕真菌感染，并做相应处理。若患者合并惊厥、ARDS、急性消化道出血、冠心病、脑血管意外、外伤等应进行相应治疗。

七、预防

（1）有关部门应根据水源地情况制定针对性的淹溺预防措施，包括安置醒目的安全标识或警告牌，救生员要经过专业培训。

（2）应对所有人群进行淹溺预防的宣传教育。过饱、空腹、酒后、药后、身体不适者避免下水或进行水上活动。儿童、老年人、伤残人士避免单独接近水源。游泳前应做好热身步骤、适应水温，减少抽筋和心脏病发作的可能性。远离激流，避免在自然环境下使用充气式游泳圈。

（3）不建议公众使用过度换气的方法进行水下闭气前的准备。

（4）如有可能，应从儿童期尽早开始进行游泳训练。在人群中普及心肺复苏术可大大提高淹溺抢救成功率。

第三节　冻伤

低温寒冷引起机体的损伤，统称为冷（损）伤。冷伤可分为全身性和局部性两类：① 全身性冷伤，是指由于寒冷环境引起体温过低所导致的以神经系统和心血管系统损害为主的全身性疾病，又称体温过低或冻僵（frozen stiff）；② 局部性冷伤，按其是否发生组织冻结又分冻结性和非冻结性冷伤两种。冻结性冷伤就是临床上所称的冻伤，是指短时间暴露于极低温或长时间暴露于冰点以下的低温所引起的局部性损伤；非冻结性冷伤是指发生在冰点以上低温环境中的局部性损伤，如发生在寒冷（0～10℃）和潮湿的战壕中的战壕足（french foot），因足部长时间浸渍于冰点以上的冷水中所引起的浸足（immersion foot），以及冬季常见的冻疮。习惯上人们把非冻结性冷伤也称为冻伤，但严格地说，冻伤应只限于冻结性冷伤。

一、病因

冻僵多发生在寒冷环境中，逗留时间过长而其保暖措施不足以御寒，或由于发生意外事故而陷埋于积雪、浸没于冰水中。局部性冷伤常由于在严寒气候下从事室外活动且御寒措施不力而引起。可见冷损伤的直接病因是低温，其损伤程度与低温持续时间成正比，但还有多种外界和机体因素影响冷损伤的发生。

（一）外界因素

1. 风速

气流能加速热的对流，例如暴露在 -3℃的气温加上 73.5m/h 的风速，就相当于 -40℃的气温加上 1.2m/h 微风的作用。因此，本来不至于引起冻伤的低温，由于风速大，就可引起冻伤。

2. 潮湿

潮湿是引起战壕足和浸足等非冻结性冷伤的必备条件。水是良好的导热体，潮湿空气可加快热的传导，汗足或手脚皮肤浸渍，使表面散热加快，因而在遭受相同低温的条件时，这些部位比干燥皮肤区更容易发生冻结。

（二）机体因素

1. 全身性因素

凡能降低人体全身抵抗力的因素，如患病、创伤、休克、饥饿、营养不良、过度疲劳、酗酒等，均可削弱人体对外界温度变化的适应和调节能力，使耐寒力明显下降，容易发生冷损伤。

2. 局部性因素

肢体受压造成局部血液循环障碍，组织血流灌注不足，常导致冻伤的发生。如靴鞋太小太紧，压迫足趾；或长时间不能平卧休息，下肢血流和淋巴的回流减少，以致足部肿胀而使靴鞋相对过紧；或因长期不活动而处于静止状态，肌肉的产热明显减少，肢体的血液循环较差，肌肉中血流的分布相对减少，以上种种情况均易导致冻伤。

二、发病机制

（一）冻僵

在寒冷环境下，寒冷刺激作用于体温调节中枢，首先使皮肤血管收缩、血流量减少，体表温度降低，减少散热量；同时引起肌肉颤抖以增加产热。当寒冷环境得不到改善时，机体深部体温开始降低，当肛温降至35℃时，出现大脑思维活动、反应能力下降，糖代谢抑制；肛温26～33℃时，出现心肌收缩力减弱、心率减慢和各种心律失常；肛温17～26℃时，血红蛋白氧离曲线左移，氧释放减少、组织缺氧；肛温12℃时，细胞膜钠通道阻滞，神经肌肉纤维进入无反应状态，如持续数小时，则组织细胞发生变性，此时即使体温恢复正常，其功能也难以恢复。由于血管内皮细胞受损，在解冻后易形成血栓、引起组织缺血坏死。

（二）局部性冷伤

1.冻伤

在严寒气候下从事室外活动且御寒措施不力，当组织温度降低到−3.6～2.5℃时，即可引起局部组织冻结。病变可仅限于皮肤，也可累及深部组织，包括肌肉和骨骼。在局部组织冻结、融化以及融化后的过程中均可出现组织损伤，最突出的表现为受冻区血液循环障碍。血管先收缩后扩张，毛细血管壁受损、通透性增加、血浆外渗、组织水肿、血液浓缩、血流淤滞、红细胞聚集，冻伤后24小时血栓形成明显，以致引起组织坏死。重度冻伤部位血液循环难以重建。

2.非冻结性冷伤

好发于手指、足趾、足跟及耳郭等末梢血液循环不良部位，常于寒冷潮湿或寒暖急变时发生。受冻部位皮下小动脉收缩，久之血管麻痹而扩张，静脉瘀血，周围血液循环障碍。血管收缩造成组织和血管损伤，使血管内皮细胞对血浆蛋白的通透性增加，蛋白大量外渗，形成水肿，同时由于血管内体液丧失，红细胞压积增高，血流淤滞，使缺血更加严重。

三、病理生理

冷伤的病理生理过程可分为 3 个阶段。

1. 生理调节阶段

在受冻之初，各项生理功能均趋亢进，如代谢增加、心跳加快、血管的舒缩交替等。之后随寒冷持续转为抑制，此时代谢降低、心跳减慢，中心体温降低。接着皮肤及肢端血管出现持续性收缩，皮肤和肢体末端组织发生冻结。

2. 组织冻结阶段

当组织温度降至冰点以下（皮肤冻结温度为 - 5℃）时，就开始发生冻结。冻结分为速冻与缓冻。

3. 复温融化阶段

在复温后，表浅的皮肤冻结局部呈现炎性反应，一般无严重组织坏死，多在 1 ~ 2 周后痊愈。如为深部组织冻结，电解质紊乱和代谢障碍依然存在，并出现局部微循环障碍。这是因为复温后冻结区的血流暂时恢复、血管扩张，而冻结阶段血管壁和内皮细胞已经损伤甚至破裂，因此毛细胞管通透性和渗出增加，局部出现水肿和水疱，继而出现血流减慢和血液淤滞，血液有形成分堆积，以至血栓形成。这种复温后的改变称为冻溶性损伤或继发性损伤。根据实验观察，组织复温融化后 10 分钟，就可出现微循环的闭塞现象。24 小时在小动脉、小静脉内有明显的血栓，3 ~ 4 天形成弥散性血栓，导致组织坏死。故有人认为，在一定条件下，冻伤组织的 40% 是原发性损伤，60% 是由于循环恢复后继发的损伤，因此复温的方法对减少组织损伤有重要关系。

四、临床表现

（一）冻僵

开始时表现为头痛、头昏、四肢肌肉关节僵硬、皮肤苍白冰冷、心跳和呼吸加快、血压升高。肛温不足 33℃时，嗜睡、健忘、心跳和呼吸减慢、脉搏细弱，感觉和反应迟钝。肛温不足 26℃时，出现昏迷、心输出量减少、血压下降、心律失常、心室纤颤。肛温不足 20℃时，心脏停搏。低温还可引起血糖降低、血钾增高、胃黏膜糜烂和出血以及胰腺炎症。恢复后可形成血栓和组织缺血性坏死。

（二）冻伤

临床表现可分为反应前期、反应期和反应后期。

1. 反应前期（或前驱期）

反应前期指冻伤后至复温融化前的一个阶段，主要临床表现有受冻部位冰凉、苍白、坚硬、感觉麻木或丧失，局部处于冻结状态。损伤范围和程度往往难以判定。

2. 反应期（或炎症期）

反应期指复温融化和复温融化后的阶段。冻伤损伤范围和程度，复温后逐渐明显；临床上按冻伤的严重程度分成下列四度冻伤。

第一度冻伤：主要特点是充血和水肿。皮肤呈现紫红色，复温后出现红肿、刺痛和灼热等症状。第一度冻伤不经治疗可自行消退，皮肤外表无明显变化，可有上皮脱屑，不留明显痕迹。

第二度冻伤：主要特点是水疱形成，水疱液澄清，属浆液性，有时也可为血性。损伤达真皮层，局部疼痛较剧，红肿明显。如不合并感染，第二度冻伤也能自行恢复，水疱在 2 周后完全吸收，形成痂皮，脱落后露出粉红色柔嫩的表皮，容易损伤，需加保护，也不留瘢痕。但患肢对寒冷的敏感性增高，遇冷时有刺痛，并有多汗症。

第三度冻伤：主要特点是皮肤的全层组织发生坏死。皮肤发绀或呈紫红色，感觉消失；冻伤区周围有较剧烈的疼痛并出现水肿和水疱，水疱液呈血性。坏死的皮肤最后形成黑色干硬的痂皮，为干性坏死；痂皮脱落后露出肉芽组织，或形成溃疡。如合并感染，则形成湿性坏死，坏死区可波及肌肉等深层组织。愈合后留有瘢痕和功能障碍等后遗症。

第四度冻伤：主要特点是受累肢体的全部组织，包括肌肉和骨组织都发生坏死。皮肤呈紫蓝色或青灰色，触之有冰冷感；痛觉及触觉消失或明显迟钝。冻伤区和健康组织交界处可出现水疱，在 12 ~ 14 天内出现坏死的分界线，一般为干性坏疽。如有静脉血栓形成、周围组织水肿或继发感染，则变成湿性坏疽。

3. 反应后期（或恢复期）

反应后期指第一和第二度冻伤愈合后，以及第三和第四度冻伤坏死组织脱落后、肉芽创面形成的阶段。此期可出现：① 皮肤局部发冷，感觉减退或敏感；② 对冷敏感，寒冷季节皮肤出现苍白或青紫；③ 痛觉敏感，肢体不能持重等。这些表现是由于交感神经或周围神经损伤后功能紊乱所引起的。

（三）非冻结性冷伤

1. 冻疮

冻处暗紫红色隆起的水肿性红斑，边缘呈鲜红色，界限不清，痒感明显，受热后更剧。局部组织缺氧及细胞受损时，可有水疱或溃疡，愈合后留有色素沉着。

2. 战壕足及浸渍足

战壕足及浸渍足可分为 3 期。

（1）充血前期：肢端凉感明显，轻度肿胀，脉搏减弱或消失。

（2）充血期：局部极度肿胀，疼痛明显，受热后疼痛更剧，遇冷则自行缓解，脉搏强而有力。重者有关节僵硬，出现水疱，常继发感染。10 天左右症状最严重，而后逐渐恢复。

（3）充血后期：此期可持续至数月甚至数年，表现为病变的足、手发冷，出现肢端动脉痉挛现象，感觉过敏、多汗、复发性水肿等。

五、诊断

局部性冷伤根据寒冷接触史，未融化的局部冻结呈苍白、冰冷、坚硬而无弹性等体征即可诊断。

全身性冷伤根据明确的寒冷暴露史、机体中心温度降低（直肠温度不足 35℃）以及相应症状和体征，可作出诊断。但判断重度冻僵患者是否已真正死亡是十分困难的，临床上常见到重症低体温患者（肛温不足 20℃），虽宛如僵尸、无生命体征甚至其脑电活动可能已停止，但经抢救尚能完全恢复。目前公认的判断重度冻僵是否死亡的原则是：一般情况下判断死亡的体征在低体温时意义不大，只有当患者复暖而无心动节律及心输出，或经过适当的复苏及复温处理 1～2 小时后体温仍无回升迹象，才可确定为死亡。

六、急救与治疗

（一）抢救治疗原则

①迅速脱离寒冷环境，防止继续受冻；②抓紧时间尽早快速复温；③局部涂敷冻伤膏；④改善局部微循环；⑤抗休克、抗感染和保暖；⑥应用内服活血化瘀等类

药物；⑦ 二、三度冻伤未能分清者按三度冻伤治疗；⑧ 冻伤的手术处理，应尽量减少伤残，最大限度地保留尚有存活能力的肢体功能。

（二）复温

1. 冻僵

首先脱去湿冷衣服，注意受冻部分防冻保暖，切忌用火烤、冷敷或用雪搓擦。患者肛温在 32 ~ 33℃时，可用毛毯或被褥裹好身体，逐渐自行复温。当肛温不足 32℃时，应加用热风或用 44℃热水袋温暖全身。不需要做心肺复苏的患者，可做全身性温水浴，方法是头部外露、裸体浸泡于 40 ~ 44℃或稍低温度的水浴中，使其缓慢复温。肛温不足 12℃时，复温后肢体有红、肿、痛，神经和肌肉的功能需要数周或数月后才能恢复，理疗可缩短恢复期。对重症冻僵患者也可采取温水灌胃或灌肠、静脉注入温热的液体，以及腹膜透析复温法、呼吸道复温法、体外循环复温法，效果显著。复温时可能发生两大危险，即复温休克和心室纤颤，一旦发生立即给予抢救治疗。

2. 冻结性冷伤（冻伤）

目前治疗处于冻结状态局部冻伤的首选方法是快速融化复温：将受冻的肢体浸泡在 38 ~ 42℃的温水中，并保持其水温，温度不宜过高，否则反而有害。浸泡时间取决于冻结的深度和程度，一般主张持续到冻结组织软化，感觉恢复，皮肤和指（趾）甲床出现潮红为止；一般主张快速融化复温（不足 30 分钟），如能在 5 ~ 7 分钟内复温最好；快速融化复温过程中常出现剧烈疼痛，可给予镇痛剂处理。缓慢融化延迟复温可加重损害，影响疗效，实验报道延迟时间超过 1 小时，复温失去价值。

复温时，如足部与鞋袜仍冻结在一起，可全部浸于温水中，待融化后轻轻脱去或小心剪开；耳、颜面部可用温热毛巾湿敷或温水淋洗复温；如无足够的温水进行浸泡，可把冻肢放在腋下或腹部等身体最温暖的部位。

（三）全身治疗

1. 对症、支持疗法

对于外周无脉搏及呼吸消失者，应立即实施心肺复苏术。积极纠正低氧血症、水电解质紊乱、酸碱失衡、血液浓缩，重建血液循环、保护心肺功能、防治循环呼吸衰竭和心律失常，防治血栓形成、继发感染、脑水肿和肾衰竭。给予高热量的热饮料和流质饮食，必要时给予静脉营养和能量合剂；补充维生素 C 和维生素 B1，使用路丁、维生素 E 等。

2. 改善局部血液循环

（1）解除血管痉挛疗法：应用各种血管舒张剂、交感神经 α 受体阻断剂、交感神经切除术、局部动脉内注射普鲁卡因等方法解除局部循环障碍、增加组织灌注，其中药物阻断或交感神经切除术常用。在冻后 1 ~ 2 小时开始给予烟酸口服，每次 10 ~ 20mg/kg，每日 3 次；或罂粟碱口服，每次 30mg，每日 3 次；或妥拉唑啉口服，每次 25mg，每日 3 次。

（2）抗血流淤滞疗法：在重度冻伤时，常出现红细胞聚集、血小板凝集和血栓形成，应常规应用抗血流淤滞疗法，其中以低分子右旋糖酐的使用最为普遍，500 ~ 1000mL 静脉滴注，8 小时内滴完，每日 1 次，连续 7 ~ 14 天。

（3）抗凝及溶栓疗法：无禁忌证患者可应用肝素、尿激酶、纤维蛋白溶酶激活剂等药物。

3. 破伤风抗毒血清

常规注射破伤风抗毒血清。

4. 禁烟

患者要禁烟，以免引起微血管收缩。

5. 室温

要求在 20 ~ 25℃，室温过高可增加疼痛和提高细胞代谢率。

（四）局部处理

应保持冻伤局部清洁，根据冻伤程度不同进行处理。

1. 一、二度冻伤

用 0.1% 苯扎溴铵溶液涂抹冻伤区及其周围皮肤后，选用干软的吸收性敷料做保暖包扎；也可局部敷 741 冻伤膏（1% 呋喃西林霜剂）、2% 新霉素霜剂或 5% 磺胺嘧啶锌软膏。对于较大水疱，可用注射器抽出其中浆液，再做包扎。

2. 三、四度冻伤

按清创步骤用肥皂水轻柔擦洗冻伤部位，然后用无菌盐水冲洗干净，局部敷 1mm 厚的 741 冻伤膏，再取无菌纱布和棉垫保暖包扎，并将冻肢适当抬高。冻伤早期要特别注意创面保护，待其坏死组织分界明显后再进一步处理；如合并感染和痂下积脓需行引流，必要时可行切痂和植皮等治疗。确定其远端已完全坏死者可行截肢术。

3.冻疮

应保持局部温暖、干燥、避免受伤、火烘或热水浸泡；冻疮破溃时可先用3%硼酸溶液湿敷，渗出好转后再用10%鱼石脂软膏外敷。

4.战壕足和浸渍足

需撤离寒冷、低温、潮湿环境，脱去潮湿的衣裤和鞋袜，予以全身或局部保暖；局部保持清洁，控制感染，但不可热敷，以免组织坏死；口服温热的高热量饮料等。充血期应卧床休息，给予止痛剂，病变肢体置于被褥外，略抬高患肢，室温不宜过高；疼痛剧烈时，可做普鲁卡因封闭治疗，严重患者可做交感神经切除术，以减轻肢端动脉痉挛。

七、预防

大多数冻伤是可以预防的，可从下列两方面着手。

1.避免受冻

在寒冷环境中要做好防冻措施。注意防寒避风，措施包括使用御寒装备、防风衣物或皮肤涂抹凡士林油剂；防湿防汗；防"静"，避免肢体长时间静止不动。

2.增强对冷的适应能力

采用冷水浴，冷水洗脸、洗手或洗脚等冷水刺激方法提高机体对严寒引起体温过低和冻伤的抵抗力；进食高寒食谱，提供充足的能量。

第四节　电击伤

一定强度电流（或电能）直接接触并通过人体，或在超高压的电场下虽未直接接触电源，但由于电场或静电电荷击穿空气或其他介质而通过人体，由此引起的组织损伤及功能障碍，甚至死亡，称为电击伤（electrical injury）。电击对人体的作用包括热力造成的烧伤和电流经过人体时引起的心脏、中枢神经系统的严重功能失调。一般直流低电压可抑制心脏，不影响呼吸，交流低电压可引起室颤。高压电则影响中枢神经系统，抑制呼吸和心脏，并对局部造成烧伤或衣服燃烧致全身烧伤。临床常见的电烧伤分为电接触烧伤、电接触＋电火花伤、电弧或电火花烧伤和自然灾害所造成的闪电烧伤。

一、致伤机制

（一）触电方式

1. 单线触电

单线触电又称"一相触电"，人体接触一根电线，电流通过人体，最后从人体与地面或其他导电体接触处流出，形成一个电流回路。

2. 双线触电

双线触电又称"二相触电"，人体上的两点接触同一电路上的两根电线时，电流从一端流到另一端引起的触电。

3. 跨步电压触电

跨步电压触电是指当一根电线断裂，掉落在地上时，以此电线的落地点为圆心。在20m之内的地面上有很多同心圆，这些圆周上的电压是各不相同的，离电线落地点越近的圆周电压越高，越远则越低，这种电位差即为跨步电压。当人走进离电线落地点10m以内的地域，两脚迈开时，势必有电位差，电流从接触电压高的一脚进入，由接触电压低的一脚流出，使肌肉发生痉挛，严重时使人倒在地上，倒地后触电危险性就更大。

（二）影响电击致伤的因素

电击伤的严重程度主要由以下因素决定：电流强度及种类、频率、电压、电阻、触电时间、电流在人体内的路径、个体健康状况及心理因素等。

1. 电流

人体通过的电流量或电流强度是决定组织受损程度的主要因素。实验表明，多数人能忍受1mA电流的接触；接触5mA电流时能感觉疼痛，但对人体没有危害；如果达15mA，就足以刺激神经和肌肉，使肌肉产生强直性收缩；60mA的电流从一上肢流向另一上肢时，心脏内的电流密度足以引起心室纤颤；100mA以上的电流，通过脑部可使伤员立即失去知觉；2000mA可引起烧伤。交流电比直流电对人体的损害大，同样的电压，交流电比直流电更可能引起心室纤颤；频率为50～60Hz的交流电对人体的危害最大，而我国常用交流电源的频率即为50Hz。这种频率的交流电能引起肌肉的强力收缩，由于屈曲性抓握使得触电部位不能脱离电源，因而延长触电时间。低压交流电也可引起呼吸肌的强直性收缩，导致呼吸骤停。当频率增至 2000Hz 以上时，危险性反而减小。

2. 电压

电压高低决定了电流可否超越、克服皮肤电阻及人体通电量。在相同皮肤电阻条件下，电压越大通过人体的电流越大，对人体的危害也越大，所以高电压比低电压危险性大。一般把 1000V 以下称为低压电，它可致心室纤颤、心搏骤停。1000V 以上称为高压电，它可引起呼吸肌的强直性收缩，致呼吸暂停或停止。直流电 300V 以下很少引起死亡，而交流电在 65V 以上即有危险。

3. 电阻

人体可以看作一个由各种电阻不同的组织组成的导体。体表是一层导电能力很差的皮肤，它的最外面是表皮和绝缘的角质层，在干燥情况下 1cm² 皮肤电阻可达 10 万 Ω；足底和手掌表皮较厚，在干燥情况下 1cm² 皮肤电阻可达 200 万 Ω。皮肤的温度和清洁度影响电阻，潮湿和油腻的皮肤比干燥清洁的皮肤电阻小 1000 倍。人体其他组织电阻各不相同，这主要取决于它们的含水量和相对密度，其中体液、血液、神经、肌肉是良导体，而肌腱脂肪和骨骼是不良导体。

通过人体电流强度的决定性因素是皮肤电阻的大小。当电流刚接触皮肤时，皮肤的电阻阻碍了电流进入体内，部分电流在此处转化为热能，使该处皮肤凝固碳化电阻减少，进入人体的电流增加，并沿体内电阻最小的组织，如血液和神经行进，造成血管壁和神经组织变性和坏死，血管内形成血栓。但活体组织是作为一个容积导体而发挥作用的，一旦皮肤阻抗被克服，除骨以外的所有内在组织对电流而言是一致的。而且热的产生与阻抗直接相关，所以，尽管阻抗较高的组织电流相对较小，但仍可有相对较大的热产生。这可解释核损伤（core injury）现象：由于骨的阻抗最高，它产生的热量最大，在电流中断后，骨作为一个蓄热池，能继续对骨周组织产生热损伤。在手术探查时，常常发现深部肌肉的热损伤较浅层肌肉的热损伤大；再如阻抗高而横截面小的组织如上肢，由于热的产生集中，所造成的损害也大。

4. 电路

电路即电流通过人体的部位，可从入口伤和出口伤部位推理分析得出。人体不同部位分布着不同的组织器官，心脏和脑是机体最重要的两个器官。当电流通过一侧上肢至另一侧上肢，由于贯通胸部，其危险性比通过一侧下肢至另一侧下肢要大得多，前者可致 60% 的死亡率，后者可致 20% 的死亡率。基于同样理由，通过左侧躯干比右侧危险性大。如触电点位于颈部，电流可能通过脑部，危险性也大。

5. 接触电时间

电流造成人体损伤的程度与电流接触时间的长短有很大的关系。动物实验发现，接触电压为 10 ~ 40V 时，电流在动物体内达到最大值需 200s；接触电压为 50 ~ 80V 时，在 20 ~ 30s 内与电流接触的皮肤可发生水疱；接触电压为 200V 时，电流在体内达到最大值只需 1s 左右；接触电压为 500V 时，在 1 ~ 2s 内皮肤即可发生Ⅲ度烧伤。低压电由于肌肉收缩常使触电时间延长，而高压电常可将触电者甩开。

（三）电流对人体的伤害

电流通过组织造成的损伤，大部分是由热引起的，组织学检查显示凝固性坏死。电流经过时有磁场存在，因而可能有磁的作用，但与电和热的作用难以区别。

1. 电伤

在电流通过的局部，即电流流进点和流出点，可见到电伤，主要是由电的热效应造成。电伤程度取决于电压及接触部位，轻者仅见局部皮肤伤害，严重者损害面积大，可深达肌肉、筋骨，甚至骨质断裂。

与电伤有关的一种特殊类型烧伤是"对吻烧伤"，这种烧伤常常发生在屈肌皱褶处，当电流引起肢体屈曲，在关节屈肌表面的皮肤互相接触；加上在屈肌皱褶常常为潮湿环境，电流可越过屈肌皱褶引起两侧屈肌表面的烧伤。

电伤还包括"闪光烧伤"，通常是表浅部分的烧伤，多由衣服着火引起。

2. 电击（electrical shock）

电击是最常见的电损伤。电击对人体致命性威胁是造成心脏的心室纤颤；或损害延髓中枢造成呼吸中枢的抑制和麻痹，导致呼吸衰竭和呼吸停止。除了上述致死性的变化以外，电击使机体出现以下几个方面的损伤。

（1）皮肤损伤：因电火花高温所致。电火花温度可达 2500 ~ 3000℃，能造成极深伤害，甚至导致皮肤碳化及蒸发。皮肤创面呈规则、半圆形或蚕豆样，但其深部组织坏死范围常比原创面大。

（2）四肢损伤：电击造成肌肉痉挛甚至全身抽搐。肌肉损伤常延伸至远离所见到皮肤损害的区域；电击引起血管壁损伤和血液凝固，血管栓塞以及严重的深部组织损害（内烧伤），使肌肉发生变性坏死；肌间隙大量渗出、肿胀，筋膜内压增加，轻则出现筋膜间隙综合征、重则使肢体远端缺血坏死；由于组织损伤范围广泛，有时不得不做截肢处理。此外，从四肢损伤肌肉中大量释放肌红蛋白，可导致肌红蛋白尿性肾衰竭。

（3）骨骼系统损伤：强直性肌肉收缩或电击后患者由高处坠下可致骨折。颈、胸或腰椎骨折或韧带损伤可引起脊髓损伤。骨骼可能有坏死及死骨形成。强烈痉挛也可引起肩关节脱位或股骨颈骨折。

（4）神经系统损伤：神经系统是电击伤最常受累的组织系统，发生率达33%～100%。

脑组织可见到散在性出血点、水肿、软化，周围神经轴索断裂、皱缩等。表现为一过性意识丧失、神志模糊不清、短期记忆丧失和注意力集中困难，还可导致癫痫样发作。

周围神经损害有立即损伤和延迟损伤两种类型。立即损伤在电击后数小时内发生四肢软弱和瘫痪，下肢瘫痪较上肢常见。延迟性神经损伤在伤后几天到几年出现症状，多为上行性偏瘫、肌萎缩性侧束硬化或横向性肌炎运动性损害等三种临床类型；或发生延迟性肌肉萎缩综合征。斑片状感觉障碍也常见，但与运动障碍水平不相吻合。神经损害总体预后较差。

（5）内脏损伤：由于空气导电性差，所以电流本身不会引起肺损伤，但胸部电击伤可造成气胸、肺的钝性损伤。电击还导致肠坏死、穿孔及其他空腔脏器的坏死。实质性内脏器官的损伤少见。

（6）眼损伤：6%的电击伤患者可发生白内障，特别是电击伤发生在头面部的眼周时，可并发单侧或双侧性白内障及视神经萎缩。可很快发生白内障，但更多的是在伤后数月才出现。

（7）口损伤：由于吸吮家用电线导致口烧伤，在4岁以下儿童的电击伤中十分常见。

（8）雷击：超高压直流电对人体造成的触电事故。闪电电压很高，为100万至100亿伏，放电时的峰值电流可达20万安，被直接击中者，往往立即死亡。闪电产生的静电感应也会对人体造成伤害。

二、临床表现

（一）局部烧伤

烧伤的轻重与所接触的电压高低有关。一般低电压电流造成的烧伤，伤面小，直径一般为 0.5 ~ 2cm，呈半圆形或蚕豆状，边缘规则整齐，与健康皮肤分界清晰，伤面多干燥、焦黄或褐色，偶尔可见水疱。此种烧伤见于电流进入点与流出点，电流进入点最常见的部位是手和头颅，电流出点最常见的部位是脚后跟，少数患者有多处进入点和流出点。

高压电或闪电击中造成的烧伤面积大，伤口深，多呈干性伤面，有时可见电伤烙印或闪电纹。烧伤也可发生在机体深层组织，由电离子的强大穿透作用所致。电烧伤愈合结成的瘢痕，通常比原创面大。

（二）全身症状

1.轻型

轻型指瞬间接触低电压、小电流引起的触电。表现为精神紧张、脸色苍白、表情呆滞、呼吸和心跳加快。一些敏感的人会发生休克，倒在地上，对周围暂时失去反应。这种休克并非电流所致，多能很快恢复。体格检查一般无阳性发现。若进行较长时间的连续听诊，常能听到期前收缩。

2.重型

重型即伤员触电后，呼吸、心跳均有明显改变。呼吸初时增快变浅，如不能及时脱离电源，很快转入呼吸不规则甚至停止。触电后肌肉强烈痉挛而致窒息。伤员感到恐惧、心慌，继而可发生肌肉抽动、昏迷、血压迅速下降。听诊发现心跳加快，闻及早搏；心律失常可很快转为心室纤颤甚至死亡。

（三）并发症

1.急性肾功能不全

急性肾功能不全是电击烧伤后常见的并发症。发生的原因有：① 电流直接通过肾脏或使肾血管受损；② 受损害组织释放出大量毒性物质或肌红蛋白等，使肾脏受损；③ 严重休克造成肾缺血损伤。

2. 继发性出血

继发性出血是电烧伤后最常见的并发症之一，出血多发生在伤后 1 ～ 3 周。

3. 气性坏疽和破伤风

电烧伤易并发气性坏疽和破伤风。

4. 白内障

在眼睛周围、颅骨和脑部的电烧伤，常并发白内障和视神经萎缩。目前尚无特殊治疗方法，小的白内障在 2 ～ 3 年后可以吸收，但大部分难以恢复。

5. 神经系统

神经系统并发症有意识丧失、记忆力衰退和注意力不集中，外周神经损伤，延迟的脊髓综合征，继发性癫痫；后期可能会出现长期的精神后遗症。

受损的外周神经多是电流接触部位和电流通过的神经，如肘部和踝部附近的神经；可导致受损神经出现暂时性或永久性的麻痹。有些神经损伤在伤后数天甚至 1 年以上才出现神经麻痹或缺损的情况；迟发性神经损伤的发生机制尚不清楚，可能与局部缺血有关。

6. 脑脓肿和脑脊液漏

颅骨全层烧伤和坏死者，因未去除坏死颅骨或经颅骨钻孔后继发感染引起脑脓肿。早期处理坏死颅骨或用皮瓣等覆盖，是预防脑脓肿的有效措施。高压电直接损害蛛网膜下隙可导致脑脊液漏，并且容易继发脑膜炎。

7. 肝脏的损害

电流通过肝脏常并发肝细胞坏死，使血清氨基转移酶显著升高，在 24 小时内即可达高峰。

8. 胃肠道穿孔

当电流从腹壁或背部进入腹腔时，可引起小肠或结肠穿孔；应密切观察腹部电烧伤的患者病情变化。

9. 其他

最常见肺炎、败血症、多器官功能衰竭等并发症。

三、辅助检查

依据电击伤的程度进行适当的辅助检查。

1. 血常规、尿常规

2. 血生化

测定肝肾功能和电解质。

3. 血、尿淀粉酶

4. 检查凝血功能、血型和血型交叉配血试验

5. 动脉血气分析

6. 检查肌红蛋白尿、肌酸激酶及同工酶

可评估心肌损伤程度和截肢的危险性，但在电击伤情况下，以肌酸激酶水平诊断心肌梗死应慎重。

7. 心电图检查和心电监护

早期心电图检查可见到窦性心动过速、心动过缓等心律失常，这些变化大都为暂时性的，但新发生的束支传导阻滞可持续较长时间。还可见到心肌缺血及急性心肌梗死心电图变化。

8. X 线平片和（或）CT

以明确有无骨骼、关节、脊柱损伤和颅内损伤。

9. 焦磷酸锝扫描（ECT）

有助于确定肌肉坏死范围。

四、诊断和鉴别诊断

根据病史和现场环境电击伤的诊断没有困难。但应迅速询问病史，了解电源电流、电压、电流进口、接触时间、曾否发生电弧或电火花等情况，患者是否有高处坠落、短暂昏迷、失语、抽搐，以及现场急救措施和方法等；全面检查患者的神志、呼吸、血压、脉搏等生命体征，特别注意是否合并颅脑损伤、脊柱脊髓损伤，以便对病情进行准确评估。

五、电击伤急救

（一）脱离电源

急救的第一步是关闭电源开关或拉开电闸，或用绝缘的钳子钳断电线，或用干燥木器、橡胶制品或塑料制品将电线或电器与患者分开使患者脱离电源。挑开的电线应放置妥当，附近不准进入以免再致触电。救助者在救治时要注意自身安全，切勿以手

直接推拉，或通过非绝缘物品如金属器具、碳素纤维制品等接触患者或电源。

（二）现场心肺复苏

当触电人脱离电源后，如呼吸不规则或已停止，脉搏摸不到或心音听不到，应立即进行心肺脑复苏。参见"心肺脑复苏"一章。

（三）入院后处理

1. 输液治疗

（1）建立静脉通道：首先为电击伤的患者建立一条以上大孔径的静脉输液通道。

（2）输液量：因为在正常皮肤下有大量组织损伤，输液量不能按体表烧伤面积计算，应依照挤压伤而不是按热烧伤的原则进行补液治疗。对于低血压的患者，先一次性给予等张液体 1020mL/kg；此后输液的量和速率可根据尿量或血流动力学调整。心肌损害或心电图异常的患者应适当控制输入量。

（3）液体类型：对肌红蛋白尿患者建议补液用生理盐水，并在每升盐水中加 5% 碳酸氢钠溶液 20mL，促进尿中肌红蛋白的排出。尿量应维持在 1.0 ~ 1.5mL/（kg·h），直到所有的肌红蛋白从尿中清除。还可应用甘露醇或呋塞米利尿，促进肌红蛋白的排出。

2. 烧伤处理

皮肤烧伤处应用抗菌敷料覆盖，如醋酸高磺胺（mafenide acetate）、磺胺嘧啶银（silvadene）。前者有较好的焦痂穿透力，而后者对面积较大的烧伤效果更好。

3. 预防感染

彻底清创、及早清除坏死组织、局部用碘伏纱布或凡士林纱布覆盖创面是防止感染最有效的措施，必要时预防性使用抗生素。电击伤患者容易并发气性坏疽和破伤风；及早彻底清除坏死组织是预防气性坏疽和破伤风的最有效措施；如怀疑已发生气性坏疽，应将创面开放、彻底清除坏死组织，并用过氧化氢水彻底冲洗创面；有条件可进行高压氧治疗；在清创的基础上给予破伤风抗血清可有效防止破伤风的发生。合并脑脊液漏在积极修复漏口的基础上选用有效抗生素局部或全身使用。

4. 焦痂及深筋膜切开术

近年来倾向于对受损肢体进行早期和积极的外科处理，包括早期减压性焦痂切除术、深筋膜切开减压术、腕管松解术，以减低肌间隙压力，改善循环，挽救部分已受压但尚未坏死的肌肉和神经。手术要达到充分的深度和广度，使肌肉可以膨出，否则达不到目的。肢体应固定在功能位，以减少水肿和挛缩形成。

在住院期间应密切观察肢体的血运状态和神经功能。

5. 创面处理

电击伤皮肤的创面可很小，但皮下深层组织的损害却很广泛，其特点是损伤的肌肉与正常肌肉分界不清、深浅层次不明，常有深层肌肉的缺血坏死。

处理的原则是积极清除坏死组织。循环稳定后（24 ~ 48h 内）就应做探查术。初次探查清创主要是探查深部的骨周组织并切除肯定已坏死的组织；尽可能保留肌腱、神经及血管，并以生物敷料如戊二醛猪皮及同种异体皮覆盖；探查清创伤口先不缝合。初次探查后 24 ~ 48h 可重新打开敷料再次切除无活力的组织，并根据情况决定是继续清创还是截肢（35% ~ 60% 患者最终需截肢）；严重的创面可能需行皮片移植术。

6. 闪电击伤的处理

闪电击中人体后，常使心脏停搏和呼吸停止，心搏节律可随之恢复正常，但呼吸停止可持续很长时间，必须持续进行人工呼吸。闪电引起的强烈肌肉收缩如造成了骨折，应做相应处理。如造成神经系统和血管损伤应及时处理。

7. 防治并发症

急性肾功能不全和继发出血是电击伤的常见并发症。

如果肾功能障碍是由于肢体广泛肌肉坏死引起的，要及早行截肢治疗。

预防治疗继发出血的关键是在初期清创过程中，应对损坏的血管进行可靠结扎；清创后，还应在伤员床旁或患肢的近心侧放置止血带备用，一旦发现出血，立即应用止血带或用手直接压迫止血。必要时采用局部贯穿结扎方法出血，即在出血近侧切开皮肤寻找出血动脉予以结扎；对深部创面或截肢残端，可做预防性的近心段的血管结扎。

8. 其他

严重受伤的患者应放置鼻胃管，应用质子泵抑制剂、H2 受体阻滞剂或硫糖铝等预防应激性溃疡。

肩部以上的电击伤应做眼科检查。

第五章 临床护理教育制度与职责

第一节 护理人员继续教育制度

为不断提高护士的知识和技能水平,适应快速发展的医学需要,提高综合服务能力,满足人民群众日益提高的健康服务需求,护理人员需按照有关制度要求参加继续教育。

第一,护理继续教育的对象是在护理岗位的注册护士。

第二,护理继续教育是护士继毕业后规范化专业培训之后,以学习新理论、新知识、新技术、新方法为主的一种终身护理学教育,既是护理人员应享有的权利,也是应尽的义务。

第三,护理人员参加继续教育取得的学分是年度考核、职称晋升、聘任和执业再注册的重要依据。

第四,护理部负责护理人员的继续教育管理。护理部结合护士工作年限和所在科室专业特点,与各科室共同制订护理人员的学习、培训和进修计划,并按照业务培训计划,定期进行考试考核,并将成绩记入个人技术档案。

第五,各级护理管理人员和业务骨干应积极申报开展继续教育项目,护理部负责项目的初审、申报。护理人员的继续教育应兼顾专业知识、思想道德和人文素质教育。

第六,新入院护士岗前培训合格后方可上岗。对低年资护士着重进行各项规章制度的落实及巩固专业思想的教育,业务培训以"基本理论、基础知识、基本技能"为重点。高年资护士着重加强专科理论技术和新技术新项目的钻研学习。

第七,继续教育工作列入科室工作目标和主要负责人考核目标,作为科室和个人年终考核和绩效考核的内容之一。

一、学分分类

继续医学教育学分分为Ⅰ类学分和Ⅱ类学分两类。

（一）Ⅰ类学分授予范围

（1）全国继续医学教育委员会、中医药继续教育委员会审批认可的或国家级继续医学教育基地举办的国家级继续医学教育项目。

（2）省继续医学教育委员会审批认可的或省级继续医学教育基地举办的省级继续医学教育项目。

（3）各医疗、科研、教学单位和学术团体报经全国或省继续医学教育委员会批准举办的继续医学教育专项备案项目。

（4）在省级以上刊物发表论文和综述。

（5）市（厅）级以上科研项目立项、奖励。

（二）Ⅱ类学分授予范围

（1）市继续医学教育委员会审批认可的市级继续医学教育项目。

（2）自学、外出进修等。

（3）出版专业著作、译著，在市级以下刊物发表论文等。

（4）其他形式的继续教育活动。

二、学分规定

第一，继续医学教育对象每年都必须参加继续医学教育，其任职期内平均每年取得的继续医学教育学分不得少于25学分，当年所获学分不得少于20学分。

第二，不同医疗卫生机构中的继续医学教育对象任期内平均每年应取得的Ⅰ类学分规定如下：三级医院、一等防保机构、省级医疗卫生单位不低于10学分；市级医疗卫生机构人员不低于7学分；县级医疗卫生机构人员不低于5学分。对乡镇级医疗卫生机构人员的Ⅰ类学分暂不做规定。

第三，继续医学教育对象取得Ⅰ类学分可替代Ⅱ类学分，但Ⅱ类学分不能替代Ⅰ类学分。

第四，经单位批准，参加在职学历（学位）教育的，在规定学制年限内，年度学习成绩合格者，视为完成当年的 25 学分。

第五，经单位批准，凡到外单位进修（含出国进修）满 6 个月及以上，经考核合格者，视为完成每年规定的 25 学分。

三、学分授予标准

（一）Ⅰ类学分

（1）参加国家级继续医学教育项目活动，学员经考核合格，3 小时授予 1 学分；讲课人每小时授予 2 学分。

（2）参加省级继续医学教育项目活动，学员经考核合格，6 小时授予 1 学分，讲课人每 2 小时授予 1 学分。

国家级、省级继续医学教育项目由主办单位按规定授予学分，并颁发由省继续医学教育委员会验印的国家级、省级继续医学教育项目学分证书。每个项目所授学分数，最多不超过 25 学分。

（3）在省级以上刊物发表论文或综述，按以下标准计算学分。

在国外刊物发表论文或综述，第一作者、第二作者、第三作者分别记 10、9、8 学分；在具有国际标准刊号（ISSN）和国内统一刊号（CN）的刊物发表论文或综述，分别记 6、5、4 学分；在省级刊物发表论文或综述，分别记 5、4、3 学分。

（4）市（厅）级及以上科研项目在立项当年按以下标准授予学分：

第一承担者至第五承担者（余类推）

国家级课题分别授予 15、13、11、9、7 学分

省（部）级课题分别授予 10、8、7、6、5 学分

市（厅）级课题分别授予 8、6、5、4、3 学分

（5）获得市（厅）及以上科技成果奖的，当年按以下标准授予学分：

国家级奖：一至三等奖前五位均授予 25 学分，第六位及以后授予 20 学分

省（部）级奖：按获奖者排序授予以下学分

第一至第五位（余类推）

一等奖分别授予 20、19、18、17、16 学分

二等奖分别授予 15、14、13、12、11 学分

三等奖分别授予 10、8、7、6、5 学分

市（厅）奖：按获奖者排序授予以下学分

第一至第五位（余类推）

一等奖分别授予 10、8、7、6、5 学分

二等奖分别授予 9、7、6、5、4 学分

三等奖分别授予 6、4、3、2、1 学分

科技成果奖的计分按最高奖项计，不重复计分。

上述 3～5 项经省、市继续医学教育委员会审核有关原始资料后授予相应学分，并出具学分证明。

（二）Ⅱ类学分

（1）参加市级继续医学教育项目，学员经考核合格，每 6 小时授予 1 学分，讲课人每小时授予 1 学分。每个项目最多不超过 25 学分。

（2）自学是继续医学教育的一种重要形式：凡自学与本学科专业有关的知识，并写出综述，经单位评审后每 2000 字可授予 1 学分，但每年最多不超过 5 学分。

（3）学习由全国或省继续医学教育委员会制定或指定的有关"四新"的自学资料、杂志、音像教材等，经本单位考核合格后，可按委员会规定的学分标准授予学分。

（4）到外单位（含国外）进修 6 个月以上者，经考核合格，由接收进修单位或派出单位每 1 个月授予 3 学分。

（5）在市级及内部刊物发表论文和综述，按以下标准计算学分：

第一作者至第三作者（余类推）

市级刊物分别授予 4、3、2 学分

内部刊物分别授予 3、2、1 学分

（6）正式出版专业著作、教材，于出版当年按每编写 10000 字授予 1 学分；译著按每 1500 汉字授予 1 学分。该类学分最多不超过 25 学分。

（7）撰写出国考察报告、国内专题调研报告，每 3000 字授予 1 学分，最多不超过 10 学分。

（8）由单位组织的学术报告、专题讲座、技术操作示教、手术示范、新技术推广等，每次主讲人可授予 2 学分、参加者授予 0.5 学分。参加者每年获得的该类学分，最多不超过 10 学分。

（9）参加临床病理讨论会、多科室组织的案例讨论会、大查房，每次主讲人可授予1学分、参加者授予0.2学分。参加者每年获得的该类学分，最多不超过10学分。

上述Ⅱ类学分除市级继续医学教育项目由市继续医学教育委员会颁发学分证书外，其余均由本单位继续医学教育主管部门负责审查并授予学分。

第二节　各类护理人员培训管理制度

一、新毕业护士在第一年内的培训

1. 培训目标

重点培训"三基"（基础理论、基本知识、基本技能）与临床实践相结合。工作中要求了解各种工作职责与程序，熟练掌握基础护理操作技术，了解专科护理理论与技能。

2. 培训类型

（1）全院性岗前培训。

（2）护理部岗前及入院后培训。

（3）部门岗前及临床实践培训。

3. 具体要求

（1）全院性岗前培训。

按照医院统一安排执行。

（2）护理部岗前培训。

① 新护士进院前，必须接受护理部组织的岗前培训。

内容包括：CPR的理论和操作，MOCK CODE的理论和操作，护理工作相关法律法规，护理核心制度，护理程序，患者健康教育技能，疼痛管理，优质服务，护士行为规范，规范化的护理文书书写，基础专业知识考核，药理知识考核。

② 制订转科培训计划，并付诸实施。

③ 新入院护士在三个月内完成护理部技能操作考核；第三个月和第十二月进行两次床边综合能力考核，并将成绩记入个人培训档案中。

④ 参加护理部及所在科室组织的各项业务学习。

⑤ 新毕业的护士应不断加强自身素质修养（包括思想素质、业务素质和身体素质）。

工作时，要仪表端庄、态度和蔼、工作认真、遵守劳动纪律、服从领导指挥、尊敬教学老师、勤奋好学、搞好团结。

⑥ 年终时，由个人写好总结，所在科室给予考核并签署意见，经各科及护理部批准后方可转正。

第三，部门岗前及临床实践培训。

① 各科室由护士长做好环境、规章制度与各类工作职责的介绍。

② 护士长结合每个护士制订具体培训和考核计划，内容包括：专科疾病护理常规，基础护理操作技术，常见专科护理操作技术，常见并发症及护理，常用药物药理知识及禁忌证，危重症征象识别及应急处理，应急预案演练。

③ 护士长经常组织召开新护士座谈会，了解其工作情况有何困难，并对其工作进行评议，以求不断克服缺点，尽快成长。

二、工作 2～5 年护士的培训

1. 培训目标

（1）具有熟练的基础护理技能。

（2）熟悉各专科护理理论、护理要求及护理技术。

（3）掌握各专科治疗仪器（如心电图机、除颤器、起搏器、人工呼吸机、腹膜透析装置、监护仪、输液泵等）的操作方法。

（4）掌握各专科疾病的病情观察要点。

（5）掌握各专科疾病的主要治疗药品的给药方法、常用剂量及毒性反应。

（6）巩固和提高英语水平，要求掌握医学术语、各专科用药的英语名称及简单的专业英语会话。

2. 培训方法

（1）安排工作计划：以临床护理为主，熟悉各岗位工作职责与程序。

（2）实习基础护理操作：如晨晚间护理、口腔护理、表格书写等操作。

（3）实习专科护理技术操作项目。

① 护士长有计划地安排护士实习机会，并在操作前组织讲座与示范。

② 护士每次操作后要登记考核表，由护士长或教学老师检查完成情况，并签名。

（4）理论考核：每年按护理部的部署，组织基础护理操作考试、专科理论知识与技能考试等。护理部将各项成绩分别记入各护士的个人档案内。

科室考核：每月一次，由护士长根据科室理论学习内容出题，护士以笔答的方式回答，护士长将考试成绩记入科室护理人员档案内。

（5）记录工作表现与患者满意度情况。

① 对政治素质诸如服务态度、仪表、组织纪律、团结互助精神、出勤情况、患者满意度等都记录于考核表内。

② 调离本科时，除将在科内的各项考核登记转至下一科外，还要做出自我鉴定。

三、护师的培训

1. 培训目标

具有综合护理能力和专科护理技能（如监护、康复等），属于定向培养。可结合工作需要与个人特长，使之发挥教学、科研或管理才干，达到主管护师的任职水平。

（1）具有较坚实的基础医学理论和专科理论知识及熟练的护理技能。

（2）熟悉对重危患者的观察方法，并掌握急救技能。

（3）掌握本专业新知识、新技术，能运用护理理论、技术和护理程序，对患者进行身心整体护理。

（4）具有一定的护理管理、预防保健及教学的能力。

2. 培养方法

（1）所在科室多安排参加危重患者抢救的配合工作，做好抢救记录，并不断总结抢救经验。

（2）担任护理学生及进修护士的带教工作。

（3）参加护理科研课题设计及完成工作。

四、主管护师的培训

1. 培训目标

（1）具有坚实的基础医学理论并精通专科护理理论及技术，能解决本科护理业务上的疑难问题，指导危重、疑难患者护理计划的制订与实施，不断更新知识，能在管理、教学、科研中发挥作用（如担任护士长以上行政领导工作、护理学术组成员、科研课题的负责人等）。

（2）具有课堂教学、编写教材及临床带教能力，能组织本科各病房护理会诊、护理查房及参加全院性护理会诊。

（3）能写出一定水平的论文。

（4）逐步达到副主任护师的任职条件。

2.培养方法

（1）护理部组织系统讲课，聘请院内外专家讲授新业务、新技术及各科新进展；并有计划地安排讲授各科常见病预防、治疗、康复、护理等知识。

（2）每年写出 1 ~ 2 篇护理经验总结性文章，凡有文章在杂志上发表者，年终予以奖励。

（3）每月结合院内及科内的学习内容进行考试，并将成绩记入个人技术档案。

五、副主任护师及主任护师的培训

1.培养目标

（1）在护理部领导下，能够负责指导全科护理、科研、教学工作。

（2）指导本科疑难患者护理计划的制订，组织指导疑难病例的护理会诊及危重患者的抢救和本科护理学术讲座。

（3）组织并指导主管护师的查房并担任主讲，以不断提高护理人员的业务水平。

（4）了解国内外本科护理的发展动态，努力引进先进的技术用于临床实践，从而发展护理学科。

（5）制订教学计划，编写教材，胜任本科生及大专生的讲课与临床带教工作。

（6）组织制订本科护理科研计划和监督实施并写出较高水平的科研论文或译文。

（7）向护理部主任提出对全院护理工作的领导、护理队伍建设、业务技术和组织管理等各方面的意见。

2.培养方法

（1）安排病房护理查房，并指导主管护师组织的查房，以不断提高护理水平。

（2）组织主管护师的业务学习，制订教学计划、编写教材，并负责讲授。

（3）负责组织本科护理学术讲座和护理病案讨论。

（4）负责或参与本科生、大专生的护理教材编写、课堂讲授及临床带教工作。

（5）协助护理部做好主管护师与护师的晋职、晋级业务考核工作。

（6）参与市内医院护理论文评审，以及新业务、新技术的成果鉴定工作。

（7）参加护理部安排的院外学习。

第三节　护理人才管理制度

护理人员是医院人员的重要组成部分，一般占医院职工总数的 1/3 以上、占医院卫生技术人员的 1/2。一个医院护理质量的高低，很大程度上取决于护理人员的素质。因此，做好人才管理，对提高护理工作效率和工作质量起着极为重要的作用。

护理人才管理，是为了实现护理总体目标，以行政为主的手段，运用科学的理论和方法，对护理人才进行有效的管理活动，实质上是创立并维护一个医院良好的内部环境，使在这个环境中工作的护士群体中的每个成员，都能够有效地发挥群体协作功能，以最佳的身心状态去为人民服务，以达到管理群体的共同目标。

人才学是研究人才、揭示人才成长和发展规律的科学。它借助哲学、经济学、社会学、心理学、创造学、伦理学、生理学、逻辑学、教育学、行为科学等知识，研究人才发现、培养、发展、使用和管理的问题，是一门社会科学与自然科学综合交叉的学科。人才管理方面包括社会的人才结构、人才选择方法与制度、人才使用制度和具体方法、人才考核制度与方法、人才流动制度和人才终生培养开发等方面的内容。

人才的才能结构和体系结构：人才的才能结构包括人才构成因素的分类、人才的结构方式、人才的才能性质及人才结构因素的内在矛盾运动规律等问题。人才的总体结构可分为宏观人才学和微观人才学，前者研究人才成长的社会因素，后者研究人才成长的内在因素。也有人从理论和应用角度来研究人才学体系结构。

人才环境优化及流动问题：人才环境优化包括人才环境的构成因素、各因素之间的结构关系及它们涉及的人才政策、人才制度等。人才流动是社会发展中常见的现象，是社会发展、科学技术生产发展的需要，要做到人尽其才、才尽其用，拥有爱才之心，懂得用才之道。

一、临床护士人才管理

1. 对护士长的人选进行全面的考察

护士长的选任不但要考察其思想品德和业务能力，更要考察管理能力和领导工作魄力。业务能力强的人不一定是最理想的人选。选用人才是为了选择与岗位要求相适应的人，是为了办事，只有能将事情办好的人才是最理想的人选。护理部主任、护士长的选任都应根据这样的原则，选择能使群体效能得到正常发挥和提高的人才。

2. 注意护理人才管理原则

用才之道，因人而异，量才所用。护理管理者要了解每一位护士，加强与护士的沟通，要发现每个护士的不同特点，对他们进行深入全面的了解。注意护士在年龄、资历、气质、学习积极性、学历等方面的情况，因人而异，量才所用。

3. 提高护士的动口、动手及动笔能力

急需让护士参加学术交流会和培训班得到锻炼和提高。现在，形势逼人，不更新知识就会被淘汰，只凭过去的经验来管理难以胜任。当今的护理管理工作，尤其是医学技术飞速发展的今天，要求广大护理人才不仅要具有娴熟的护理操作技术，还要善于总结经验，把实践上升为理论，写出高水平的护理论文来，使护理这门学科更具独立性、科学性、系统性。

4. 护士群体的动态调节

护理人员在科室因共同的目的结合在一起形成一个整体，作为一名护理管理者应全面考虑，不能在少数护士思想情绪不稳定时出现无序或混乱的局面。

二、人才管理要点

1. 要知人善任

人才的合理使用是人才管理的重要内容。人的主动性、积极性、创造性发挥不出来，任何管理系统都不可能收到预期的成效。护理管理者，首先要善于发现人才，重视人才。可运用代表比较法、评分法等对护理人员专业知识、学识和智能以及运用这些知识的能力进行考察和判定。同时对本专业之外有关学识及个人素质也要进行了解和掌握。如某院实施护士长竞聘上岗时，先采用评分法对候选人进行考评，然后通过业务考试、演讲答辩、民主测评几个途径进行综合考评。一旦选用，给予充分信任，放手重用，充分发挥其能力。实践证明，这部分竞聘上岗的护士长均表现突出，在各自的岗位上发挥着积极的作用。

2. 重视人才的培养

重视人才的培养包括对人才的培养和教育，使之能适应变化的形势，特别是注重业务骨干的培养和提高。由于医院目前护士基础学历较低，专科学历占大多数，继续教育就显得更为重要。因此，护理部对新护士、护师、主管护师、副主任护师等按不同要求，制定了培养目标及计划。除院内培训外，根据人才的特点，选送骨干护士分别到上级医院等相关医院进修学习；组织护理人员参加全国性护理新技术、新业务学习班和学术会议。通过学习先进经验，了解本学科的进展情况，开阔眼界，提高自身素质，同时也促进医院护理新技术、新业务的开展，使专科护理水平和护理质量明显提高，对医院护理质量的提高起决定性的作用。

三、运用能级原理挖掘潜力，做到人尽其用

护理部根据平时工作中的考察，结合学历、科研论文的发表等情况进行评比，把一些学历高、具有一定科研能力，工作突出的护士选拔为"护理学术、技术带头人"，以点带面，带动医院护理学术、技术、教学、科研的发展。为调动他们的积极性和竞争意识，对这些人员给予浮动半级工资，并且每年给予一次外出学习的机会。根据工作表现、科研的开展以及论文的发表等情况，对他们制定了相应的考核方案和考核办法，实行动态管理，三年进行一次考核，优胜劣汰。同时根据期望值理论，在培养人才进程中，还设置一些目标，但这些目标必须是通过努力预期能达到的，这样才会使他们有信心，从而激发内在的工作、学习动力，发挥他们的主观能动性，当他们做出成绩时，及时予以物质与精神奖励。

四、定期考核测评

每年对全院护士进行年终考核、测评，考核内容包括"三基"成绩、护理质量、出勤率、夜班数、论文发表情况、新技术新业务开展情况、科研的立项及获奖情况，通过测评了解每个护理人员的专业水平、学识技能及道德修养等，将考核结果纳入技术档案，作为培养使用的依据。

第四节　护理教育组织与岗位职责

一、护理部主任岗位职责

第一，在院长的领导下，负责领导全院的护理工作，组织制定全院各科室护理人员配置方案，批准后组织实施与协调，适时调整；是医院护理质量与安全管理和持续改进第一责任人，应对院长负责。

第二，根据医院的计划，负责制订全院的护理工作计划及目标，批准后组织实施。

定期考核，按期总结汇报。

第三，深入科室了解掌握护理人员的思想工作情况，教育护理人员改进工作作风，加强医德医风建设，改善服务态度。督促检查护理制度、常规的执行和完成护理任务的情况，检查护理质量，严防差错事故的发生。

第四，组织护理人员"三基三严"培训、学习业务技术，定期进行技术考核，开展护理科研工作和技术革新，不断提高护理技术水平。

第五，指导各科护士长搞好病房和门诊的科学管理、消毒隔离和物资保管工作。

第六，组织检查护理学生、进修生的实习工作，指导各级护理人员严格要求学生，做好传、帮、带。

第七，确定全院护理人员的工作时间和分配原则，根据具体情况对全院护士做院内或临时调配。

第八，审查各科室提出的有关护理用具使用情况的意见，并与有关部门联系协同解决问题。

第九，主持和召开全院护士长会议，分析全院护理工作情况，并定期组织全院护士长到科室交叉检查，互相学习，不断提高护理质量。

第十，提出对护理人员的奖惩、晋升、晋级、任免及调动的意见。

第十一，教育全院各级护理人员热爱护理专业，培养良好的作风，关心他们的思想、工作、学习和生活，充分调动护理人员的积极性。

第十二，作为医院质量管理组织主要成员，承担相关工作。

第十三，护理部副主任协助主任负责相应的工作，主任外出期间代理主任主持日常护理工作。

二、护理部副主任岗位职责（分管护理质量管理）

第一，在护理部主任的领导下，负责全院的护理质量管理工作。

第二，负责对医院护理质量进行分析评价，加强质量关键环节控制，持续改进护理质量。

第三，负责拟定、修改和完善护理规章制度、护理常规、技术操作规程、岗位职责、护理工作质量标准，建立、健全维护患者应有权利的告知文本及护理应急预案，并负责检查、督促落实。

第四，定期、不定期开展多种形式的护理质量管理活动，将护理质量控制的信息传达到科室、传递至各级、各类护士。

第五，经常检查护理各项规章制度和护理技术操作常规的执行情况，强化护理安全教育与防范，对护理缺陷、事故进行认真调查、分析、处理，不断改进工作。

第六，运用现代管理理论，进行护理质量全程控制，抓环节质量管理、缺陷管理，减少差错、杜绝事故、确保患者安全。

第七，协助主任定期召开全院科护士长会议，分析讲评护理质量，制定持续改进措施；并通过护士长关心、爱护各级护理人员，充分调动护理人员的积极性。

第八，关注国内外护理专业发展动态，注意信息分析与利用。

三、护理部副主任岗位职责（分管护理教育与护理科研管理）

第一，在护理部主任的领导下，负责护理教育和护理科研工作。

第二，根据医院计划和护理工作的实际，制订全院护理教育工作计划，并组织实施。经常督促检查，按期总结汇报。

第三，制订各级护理人员的岗前培训、继续教育及梯队建设计划，抓好基础理论、专科理论及各项护理技能培训及考核。

第四，组织全院护理人员业务学习、业务查房和专业培训，定期进行业务技术考核并建立技术档案。

第五，做好来院进修护士的管理工作，制订护士派出进修计划，并做好审批工作，向人事科提出护士晋升、考核意见。

第六，根据教学目标，负责组织领导护理临床教学及进修培训工作。负责完成护理专业学生及进修人员的临床教学任务，修订与完成实习计划，组织落实护生计划。

第七，负责制订在职护士培训计划及落实措施，组织全院护理人员的业务技术训练，定期进行业务技术考核，有计划地培养不同层次的护理人才。

第八，负责全院护理教育和护理科研计划的制订和实施，收集国内外护理专业发展动态，及时引进、推广护理新业务、新技术，促进护理专业发展。

第九，教育护理人员热爱专业，了解并掌握全院护理人员思想、工作、学习动态，协同有关部门抓好政治思想工作和职业道德教育，不断提高护理服务水平。

四、护理部干事岗位职责

第一，在护理部主任领导下，分工负责临床护理、护理教学和护理科研工作。

第二，负责制订工作计划，进行工作总结、承办日常事务。

第三，做好经常性的管理工作，制订并落实护理质量标准，深入临床一线，督导病区管理和各项护理工作质量，定期分析、讲评护理质量。广泛征求患者意见，发现问题及时解决，提高患者满意度。

第四，经常检查护理各项规章制度和护理技术操作常规的执行情况，强化护理安全教育与防范，对护理缺陷、事故进行认真调查、分析、处理，不断改进工作。

第五，承办全院护理学术活动，组织全院护理人员技术培训与考核，具体落实进修、实习护士的教学计划。

第六，发挥助手和参谋作用，做好协调管理工作，积极完成临时性、突发性任务。了解护理学科发展动态，向主任提供信息资料和管理建议。

第七，负责护理人员技术档案资料的收集、整理和各种登记、统计工作。

第八，负责护理部有关文件的打印、复印、分发等工作，协助护理部主任完成一些文字书写工作。

第九，负责接待护理服务投诉，做好记录，及时汇报。

第五节　护士管理制度

一、护理部工作制度

第一，护理部有健全的领导体制，实行三级管理，对科护士长、护士长进行垂直领导。

第二，护理部负责全院护理人员的聘任、调配、奖惩等有关事宜。

第三，护理部定期讨论在贯彻医院护理质量方针和落实质量目标、质量指标过程中存在的问题，提出改进意见与措施，并有反馈记录文件。

第四，护理部有年计划、季度计划、月工作重点，并认真组织落实，年终有总结。

第五，建立健全各项护理管理制度、疾病护理常规及各级护理人员岗位责任制度。

第六，健全科护士长、护士长的考核标准，护理部每月汇总科护士长、护士长月报表，发现问题及时解决。

第七，全面实施以患者为中心的护理服务。

第八，护理质量控制工作。

①由主管临床的护理部副主任负责，年有工作计划，月有检查重点、工作记录，并有改进措施及奖惩制度。

②护理部深入科室查房，协助临床一线解决实际问题。

③每季度进行住院患者、出院患者、门诊患者满意度调查。

④坚持夜班督导查岗制，不定期检查，每周检查不少于2次，并有记录。

⑤建立护理不良事件报告体系，以促进护理质量、安全管理体系的持续改进。

第九，定期、不定期组织开展多种形式的护理质量管理活动，将护理质量控制的信息传达到科室，传递至各级、各类护士。

第十，定期、不定期组织召开相关工作会议，如护理部例会、夜班督导交班会、护士长例会、全院护士大会等。

第十一，护理教育与科研工作。

①有各类人员（护理学生、进修生、在职护士等）的教学计划，有考核，有总结；各病房设临床教学老师。

②组织全院业务学习、护理查房与会诊、护士技能培训、新护士岗前培训等活动。

第十二，定期对护理人员岗位技术能力进行评价。

二、护理会议制度

第一，每年召开两次全体护士大会，进行半年或全年工作总结，部署下半年或下一年度工作计划。

第二，每两周召开一次科护士长会议，部署工作重点，讨论护理工作中存在的问题及解决办法、改进措施。

第三，每月召开一次护士长会议，由护理部主任（副主任）总结本月护理工作，公布质量检查情况，交流先进经验，指出存在的问题，研究改进措施，布置新的工作任务，学习管理知识及护理发展新动态等内容。

第四，各护理单位每天上午召开晨会，由护士长主持，进行护理交接班，护士长传达会议精神和安排护理工作计划、进行护理教学提问等。

三、午夜、假日护理质量管理督导制度

第一，执行护士长夜查房制度。

第二，由护理部主任、副主任和科护士长组成督导组，对各科室进行不定期抽查。

第三，加强中午班、大小夜班及节假日的督导力度，保证护理安全。

第四，重点科室（如急诊科、手术室、ICU 等高风险科室）要重点检查。

第五，根据科室特点检查：检查人员在岗情况，抢救药品、物品、器材的配备，抢救程序及措施落实，基础护理及服务质量的到位情况等。

第六，督导过程中发现的问题要及时反馈，并以质量改进建议书的形式反馈到本科护士长，限期改正，达到持续改进的目的。

四、护理人员奖惩制度

（一）奖励制度

（1）助人为乐，在社会上受到好评，为医院赢得荣誉。

（2）见义勇为，为保护医院财产、病区安全及患者安全做出贡献。

（3）服务态度好，经常受到患者、家属、周围同志及领导好评。

（4）及时发现问题，有效地杜绝差错、事故、护理并发症及护理纠纷发生。

（5）认真带教，学生普遍反映好。

（6）带病坚持工作、主动加班加点、积极想办法为患者解决实际困难。

（7）全年全勤，全年上夜班多于 120 天。

（8）每年在正式期刊、报纸上发表专业文章，积极参与科研、著书成绩显著。

（9）为医院或科室发展提出合理化建议，并采纳后产生一定效果。

（10）凡在市级以上单位活动中团队精神好，为医院赢得荣誉者。

凡符合以上内容之一者，均酌情分别给予口头、通报表扬或绩效奖励等。

（二）惩戒制度（分为劝导、警告、停职、免职处罚）

1. 有下列情况之一者给予劝导处分

（1）上班浓妆艳抹、佩戴醒目首饰。

（2）违反护士仪表规范。

（3）在病房中扎堆聊天、大声说笑；工作时间干私活、看小说、睡觉；长时间打私人电话、聊天；迟到、早退、无故不按时交接班；上班使用电脑玩游戏。

（4）穿工作服到院外、食堂、会议室。

（5）对意外事故或重大事件未及时报告。

（6）在医院内喧哗或辱骂，干扰医院正常秩序。

2. 有下列情况之一者给予警告处分

（1）未经许可在工作时间内擅离职守。

（2）散播错误的、恶意的信息或谣言。

（3）未按请假规定无故缺勤。

（4）违反公共道德或礼仪标准。

（5）护理人员在进行护理操作过程中违反操作规程。

（6）不服从调配。

（7）不能完成正常工作任务。

（8）临时送假条，致使护士长无法调班。

（9）不虚心接受批评、检查、指导。

（10）对上级交代的工作任务不按时完成。

3. 有下列情况之一者给予停职检查处分

（1）由于工作疏忽、责任心不强，发生护理差错、纠纷、护理并发症（缺陷）及发生上述情况后隐瞒不报。

（2）在护理操作过程中违反操作规程，给患者带来痛苦，给医院造成不良影响。

4. 有下列情况之一者给予免职处分

（1）伪造医疗护理记录且情节严重；私自将病历记录内容等信息透露给他人，造成不良后果。

（2）偷窃或有意毁损医院或他人的财物。

（3）工作期间自行注射麻醉药物或非法倒卖毒药、麻药。

（4）以任何方式殴打或伤害患者及他人。

（5）护理工作中出现严重过失，给医院造成不良影响或重大经济损失。

（6）拒绝主管及上级领导的指导或工作安排。

（7）值班时脱岗造成严重后果。

（8）索要、接受患者或家属财物，对医院声誉造成不良影响。

5. 说明

（1）停职指暂停一周以上，停职期间停发劳务费。

（2）出现差错、事故而发生护理纠纷扣发当事人一月绩效奖励，并扣发护士长一半绩效奖励。

五、护理执业人员准入制度

第一，从事临床护理工作的人员，必须遵守《中华人民共和国护士管理办法》。护理人员必须持有效护士执业注册证上岗。

第二，护理人员必须按规定每五年注册一次，学分达到要求。

第三，凡无注册证者，不允许从事临床护理工作。

六、护理人力资源调配制度

第一，因工作繁忙而人员紧缺时，护士长向科护士长报告，由科护士长在本系统内调配，及时替代。

第二，若本系统内不能解决，由科护士长汇报护理部进行全院调配，及时替代。

第三，所调人员应具备一定的工作能力，并完成替代科室的各项工作任务，保证护理质量。

第四，在夜间或节假日值班时，值班人员因特殊原因不能继续工作，或遇有疑难操作不能完成时，要立即向护士长或主管部门汇报，及时安排人员完成工作任务。

第五，遇突发事件紧急状态下，护理部应立即集合急救小分队进行抢救及护理。

七、护理人员排班制度

第一，满足患者需要，均衡各班工作量，配备不同数量的护士。

第二，保证护理质量，适当搭配不同层次护理人员，最大限度发挥不同年资、不同职称护理人员的作用。

第三，公平的原则，保证护理人员休息，在不影响工作的前提下，尽量满足护理人员的学习时间及特殊需要。

第四，节约人力，排班具有弹性，遇紧急情况时可适当调整。

八、护理投诉管理制度

第一，凡在工作中因服务态度、服务质量及自身原因或技术因素而发生的护理工作缺陷，引起患者或家属不满，并以书面或口头方式反映到护理部或由其他部门转回护理部的意见，均为护理投诉。

第二，护理部设专人接待护理投诉，认真倾听投诉者意见，耐心做好安抚工作并做好记录。

第三，护理部设有护理投诉登记本，记录投诉事件的原因分析和处理经过、整改措施等。

第四，护理部接到投诉后，及时反馈给科护士长、护士长，督促有关科室认真核对事情经过，分析事发原因，总结经验、接受教训，并制定整改措施。

第五，根据事件情节严重程度，给予当事人相应的处理。

① 给予当事人批评教育。

② 当事人认真做书面检查，在科内备案。

③ 向患者及家属赔礼道歉，取得谅解。

④ 根据情节严重程度给予相应的经济处罚。

第六，因护士违反操作规程给患者造成损失或痛苦，按《医疗事故处理条例》规定处理。

第七，护理部定期总结分析护理投诉并在全体护士长会上公布，将有无投诉作为评选优秀科室的重要依据。

九、危重患者护理质量管理制度

第一，对于特别护理和一级护理的患者，护理工作要责任到人。

第二，及时、清晰、准确地做好每位危重患者的护理记录并有责任护士签名。

第三，随时旁床巡视，观察患者病情。发现病情变化应及时通知医生并给予相应处理。

第四，危重、躁动患者的病床应有床档防护。

第五，严格执行查对制度和抢救工作制度，采取积极有效的防范措施，防止差错事故的发生。

第六，保持患者全身清洁无异味，无血、痰、便、胶布痕迹，保持患者卧位舒适。

第七，保持患者床单整洁，及时为患者更换被服。

第八，掌握患者的病情和治疗护理计划，包括患者的姓名、性别、年龄、诊断、手术时间、手术名称、治疗用药、饮食、护理问题及护理措施、重要的阳性检查结果。

第九，保证各种管道通畅并妥善固定，避免脱出。

第十，采取相应的措施，保证患者的医疗护理安全，避免压疮、坠床、外伤、烫伤等情况发生，严格执行不良事件上报制度。

第十一，熟练掌握急救仪器的使用，并了解使用目的及报警的排除，仪器报警时能及时判断处理。

第十二，患者发生紧急情况时，护士应沉着熟练地应用紧急状况下的应急预案。

第十三，做各种操作前后应注意洗手，患者使用的仪器及物品要专人专用，采取有效的消毒隔离措施，预防医源性感染。

十、病房管理制度

第一，病房管理由护士长负责，医护人员共同参与。

第二，保持病房整洁、舒适、安静、安全，工作人员要做到走路轻、关门轻、说话轻、操作轻。

第三，统一病房陈设，室内物品和床位要摆放整齐、固定位置，精密贵重仪器有使用流程并专人负责，不得随意变动。仪器性能定期检查，并挂"完好""待修"标识牌。

第四，医务人员必须按要求着装，佩戴胸牌上岗。

第五，患者必须着病员服，携带必要的生活用品。

第六，护士长全面负责保管病房财产、设备，并分别指派专人管理，建立账目，定期清点，如有遗失及时查明原因，按规定处理。

第七，患者被服、用具按计数配齐，出院时清点收回。

十一、病房工作人员守则

第一，主动向新入院的患者介绍医院的有关制度和病房环境，进行入院评估，了解患者的要求，使他们尽快适应环境，积极配合治疗。

第二，工作认真负责、语言文明、态度诚恳，避免恶性刺激。对个别患者提出的不合理要求应耐心劝解，既要体贴关怀又要掌握原则。

第三，注意保护性医疗制度，有关病情恶化、预后不良等情况，由负责医师或上级医师向患者进行解释。

第四，尊重患者，在进行特殊检查和治疗时，注意保护患者隐私。

第五，在检查、治疗和处理中要严格遵守操作规程，耐心细致解释，选用合适的器械，尽量减少患者痛苦。

第六，条件允许时，对危重和痛苦呻吟的患者应分别安置。患者死亡和病情恶化时应保持镇静，尽力避免影响其他患者。

第七，对手术患者，术前应做好心理指导工作，以消除患者的恐惧心理；术后要告知患者转归情况，使其安心休养。

第八，保持病房安静整洁。合理安排工作时间、避免嘈杂。早 6：00 前、晚 9：00 后（夏季时间晚 10：00 后）及午睡时间，尤其应保持病房安静，不得大声喧哗。在不影响医疗效果的情况下，有些处置可待患者醒后施行。

第九，重视患者的心理护理，对其治疗、生活、饮食、护理等各方面的问题，应尽可能设法解决，并定时向患者征求意见，改进工作。

十二、病房管理要求

第一，病房内保持空气新鲜，安静整洁，有消防疏散图及标示。

第二，病室内床单无杂乱物品，无悬挂衣物；桌面、窗帘保持清洁、无破损、无污迹；床号、门号按规定位置粘贴。

第三，仪器存放整齐、清洁，有专人保管，设有操作流程、性能检查及维修记录本，定期检查保持完好并挂"完好"标识牌。

第四，各室内家具摆放整齐、固定、整洁无灰尘。

第五，各种护理盘位置固定，盘内有物品名称卡片及操作流程，并有专人管理。

第六，护士站台面及周围环境干净、整齐，无食物及私人用品。

第七，各抽屉、柜内物品按要求放置，干净整齐。

第八，配膳室水池中不要随意堆放饭盒、碗筷。

第九，病房走廊清洁，无多余物品。

第十，禁止随便粘贴宣传画、广告画、告示、通知及便条等。

第十一，紧急通道及公共阳台不堆放杂物，保证通道畅通。

第十二，护士休息室和更衣室整洁美观，床褥叠放整齐，个人用物放在柜内。

第十三，垃圾筒及时清理，无溢出。

十三、晨间交接班规范及流程

（一）晨间交接班规范

（1）科主任、护士长对科室人员仪表进行岗前检查。

（2）全体医护人员参加交接班。站位：医护人员分成两行，科主任、护士长分别站在前，交班者站于两排排首。

（3）夜班护士、夜班医生口述交班（掌握患者情况，讲普通话）。

（4）科主任、护士长点评（内容：针对夜班患者情况和病房情况，提示应注意的事项，特别是急危重症患者情况和有纠纷苗头患者的处理。具体安排到人，如仍有困难，上报到医务处或护理部，同时安排当天或近日工作）。

（5）床头交接班站位：交班者在前、下级护士在后站于患者左侧，护士长在前、接班者在后站于患者右侧，其他人员站于患者床尾或两侧。

（6）交班者重点交接患者夜间病情变化、采取的措施及效果，以及下一班需注意的问题。

（7）交接班顺序，每个病室都到，突出重点，体现个性化交班。

（8）交接班应以夜班护士与接班护士为主，认真交接，护士长可重点询问及交代有关内容。

（9）交接班时不做与交接班无关的工作。

（10）床头交接时须带快速手消毒剂，检查两个患者之间须进行手消毒。

（11）床头交接后，护士长对交接工作进行点评。

（二）晨间交接班程序

岗前检查→夜班人员口述交班→科主任、护士长点评→床头交接班→点评。

十四、交接班制度

第一，值班者必须坚守岗位、履行职责，保证各项治疗、护理工作准确及时进行。

第二，每班必须按时交接班，接班者提前 10 ~ 15 分钟到病房。阅读交班报告、护理记录。在接班者未接清楚之前，交班者不得离开岗位。

第三，值班者必须在交班前完成本班的各项工作，写交班报告及各项护理记录，处理好用过的物品，并为下一班做好必要的准备工作。遇到特殊情况应详细交代，与接班者共同做好交接班工作方可离去。因特殊原因造成本班工作无法完成须移交下一班时，除口头交班外，应当有书面记录。

第四，交班中发现患者病情、治疗与护理器械等不符时，应立即查问。接班时间发现问题应由交班者负责。

第五，交班内容。

① 交清住院患者总数，出入院、转科（院）、手术（分娩）、病危、病重、死亡人数，以及新入院、手术前、手术当日、分娩、危重、抢救、特殊检查、留送各种标本完成情况等，患者的诊断、病情、治疗、护理，写出书面护理交班报告。

② 床头交班查看危重、抢救、昏迷、大手术、瘫痪患者的病情，如生命体征，输液滴速、周围有无红肿渗漏，皮肤有无发红、皮疹、破损、压疮等，各种引流管有无脱出、是否畅通、观察引流液的颜色、性状和量，敷料包扎、渗出情况，专科需特殊观察的内容。

③ 交、接班者共同巡视、检查病房清洁、整齐、安静、安全的情况。

④ 接班者应清点急救药品和其他医疗器械，若数量不符应及时与交班者核对。

十五、护理差错上报管理制度

第一，各科室建立差错、事故登记本。

第二，发生差错、事故后，要积极采取补救措施，以减少或消除由于差错、事故造成的不良后果。

第三，当事人要立即向护士长汇报，护士长逐级上报发生差错、事故的经过、原因、后果，并登记。

第四，发生严重差错或事故的各种有关记录、检查报告及造成事故的药品、器械等均应妥善保管，不得擅自涂改、销毁，以备鉴定。

第五，差错、事故发生后，按其性质与情节，分别组织本科室护理人员进行讨论，以提高认识、吸取教训、改进工作，并确定事故性质，提出处理意见。

第六，发生差错、事故的单位或个人，如不按规定报告，有意隐瞒，事后经领导或他人发现，须按情节轻重给予严肃处理。

第七，护理部定期组织有关人员分析差错、事故发生的原因，并提出防范措施。

十六、护理安全（不良）事件报告制度

第一，凡患者在住院期间发生跌倒、用药错误、走失、误吸或窒息、烫伤以及其他与患者安全相关的护理意外事件，均属于护理不良事件。

第二，鼓励主动报告，坚持非处罚性原则，但因草率、专业行为疏忽者除外。

第三，及时报告护理不良事件，积极采取措施，避免事故发生。

第四，发生护理不良事件未报告或未在规定时间内报告的科室，根据《护理差错

评定标准及措施》进行处理。

第五，护理不良事件已经造成不良后果者，根据《护理差错评定及措施》查证原因，予相应处罚。

第六，发现护理不良事件后，及时查证根本原因，整改措施积极有效，且在全院范围内有推广价值的，经护理安全管理委员会讨论后给予适当奖励。

第七，护理部每月组织一次不良事件讨论会，总结经验、吸取教训，全院护士长参加，以达到防微杜渐的目的。

十七、各种查对制度

（一）医嘱查对制度及程序

（1）医生录入医嘱后，护士进行审核，正确后打印在执行单上。

（2）医嘱做到"五不执行"：口头医嘱不执行（严格规定除紧急抢救急危重症患者外，不得使用口头医嘱）、医嘱不全不执行、医嘱不清不执行、用药时间剂量不准不执行、自备药无医嘱不执行。

（3）抢救患者执行口头医嘱时，护士应向医生复述一遍，双方确认无误后，方可执行，同时将抢救时执行口头医嘱的药物名称、剂量用法及各项紧急处置的内容和时间记录在抢救用药记录本上，保留空安瓿、用品、输血空袋，经两人核对后方可弃去。抢救结束后医生据实补记医嘱，护士将执行情况记录在护理记录单中。

（4）在执行有双重检查要求（尤其是超常规用药）医嘱时，医护双方采取主、被动复述方式，双方核查无误后执行并记录在护理记录单中。

（5）护士执行临时医嘱时，要及时填写执行时间并签全名。

（6）医嘱做到班班核对、护士长每周总查对一次，并签名。当日白班医嘱由主班护士与治疗班护士核对，小夜班护士核对白班医嘱，大夜班护士核对小夜班医嘱，大夜班医嘱由翌日主班核对，发现问题及时补救。

程序：

第一，医生常规医嘱录入→护士审核→打印执行单→护士执行。

第二，抢救时医生口头医嘱→护士复述→双方确认无误→护士执行→记录在抢救用药记录本→保留安瓿用品→抢救完医护核查→补记医嘱→书写护理记录。

第三，有双重检查要求医嘱（尤其超常规用药）→医生主动复述→户士复述→双方核查无误→护士执行。

（二）输血查对制度

（1）取回血制品后，检查采血日期、血液有无凝血块或溶血及血袋有无破裂。

（2）查对输血单与血袋标签上患者与供血者的血编号、血型及血量是否相符，交叉配血报告有无凝血。

（3）输血前首先核对医嘱单，由两人核对患者床号、姓名、住院号；患者与供血者、血编号、血型及交叉配血报告，无误后方可输入。

（4）输血后再次查对以上内容，并将血袋标签取下粘贴在配血单上保存。

（5）输血完毕无反应，将血袋放入黄色袋子放入冰箱冷藏室中，保留24小时后，按医疗废物处理。有反应，按规范上报、送检。

（6）输血完毕后，填写输血记录单，在临时医嘱单上签上姓名及执行时间，在护理记录单中记录输血起止时间及过程中的情况。

（三）手术查对制度

术前查对确认制度与程序。

1. 手术室护士依据手术通知

到病房接患者，首先到护士站和病房护士查对患者病历：患者姓名、性别、年龄、病案号、诊断、手术名称、手术部位、化验单、药物、医学影像资料等。

2. 接患者之前

手术室护士与病房护士查对；还必须与清醒的患者交谈查对，进行"患者姓名、性别、年龄、手术名称、手术部位"确认。

3. 接入手术室后

晨间接入的患者夜班护士查对，日间接入的患者由护士站值班人员查对，夜间接入的患者由夜班护士查对。

4. 进入手术间之前

巡回护士、洗手护士查对。

5. 进入手术间之后

麻醉医生查对。

6. 麻醉之前

手术医生与麻醉师还必须共同与清醒的患者交谈查对，对"患者姓名、性别、年龄、手术名称、手术部位"再次确认。昏迷及神志不清患者应通过"腕带"进行查对。

7. 手术者切皮前

由手术室巡回护士，提请施行手术"暂停"程序，由手术者、麻醉师、巡回护士、患者（清醒的患者）进行四方核对，确认无误后方可手术。

程序：手术室护士与病房护士、患者共同查对→手术室值班护士查对→巡回护士、洗手护士查对→麻醉师再次查对→手术医生、麻醉师、巡回护士、患者四方查对，确认无误方可手术。

（四）手术物品查对制度

（1）清点内容：手术中无菌台上的所有物品。清点时机：手术开始前、关闭体腔前、体腔完全关闭后、皮肤完全缝合后。

清点责任人：洗手护士、巡回护士、主刀医生。

（2）清点时，两名护士对台上每一件物品应唱点两遍，准确记录，特别注意特殊器械上的螺丝钉，确保物品的完整性。

（3）手术物品未准确清点记录之前，手术医生不得开始手术。

（4）关闭体腔前，手术医生应先取出体腔内的所有物品，再行清点。

（5）向深部填入物品时，主刀医生应及时告知助手及洗手护士，提醒记忆，防止遗留。

（6）严禁将与手术相关的任何物品随意拿离、拿入手术间。

（7）进入体腔内的纱布类物品，不得剪开使用，引流管等物品剪下的残端不得留在台上，应立即弃去。

（8）手术过程中增减的物品应及时清点并记录，手术台上失落的物品，应及时放于固定位置，以便清点。

（五）操作查对制度

（1）严格执行"三查十对"（操作前、操作中、操作后查；对床号、姓名、性别、年龄、药名、剂量、用法、时间、浓度和有效期）。

（2）操作前严格查对药品质量，名称、标签是否清楚，有无变质、过期，瓶口有无松动，安瓿有无破裂，查对执行单与医嘱是否相符。

（3）严格执行操作规程，按医嘱时间给药。

（4）药品备好后，须由两人核对后使用。有"未核对""已核对"的标牌。

（5）在使用易过敏药物前，详细询问过敏史，多种药物同时应用时，注意配伍禁忌。

（6）使用毒麻药品应两人核对，用后保留安瓿，以备查对，并做好记录。

（7）使用溶酶时，瓶签上要注明开瓶日期和时间，超过 24 小时后不再使用。

（8）抽血前应严格查对患者的床号、姓名、抽血化验种类，抽血后将标本注入试管中，同时将试管上的标识码贴于化验单空白处。

十八、分级护理制度

第一，分级护理是指患者在住院期间，医护人员根据患者病情、身体状况和生活自理能力，确定并实施不同级别的护理。

分级护理分为四个级别：特级护理、一级护理、二级护理和三级护理。

第二，临床护士根据患者的护理级别和医师制订的诊疗计划，为患者提供基础护理服务和护理专业技术服务。

第三，确定患者的护理级别，应当以患者病情、身体状况和生活自理能力为依据，并根据患者的情况变化进行动态调整。

第四，护士遵守临床护理技术规范和疾病护理常规，并根据患者的护理级别和医师制订的诊疗计划，按照护理程序开展护理工作。

护士实施的护理工作包括：

① 密切观察患者的生命体征和病情变化。

② 正确实施治疗、用药和护理措施，并观察、了解患者的反应。

③ 根据患者病情和生活自理能力提供照顾和帮助。

④ 提供康复和健康指导。

第五，特级护理。

① 具备以下情况之一的患者，可以确定为特级护理：

A. 病情危重，随时发生病情变化需要进行抢救的患者。

B. 重症监护患者。

C. 各种复杂或者大手术后的患者。

D. 严重外伤和大面积烧伤的患者。

E. 使用呼吸机辅助呼吸，需要严密监护病情的患者。

F. 实施连续性肾脏替代治疗（CRRT），需要严密监护生命体征的患者。

G. 其他有生命危险，需要严密监护生命体征的患者。

② 对特级护理患者的护理包括以下要点：

A. 严密观察患者病情变化，监测生命体征。

B. 根据医嘱正确实施治疗、给药措施。

C. 根据医嘱准确测量出入量。

D. 根据患者病情正确实施基础护理和专科护理，如口腔护理、压疮护理、气道护理及管路护理等，实施安全措施。

E. 保持患者的舒适和功能体位。

F. 实施床旁交接班。

第六，一级护理。

① 具备以下情况之一的患者，可以确定为一级护理：

A. 病情趋向稳定的重症患者。

B. 手术后或者治疗期间需要严格卧床的患者。

C. 生活完全不能自理且病情不稳定的患者。

D. 生活能部分自理，病情随时可能发生变化的患者。

② 对一级护理患者的护理包括以下要点：

A. 每小时巡视患者，观察患者病情变化。

B. 根据患者病情，测量生命体征。

C. 根据医嘱正确实施治疗、给药措施。

D. 根据患者病情，正确实施基础护理和专科护理，如口腔护理、压疮护理、气道护理及管路护理等，实施安全措施。

E. 提供护理相关的健康指导。

第七，二级护理。

① 具备以下情况之一的患者，可以确定为二级护理：

A. 病情稳定，仍需卧床的患者。

B. 生活能部分自理的患者。

② 对二级护理患者的护理包括以下要点：

A. 每 2 小时巡视患者，观察患者病情变化。

B. 根据患者病情，测量生命体征。

C. 根据医嘱正确实施治疗、给药措施。

D. 根据患者病情正确实施护理措施和安全措施。

E. 提供护理相关健康指导。

第八，三级护理。

① 具备以下情况之一的患者，可以确定为三级护理：

A. 生活完全能自理且病情稳定的患者。

B. 生活完全能自理且处于康复期的患者。

② 对三级护理患者的护理包括以下要点：

A. 每 3 小时巡视患者，观察患者病情变化。

B. 根据患者病情测量生命体征。

C. 根据医嘱正确实施治疗、给药措施。

D. 提供护理相关的健康指导。

第九，护士在工作中应当关心和爱护患者，发现患者病情变化，应当及时与医师沟通。

十九、执行医嘱制度

常规流程：阅读→查对→确认→打印医嘱执行单→执行（操作前、操作中、操作后）→疗效及不良反应观察。

第一，医嘱处理护士接医生下达的医嘱后，认真阅读及查对。

第二，查对医嘱无质疑后确认医嘱。

第三，打印医嘱执行单。

第四，医嘱处理护士按医嘱执行要求的缓急分配给护士执行。

第五，医嘱执行护士接到医嘱执行单后认真查对，严格按照医嘱的内容、时间等要求准确执行，不得擅自更改。

第六，医嘱执行后，应认真观察疗效与不良反应，必要时进行记录并及时向医生反馈。

二十、抢救工作制度

第一，提高医护人员的抢救意识和抢救水平，临床抢救工作必须有周密、健全的组织分工。参加抢救的医护人员要以高度的责任感，全力以赴、紧密配合开展抢救。抢救患者时，做到人员到位、行动敏捷、有条不紊、分秒必争。遇有重大抢救事件，根据病情立即启动应急方案。凡涉及法律纠纷，要及时报告有关部门。

第二，抢救器材及药品要力求齐全完备，定人保管、定位放置、定量储存，用后及时补充。值班人员必须熟练掌握各种器械、仪器性能及使用方法，做到常备不懈。抢救室物品一般不外借，以保证应急使用。

第三，护士紧密配合医生参加抢救。医生未到前，护士应根据病情采取应急措施，如吸氧、吸痰、测量血压、建立静脉通道、人工呼吸、胸外心脏按压、配血、止血等，并及时向医师提供诊断依据。

第四，密切观察病情变化，保持呼吸道和各种管道通畅，准确及时填写危重患者护理记录，记录时间精确。

第五，在抢救患者过程中，正确执行医嘱。在执行口头医嘱时，必须复述一遍，两人核对后方可执行；保留安瓿，核对无误后弃去。抢救结束6小时内据实补写医嘱并签名。

第六，特别护理患者需做辅助检查时，必须医护人员陪同。

第七，认真做好患者的各项基础护理及生活护理，烦躁、昏迷及神志不清者，加床挡和保护性约束，确保患者安全。

第八，做好抢救后的清理、补充、检查及家属安抚工作。

二十一、护理安全管理制度

第一，认真落实各级护理人员的岗位责任制，工作明确分工、团结协作，结合各科情况，制定切实可行的防范措施。

第二，安全管理有专人负责，定期组织检查，发现事故隐患及时报告，采取措施及时处理。

第三，严格执行交接班制度、差错事故登记报告制度与分级护理制度，按时巡视病房，认真观察病情变化。

第四，严格执行查对制度和无菌技术操作规程，做好消毒隔离工作，预防院内交叉感染。

第五，对危重、昏迷、瘫痪患者及小儿应加强护理，必要时加床挡、约束带，以防坠床，定时翻身，防止褥疮。

第六，贵重药品专人保管，加锁，账物相符。

第七，抢救器材做到四定（定物品种类、定位放置、定量保存、定人管理）、三及时（及时检查、及时维修、及时补充），抢救器械做好应急准备，一般不准外借。

第八，抢救器材及用物保持性能良好，按时清点交接，严防损坏和遗失。

第九，做好安全防盗及消防工作，定期检查消防器材，保持备用状态。

第十，对科室水、电、暖加强管理，保证不漏水、漏电、漏气，如有损坏及时维修。

第十一，内服药和外用药标签清楚，分别放置，以免误用。

二十二、患者识别制度与程序

第一，来院就医患者，应提供真实的身份信息，在办理住院手续时打印腕带，腕带注明患者所在病区、床号、姓名、住院号、性别、年龄、诊断等信息。

第二，到达病区后，护士为患者系上腕带，并告知腕带为患者住院期间识别患者身份的重要标志，不得随意摘下。

第三，进行各种护理操作前，应用两种方式对患者身份进行核对（腕带及床尾牌），准确无误后方可执行。

第四，对患者进行输血、特殊用药、特殊治疗时，须两名护理人员共同认定患者身份后执行并签字。

第五，保证患者手术部位正确，在手术前一天，护士对手术患者进行床号、姓名、性别、年龄、手术名称、手术部位的查对，手术医生对患者的手术部位进行标识；进入手术室后，在麻醉前，医生、麻醉师和护士一起核对患者的姓名、住院号、手术名称、部位等，确认无误后方可手术。

程序：患者住院→打印腕带→入病区，系上腕带→告知注意事项→在各种操作前，以两种方式核实患者身份→特殊操作，两人核对患者身份→对手术患者严格执行手术查对制度。

第六章　生命与死亡教育

第一节　生命教育

一、生命的本质

生命的本质是过程。从宏观角度来说：一切都是生命，也就是过程。过程基本都有三个阶段：发生、存续、消亡。生物学定义：生命是由核酸和蛋白质等物质组成的分子体系，它具有不断繁殖后代以及对外界产生反应的能力。

人的生命可以分为生物性生命和精神性生命。首先是生物性生命。即人首先是作为自然生理性的肉体生命而存在的，这一点是与自然界的广大生物一样必须具有的基本属性。其次是人的精神性生命。人之所以为人就在于人有高于动物的意识活动，有超越生物性生命的精神世界。

生命教育导师培训课程把"爱即生命"（love Ls life）作为生命教育的核心理念。其基本模式为"呵护（Care）、记录（Record）、感恩（Thanksgiving）、分享（Share）"，简称"CRTS模式"。该模式的基点在于把每个人都作为主体，围绕着"爱即生命"这一核心和天、人、物、我四种关系而展开。即人人都要呵护、记录、感恩、分享爱和生命以及天、人、物、我之间的关系。

生命价值教育是指教育者引导护理学生充分认识生命的价值及其意义，从而使护理学生敬畏、珍惜、尊重和欣赏生命的一种教育活动。这对护理学生来说有着非常重要的意义，并与今后的工作有非常密切的关系，一项调查研究数据显示，分别仅有6.67%和18.33%的护理学生表示接受过自杀预防教育与反死亡教育，这与中国传统观念有很大的关系。自古以来，中国人都比较忌讳死亡，认为提到都会不吉利。护理工作是和生命打交道，所以要突破这一传统观念的束缚。护理学生应更多地了解死亡，接受死亡教育。

（一）古代生命观

古希腊的哲学家，倾向于把一切尚不了解的产生运动的原因称之为"力"。以后的学者就借用了这个"力"的概念，研究了各种运动，如物理学中的"引力""电磁力"、化学中的"亲和力"等。研究取得了很多成果，但至今未弄清古希腊哲学家很早就提出"活力"或"生命力"是什么。

中国古代的哲学家，倾向于把尚不了解的产生运动的原因归之为"气"，生命被看作是"气"的活动。例如，"人之生也，气之聚也，聚则为生，散则为死……故曰通天下一气耳"。"气"也是不明确的概念，不同的学者有不同的解释，如"人之生，其犹冰也，水凝而为冰，气积而为人"。这里把生命的形成比作结冰的过程，也有把生命比作火的，如"人含气而生，精尽而死，死犹撕，灭也"。

（二）现代生命观

根据生命形态的表现特征所归纳的生命定义在现代科学出现后，人们对自然现象分门别类加以研究。不同科学从不同的角度来研究生命，因此对生命的看法也不尽相同。

20世纪50年代以前，人们从所有生命形态的共同表面特征归纳出一个"生命"的定义认为：生命是一个具有与环境进行物质和能量交换、生长繁殖、遗传变异和对刺激做出反应的特性物质系统。这种定义，描述了生命活动的一般特征，具有一定的科学认识价值。但是随着科学的发展，人们越来越觉得这种定义有很大的局限性。因为所有的这些特征都可以有一些例外。

1. 化学进化论

生物进化论主张从物质的运动变化规律来研究生命的起源。认为在原始地球的条件下，无机物可以转变为有机物，有机物可以发展为生物大分子和多分子体系直到最后出现原始的生命体。1924年苏联学者A.N.奥帕林首先提出了这种看法，1929年英国学者J.B.S.霍尔丹也发表过类似的观点。他们都认为地球上的生命是由非生命物质经过长期演化而来的，这一过程称为化学进化，以别于生物体出现以后的生物进化。

2. 宇宙胚种论

随着天文学的大发展，人们提出地球生命来源于别的星球或宇宙的"胚种"，这种认识风行于 19 世纪。所有生物有统一的遗传密码以及稀有元素钼在酶系中有特殊重要作用等事实，为该论点提供了一些支持。

3. 分子生物学

分子生物学是从生命物质微观构成的共性来概括生命定义。根据分子生物学的研究，人们对构成生命活动的基本物质有了比较详细的了解。生命体的形状、大小和结构可以千差万别，但它们都是由脱氧核糖核酸（DNA）、核糖核酸（RNA）和蛋白质等大分子为骨架构成的。

二、生命的态度

（一）故事分享

有位太太请了个油漆匠到家里粉刷墙壁。油漆匠一走进门，看到她的丈夫双目失明，顿时流露出怜悯的眼光。可是男主人一向开朗乐观，所以油漆匠在工作的那几天，他们谈得很投机，油漆匠也从未提起男主人的缺憾。

工作完毕，油漆匠取出账单，那位太太发现比谈妥的价钱打了一个很大的折扣。她问油漆匠："怎么少算这么多呢？"油漆匠回答说："我跟你先生在一起觉得很快乐。他对人生的态度，使我觉得自己的境况还不算最坏。减去的那一部分，算是我对他表示的一点谢意，因为他使我不会把工作看得太苦！"

油漆匠对她丈夫的崇拜使她落泪，因为这位慷慨的油漆匠，自己只有一只手。

态度就像磁铁，不论我们的思想是正面抑或是负面的，我们都受到它的牵制。而思想就像轮子一般，使我们朝着一个特定的方向前进。虽然我们无法改变人生，但我们可以改变人生观；虽然我们无法改变环境，但我们可以改变心境；我们无法调整环境来完全适应自己的生活，但可以调整态度来适应一切的环境。毕竟，你的生活并非全数由生命中发生的事件所决定，而是由你自己面对生命的态度与你的心灵看待事情的态度来决定。

（二）生命名言

（1）生命，那是自然给人类去雕琢的宝石。

——诺贝尔

（2）生命是一条艰险的峡谷，只有勇敢的人才能通过。

——米歇潘

（3）一个伟大的灵魂，会强化思想和生命。

——爱默生

（4）世界上只有一种英雄主义，那就是了解生命而且热爱生命的人。

——罗曼·罗兰

（5）我们只有献出生命，才能得到生命。

——泰戈尔

（6）生命在闪耀中现出绚烂，在平凡中现出真实。

——伯克

（7）虽然我们的生命只有一次，但我们如能正确地运用它一次，足矣。

——英国谚语

（8）生命不可能有两次，但许多人连一次也不善于度过。

——吕凯特

（9）生命如流水，只有在它的激流奔向前去的时候，才美丽，才有意义。

——张闻天

（10）尊重生命、尊重他人也尊重自己，是生命进程中的伴随物，也是心理健康的一个条件。

——弗洛姆

（11）懂得生命真谛的人，可以使短促的生命延长。

——西塞罗

（12）使一个人有限的生命更加有效，也等于延长了人的生命。

——鲁迅

（13）盛年不重来，一日难再晨。

——陶潜

（14）人最宝贵的是生命，生命每个人只有一次。人的一生应当这样度过：回忆往事，不会因为虚度年华而悔恨，也不会因为卑鄙庸俗而羞愧；临终之际，能够说："我的整个生命和全部精力，都献给了世界上最壮丽的事业——为解放全人类而斗争。"

——奥斯特洛夫斯基

第二节　死亡教育

一、死亡的标准

（一）关于死亡的医学发展背景

医学技术的发展尤其是人工呼吸机和心肺复苏术的出现，可以使部分患者恢复呼吸和心跳，使其生命得以挽救。

同时器官移植手术的发展，特别是心脏移植手术，要求供体的心脏是处于跳动状态的，而这在传统死亡标准下便无法实施。由此可见，将心跳和呼吸的停止作为死亡的标准已失去权威性。

（二）死亡的标准

1. 哈佛标准

美国哈佛医学院特设委员会发表报告，首次提出了"脑死亡"的概念，并制定了世界上第一个脑死亡的诊断标准。在召开的世界第 22 届医学大会上，美国哈佛大学医学院特设委员会提出了"脑功能不可逆性丧失"，即脑死亡新概念，将脑死亡作为确定人死亡的新标准。

第一，对外部刺激和内部需要无接受性和反应性，即患者处于不可逆的深度昏迷、完全丧失了对外界刺激和内部需要的所有感受能力，以及由此引起的反应全部消失。

第二，自主的肌肉运动和自主呼吸消失。

第三，诱导反射消失。

第四，脑电图显示脑电波平直。

对以上 4 条标准还要持续 24h 连续观察，反复测试其结果无变化，并排除体温过低（＜ 32.2℃）或刚服用过巴比妥类药等中枢神经系统抑制剂的病例，即可宣布患者死亡。

2. WHO 标准

世界卫生组织（WHO）国际医学科学组织委员会也提出了类似脑死亡的 4 条诊断标准。

第一，对环境失去一切反应，完全无反射和肌肉活动。

第二，停止自主呼吸。

第三，动脉压下降。

第四，脑电图平直。

3. 中国标准

我国经过多年的研究和实践，完善和修订了成人脑死亡判定标准。

第一，判定的先决条件：① 昏迷原因明确；② 排除了各种原因的可逆性昏迷。

第二，临床判定（以下 3 项必须全部具备）：① 深昏迷；② 脑干反射消失；③ 无自主呼吸（靠呼吸机维持呼吸，自主呼吸激发试验证实无自主呼吸）。

第三，确认试验（以下 3 项至少存在 2 项）：① 正中神经短潜伏期体感诱发电位（SLSEP）显示 N9 和 / 或 N13 存在，P14、N18 和 N20 消失；② 脑电图（EEG）显示电静息；③ 经颅多普勒超声（TCD）显示颅内前循环和后循环呈振荡波、尖小收缩波或血流信号消失。

第四，判定时间：临床判定和确认试验结果均符合脑死亡判定标准者，可首次判定为脑死亡。首次判定 12 小时后再次复查，结果仍然符合脑死亡判定标准者，方可最终确认为脑死亡。

（三）死亡过程的分期

第一，濒死期（agonal stage）：是死亡过程的开始阶段，主要生命器官功能极度衰弱，逐渐趋向停止的时期。

第二，临床死亡期（clinical death stage）：心跳、呼吸完全停止，瞳孔散大，各种反射消失。临床死亡是临床上判断死亡的标准。

第三，生物学死亡期（biological death stage）：死亡过程的最后阶段，是指全身器官、组织、细胞的活动停止，称作细胞死亡，此期表现为尸冷、尸斑、尸僵、尸体腐败。

二、对丧亲者的安慰

丧亲者即死者家属，主要是指死者的父母、配偶、子女等。失去亲人，是家庭的重大事件，直接影响丧亲者的身心健康。家庭中的每一个成员很难面对亲人死亡的事实，从患者生病到死亡甚至到死亡后，对家属而言，也是一连串的哀伤过程。因此，做好丧亲者的安慰十分重要。

（一）丧亲者的心理反应

丧亲者的心理特征主要表现为哀伤。根据学者派可斯（Parkes）的观点，其心理反应可分为四个阶段：

第一，震惊和麻木：当家属获知患者得绝症或病情已到无法医治时，表现出不理解、不知所措和惊恐，难以承受既成的事实，甚至痛不欲生。病程短或突发意外死亡，震惊与麻木程度会更重。这种震惊也会发生在患者逝去后的最初阶段。家属的举止和谈吐可能会出现一些反常现象，如出现发呆症状，从几小时至几天不等，不能发泄自己的悲伤，以拒绝自己亲人已经死亡的事实。极个别的人因经受不了这种打击而自杀。

第二，思念与抗议：是感情最强烈、最痛苦的阶段。当他们意识到亲人确实死亡，痛苦、无助和气愤的情绪便伴随而来，哭泣是主要的表现方式，并伴随强烈的思念之情，渴望亲人能奇迹般的复活，表现出对亲人遗物的珍爱，想起死者的音容笑貌，有时仿佛看到亲人的身影或听到其声音，觉得亲人还在身边。

第三，失调与抑郁：随着时间的流逝，丧亲者能理智地承认既成的事实。由于亲人的逝去，使日常生活发生了改变，伴随着无所适从的感觉，丧亲者感到独孤、颓丧，对一切事物都没有兴趣，表现为冷漠、食欲减退和出现身体症状。

第四，复原：丧亲者已接受亲人去世的事实，逐步从颓废中解脱出来，开始变得理智并重新寻找新的生活方向和方式，立新的人际关系和目标，对亲人永远怀念。

（二）丧亲者的心理安慰

护理人员应认识丧亲者的悲伤过程。死亡是临终者痛苦的结束，但同时又是丧亲者悲哀的高峰，护理人员应对丧亲者给予同情、理解和帮助，给予心理疏导和支持，以缓解他们的身心痛苦。

第一，分析丧亲者悲伤的症状，对其进行评估，按照悲伤的不同阶段给予相应的护理措施。

第二，鼓励家属宣泄感情，认真倾听他们的倾诉。

第三，给予心理疏导和支持。提供有关知识，安慰家属面对现实，帮助他们疏导悲痛，使其意识到安排好未来的生活和工作，是对亲人最好的悼念。

第四，提供生活指导和建议。根据具体对象和情况，给予经济问题、家庭组合、社会支持等方面的指导和建议，使丧亲者感受到温暖。

第五，随访丧亲者。目前，国外临终机构通过信件、电话、访视死者家属进行追踪随访，从而体现临终关怀工作的价值。

第七章　护理文化与人文关怀

第一节　护理文化

一、护理文化概述

（一）护理文化的概念

护理文化是在一定的社会文化基础上形成的具有护理专业自身特征的一种群体文化。它是被全体护理人员接受的价值观念和行为准则，也是全体护理人员在实践中创造出来的物质成果和精神成果的集中表现。

（二）护理文化的构成要素

1. 表层：体现护士形象的物质形态等

表层是护理文化的外壳，也就是护士的有关文化要素表露在社会上的外界形象，如护士的仪表、仪容和仪态等。浅层的行为文化是护士在为患者服务和内部人际交往中产生的活动文化，反映一个医院护理经营作风、精神风貌、人际关系方式等，是医院护理精神的动态反映。

2. 中层：制度、规范等

如护士法、医疗事故处理条例、质量标准、护理预案等护理操作程序是构建护理文化的基础。

3. 核心层：护理哲理、护理精神等

护理哲理具体包括以下两个方面：一是独立精神，护理精神反映护理的独立人格，是医院护理自身的特点，能体现护士的主体意识。二是创新精神，包括护理管理、护理体制、护理目标、护理哲理、护理经营理念等，以及用人机制、分配制度、服务水平、技术操作等多层次、多方面的创新精神。

护理精神：是医院护士共同的精神支柱和动力源泉，是医院护理文化的灵魂，一般用高度概括、凝练、朗朗上口、易记易传的语言形式表现出来，呼唤护理工作者自觉地为护理工作奉献，具备独创精神和创新精神。

（三）护理文化的构建

第一，建立"以人为本"的护理服务文化：提供个性化、人性化、便捷化、知识化、标准化、延伸化、温馨化、专业化的护理服务。

第二，建立"生命至尊"的护理安全文化：护理安全文化理念的更新与氛围的营造。

二、东西方文化与护理的关系

（一）东西方疾病观比较

东西方疾病观虽有不同，但两者都经历了共同的发展历程。都是从本体论的疾病观、自然哲学的疾病观、自然科学的疾病观、实用的疾病观到现代的疾病观。

（二）东西方死亡观比较

东西方文化的死亡观之所以存在差异，追根溯源是文化和宗教信仰的差异。

我国传统文化以儒家思想为主导，中国人的生死观也深受儒家思想的影响。儒家文化把人的自然生命作为实现社会价值的载体，在追求社会价值的过程中，人的生命才具有存在的意义。

西方人则把死看成解脱。西方文化认为死亡是生命的目的，倡导在走向死亡的历程中生存、生活与发展，自主地承担和履行权利和义务。弗洛伊德说："要想继续活下去，就先做好死的准备。"只有做好死的充分准备，才会感受生的可贵、生的价值，才会分秒必争地充实人生。西方文化源自希伯来文化和希腊文化，有着深层的悲剧意识，基督教更是以死亡问题为核心构建起来的宗教，所以西方人能够直面死亡，在西方文化背景中讨论生死问题更为轻松。

当代西方存在主义先驱海德格尔认为，死亡是人存在的一种方式，死笼罩、覆盖、贯穿人生的整个过程，并决定着生的内容、内涵、价值和责任。海德格尔的死亡哲学也称为"责任哲学"，它不是单纯地论述死亡，而是由死反观生，分析死在人生中的地位和影响。西方文化对死的看法，促使人们有勇气正视死亡、认识死亡、接受死亡、思考死亡，并以死来反思生的价值、生的意义。人的一生有许多不确定的因素，唯有死亡归宿是亘古不变的，西方文化更认同这一点。

第二节　护理人文关怀

一、人文关怀

人文关怀是一个哲学范畴的概念，又称人性关怀。其是对人的生存状态的关注，对人的尊严与符合人性的生活条件的肯定，对人类的理解与自由的追求。

二、医学人文

（一）医学的人文本质

医学是研究人类生命过程以及同疾病做斗争的一门科学体系。医学的直接对象是人，医学的功能是治病救人，医学的目的是维护人的生命和健康，医学的模式是生物—心理—社会医学模式。

（二）医学的人文流失

关注"技术"而忽视了人是一个整体，关注疾病而忽视了人的精神，关注物质利益而忽视了人。

（三）医学人文精神流失的原因

第一，人文教育弱化的影响。

第二，高新诊疗技术异化的影响。

第三，市场功利倾向的影响。

第四，人受市场思潮的影响。

（四）医学人文学的意义

1. 为解决医学困境提供理论依据

当医院经济利益与救死扶伤的责任发生冲突、医患关系紧张甚至产生医疗纠纷时，医学人文学为解决冲突矛盾提供了理论依据。

2. 为医学人才的成长提供阶梯

帮助医护人员做出最有利于患者的决定，帮助医护人员学会换位思考深刻理解患者的行为，提供有效的医患、护患沟通。从而构建和谐的医患、护患关系。

三、护理人文关怀

（一）护理人文关怀的提出

护理人文关怀是一个复合概念，是哲学与护理学的有机结合，是人文关怀理念在护理学科的具体运用。护理人文关怀这一概念是在 20 世纪七八十年代西方社会物质文明高度发达的后现代时期正式提出来的。受当时哲学存在主义与现象学思想的影响，美国精神病学家和内科学教授思格尔（Engel）首次提出了生物—心理—社会医学模式。

在此影响下，护理学者开始反思自身的专业价值、地位及研究领域等内容，美国护理理论家马德琳·金宁格（Madeleine Kininger）与简·华生（Jean Watson）鉴于她们丰富的人类文化学与精神心理学知识背景和专业价值观，提出"人文关怀是护理学的本质"的观点，并将护理学拓展到以"关怀整体人的生命健康"为本的人性关怀的发展阶段。华生在她的第一部著作《护理：关怀的哲学和科学》中首次应用了人文关怀这一词语。她将哲学以"人自身的生命价值"为本的人文关怀理念引入到护理学"关怀弱势人群的生命健康"的内涵之中，揭示了护理学人文关怀的精神内核：以"关怀整体人的生命价值"为本的人文关怀理念，包含着对自身生命价值的关怀。她阐述道：人文关怀是一种主动关怀人的意愿、意识或责任，并在具体行动中体现出来的价值观和态度。她还将护理人文关怀的特征概括为情境性、关系性和专业性 3 个基本方面。

可见，护理人文关怀的本质属性就在于以"整体人的生命价值"为本的人文关怀理念。理论家金宁格以人的文化特征为出发点，提出了跨文化的护理理论，为实现护理人文关怀的终极目标搭建了坚实的系统框架。

（二）护理人文关怀的概念

1.概念

护理人文关怀是指在护理过程中，护士以人道主义精神对患者的生命与健康、权力与需求、人格与尊严的真诚关怀和照护，即除了为患者提供必需的诊疗技术服务之外，还要为患者提供精神的、文化的、情感的服务，以满足患者的身心健康需求，体现出对人的生命与身心健康的关爱。关怀是护理的核心概念与中心任务。有效的关怀能增强患者应对压力的能力，促进患者的康复。

2.护理学的人文内核

护理学是综合应用人文、社会和自然科学的知识，以个人、家庭及社会群体为服务对象，了解和评估他们的健康状况和需求。对人的整个生命过程提供照顾，以实现减轻痛苦、提高生活质量和健康的目的。

3.护理学专业充满了人文特征

护理学的定义是对生命的照顾，护理学的本源是关爱生命，护理学的性质是自然科学与人文科学的耦合，护理学的目的是守护健康，护理学的未来由人文精神领航。

（三）护理人文关怀的内容

护理人文关怀是给予患者疾病、生活细节、精神以及生命价值上的关怀。通过给予患者家人般周到的关怀，了解患者的各项基本情况，使护理人员能够有针对性地给予患者贴心、有效的护理。

1.尊重患者的生命价值

护理人文关怀的核心是关心患者的健康需求，尊重患者的生命价值、尊严与权利。尊重患者的生命价值是患者从失望走向希望的力量源泉，也是护理专业素质的核心体现，更是护理人文关怀行动的灵魂所在。

2.理解患者的文化背景

不同文化背景的人，有不同的关怀体验，需要不同的表达方式。护士实施的关怀照护措施，必须考虑到患者的文化背景，建立适合文化现象的护患关系，满足患者的文化需求。对文化背景的理解，是护士提供人文关怀照护的基础。

护理人员只有对患者的生活背景及文化背景进行充分的了解，掌握患者的文化背景，了解其生活环境，才能根据具体情况对患者进行针对性、专业性的人文关怀护理。

3. 表达护士的关爱情感

护理人文关怀的实质是一种充满爱心的人际互动，是护士将获得的知识经内化后自觉给予患者的情感表达。护士的职业情感是护理人文关怀行动的内在动力。

护理人员对于患者的疾病能感同身受，同时也能理解患者的不良情绪，对于患者的治疗抵触情绪，护理人员会设身处地地为患者考虑，并视患者为家人，严密观察患者的病情，满足其合理的需求，保护患者的隐私，并给予尊严、人格上的真诚呵护。

4. 满足患者的个性需要

患者在疾病状态下，对人文关怀的需求会因不同的情境而有所差异。因此护士在实施关怀行动之前，首先应对患者的需要做出准确评估，然后给予针对性的帮助，让每位患者在需要帮助时恰好能得到应有的支持、鼓励与肯定。

5. 协调护患的人际关系

护士在护患之间建立一种帮助和信赖的关系，能促进与接受患者正性与负性情绪的表达，能为患者营造一个维护、改善和支持其健康的环境。

良好的护患关系有助于护患沟通的顺利开展。患者面对疾病时，往往会否定自身价值，觉得自己是一个没有用处的人。此时，护理人员应针对患者的消极情绪，及时与患者进行沟通，为其耐心讲解治疗的过程以及健康的美好，给予正确的疏导，消除其不良情绪，从而减少患者的精神痛苦，使其树立战胜疾病的信心；同时重拾对生活的希望，使患者积极、热情地对待生活，消除内心的不良情绪，提高治疗依从性。

与患者的交流沟通是整体护理的基本行为，贯穿于临床护理的全过程。善于与患者沟通交流能较好地解决患者住院过程中出现的各种负面情绪及心理需求，减少护理纠纷，拉近护患距离，使护士及患者都处在较好的人文环境中工作和治疗。

（四）护理人文关怀的特点

1. 护理人文关怀是一种超越距离的专业关系

护理人文关怀与普通伦理关怀相比，有着共同的特点。都是讲个体与个体之间的关怀关系。不同的是普通伦理关怀的关系双方是一种保持着社会距离的平等关系，而护患之间虽是陌生人，却由于护理对象的相对弱势而必须依据职业道德规范建立起具有责任意识的超越性关怀精神。

2. 护理人文关怀解决个体所面临的各种具体问题

护理人文关怀必须从整体的角度全面思考患者某种问题的根源，协调各种关系，如医患关系、家庭关系等，共同达到个体希望的健康水平。因此，从这个意义上说，护士与医生的关系已不是单纯的附属，而是相互监督共同维护患者整体健康利益的合作者。

护士必须是经过训练认识到人文关怀的价值，具备一定的沟通、理解和帮助人的人文关怀知识、技能和修养的专业人士。

护理中的人文关怀集中体现在一个"爱"字上，而润物细无声就是我们护理工作的真实写照。"爱在左，同情在右，走在生命的两旁，随时撒种随时开花，将这一径长途，点缀得花香弥漫，使穿枝拂叶的行人，踏着荆棘，不觉得痛苦，有泪可落，不觉得凄凉。"

护理人员以关心、亲切、热情的态度与患者进行沟通时，要注意使用语言技巧，运用通俗易懂的语言，使患者能够很好地理解。同时要注意倾听患者的忧虑，并给予正确的疏导及心理支持。对患者进行相关疾病知识宣教，使患者对疾病有正确的认知，缓解其不良情绪，通过人文关怀取得信任，建立良好的护患关系。

第八章 临床护理健康教育技能

第一节 健康教育的基础理论

一、健康教育的概况

（一）健康教育的概念

健康教育是通过信息传播和行为干预，帮助个人或群体掌握卫生保健知识，树立健康观念，自愿采取有利于健康的行为和生活方式的教育活动与过程。其目的是消除或减轻影响健康的危险因素，预防疾病，促进健康，提高生活质量。

定义中涉及了一个名词——信息传播，它属于传播学研究的范畴。其中"信息"泛指情报、消息、数据、信号等有关周围环境的知识。在健康教育中，主要传播的是健康信息，它泛指一切有关人的健康的知识、技术、技能、观念和行为模式。"传播"则是一种社会性传递信息的行为，是指人与人之间通过一定的符号进行的信息交流与分享。美国的哈罗德·拉斯韦尔提出了"五因素理论"，经典地描述了传播行为的过程，他认为信息传播有五个要素，即传播者通过一定的媒介，将信息传给受传者，达到一定效果的过程和活动。可见，传播技巧运用得是否恰当是影响健康教育效果的重要因素。

然而，健康教育不仅在于传播信息，其核心问题是促使个体或群体改变不健康的行为和生活方式，此时就需要利用行为干预来指导健康教育工作的开展。要提高健康教育的效果就必须制订好计划，有组织地将计划实施，并做好评价。当然，这并不等于说没有组织的个人（如护士）在没有预先计划的情况下，利用健康教育的理论和方法来改变患者对健康保健的错误认识和行为就不是健康教育。

（二）健康教育、健康促进与卫生宣传的比较

健康教育、健康促进和卫生宣传在我国使用普遍，但迄今为止，仍有不少人对这三个概念认识不清楚，甚至理解错误。例如，有人认为健康促进涵盖了健康教育，可以替代健康教育；也有不少人认为，卫生宣传就是健康教育。这些观点都是不正确的。

1. 三者有区别

"卫生宣传"是我国特有的一个名词，它是指在群众中进行有关卫生工作、环境保护和改造、健康保健等方面的信息传播活动，传播的内容包括卫生政策、法规、条例和卫生（医学）科技新闻。而健康教育是针对行为问题采取的一系列科学的干预步骤，包括设计和评价技术的运用。它要解决的是帮助人们改变不健康的行为、建立健康的行为和生活方式、提高保健技能等问题。如果我们仅仅告诉人们什么是健康行为，这不是健康教育，只能算是卫生宣传。健康促进的重点则是解决社会动员、社会倡导和相关机构的协调问题，以实现协调和协作的目标，在政策的制定、环境的建设和保护、健康支持的提供等方面产生作用。健康促进作为一种社会战略，它不能替代健康教育的功能。而卫生宣传要解决的是有关信息的扩散，其信息涵盖的范围比健康教育更广泛，但传播的信息不如健康教育传播的信息复杂和具体。

2. 相互联系与交叉

（1）卫生宣传可以算是健康教育中的一种措施。

（2）健康促进需要健康教育来推动和落实。健康教育在健康促进中起主导作用，这不仅是因为健康教育在促进行为改变中起重要作用，而且它对激发领导者拓展健康教育的政治意愿、促进群众的积极参与以及寻求社会的全面支持、促成健康氛围的形成都起到极其重要的作用，没有健康教育就没有健康促进。

（3）健康教育需要健康促进的指导和支持。政府的承诺、政策、法规、组织和环境的支持以及群众的参与是健康教育强有力的支持。如果没有健康促进，健康教育尽管能在帮助个体或群体行为的改变上做出努力，但会显得支撑不够、软弱无力。

在实际工作中，有许多工作和项目需要健康教育、健康促进和卫生宣传共同参与，才能实现目标。

二、健康相关行为

（一）概念

健康相关行为是指个体或群体所表现出的与健康或疾病有关的行为。按照行为者对自身和他人健康状况的影响，一般可分为两大类：促进健康行为和危害健康行为。

1. 促进健康行为

促进健康行为是个体或群体表现出的客观上有利于自身和他人健康的行为。主要包括基本健康行为、保健行为、预警行为、避免有害环境行为以及戒除不良嗜好的行为。

2. 危害健康行为

危害健康行为又称为危险行为，是指偏离个人、他人、社会的健康期望，客观上不利于健康的行为。

第一，主要特点：① 对自身、他人或整个社会的健康有直接或间接、明显或潜在的危害作用。② 对健康的危害有相对的稳定性，即对健康的影响具有一定的强度和持续时间。③ 是个体在后天生活经历中习得的，故又称为"自我创造危险因素"。

第二，分类：包括不良生活方式与习惯、致病性行为模式、不良疾病行为以及违反社会法律或道德的危害健康行为四大类。

（二）不良生活方式影响健康的特点

（1）潜伏期长。不良生活方式形成以后，一般要经过相当长的时间才能对健康产生影响，出现明显的致病作用。

（2）特异性差。不良生活方式与疾病之间没有明确的对应关系。

（3）协同作用强。多种不良行为同时存在，各因素对身体的影响不是简单相加，而是互相增强，这种协同作用最终产生的危害大于每一因素单独作用之和。不良生活方式中的诸多因素联合起来可使其致病作用大增。

（4）变异作用大。相同的不良生活方式对个体产生危害的程度和强度、发生时间早晚不同。

（5）广泛存在性。不良生活方式广泛存在于日常生活中，在很多人身上有着诸多表现，其对健康的危害深而广泛。

三、健康相关行为改变的理论

健康相关行为的转变是一个复杂的过程，各国专家学者提出了多种转变行为的理论，以期改变人们的健康相关行为，促进人类健康。应用较多也比较成熟的理论模式有"知信行"模式、健康信念模式和行为转变阶段模式。

（一）"知信行"模式

"知信行"是知识、信念、行为的简称。该理论认为，卫生保健知识和信息是建立积极、正确的信念与态度，进而改变健康相关行为的基础，而信念和态度则是行为改变的动力。只有当人们了解了相关的健康知识，建立起积极、正确的信念和态度，才有可能主动地采取有益于健康的行为，转变危害健康的行为。

其中，"知"代表知识和学习，是基础。如果一个人不了解吸烟的危害，他不可能主动戒烟，但在现实生活中，知晓吸烟危害的男医生中却仍有半数人吸烟，这说明了解卫生保健知识只是行为改变的必要条件，并不是充分条件，要使他们主动戒烟，还需要一个关键因素——"信"，即信念和态度。信念是人们对生活中应遵循的原则的信仰，常与感情、意志一起支配人的行动；态度是指一个人对人、对事、对物和某种活动所持有的一种接近或背离、拥护或反对的稳定的心理倾向性。"行"则是产生促进健康行为、消除危害健康行为等行为改变的过程，是目标。健康教育就是这种促使知识转变成行为的重要外界条件。

但是，要使人们从接受知识到改变行为是一个非常复杂的过程，有许多因素可能影响这种转变，任何一个因素都有可能导致行为形成或改变的失败。

"知信行"模式直观明了，应用广泛。但该理论模式指导健康教育实际工作的作用比较有限，通常适用于一些非成瘾性并且行为效果比较明显的行为。

（二）健康信念模式

健康信念模式自20世纪50年代提出后，经过数位社会心理学家的修订逐步完善，被成功地应用于促进汽车安全使用、遵医行为和健康筛查等方面的健康教育工作中。

健康信念模式是用社会心理学方法解释健康相关行为的重要理论模式，它提出健康行为来自心理、社会因素的共同影响。该理论认为，健康信念是人们接受劝导、改变不良行为、采纳健康促进行为的基础。

健康信念模式认为人们要接受健康护理人员的建议而采取某种有益于健康的行为或放弃某种危害健康的行为，与下列因素有关：

1. 对疾病威胁的认知

（1）知觉到严重性。这是对疾病后果比较主观的评估，这种评估包括两个交叉的维度：其一，为疾病引起的个人后果，包括疼痛的严重程度、造成机能障碍的可能性及死亡的机会等；其二，为疾病引起的社会后果，包括对目前家庭的影响、丢掉工作、整个家庭中的情感痛苦以及社会关系等。知觉到严重性可能是使健康问题显得重要的动机因素，如那些相信吸烟会导致肺癌而致死的人可能会有戒烟的动机。不过，有时我们也会发现，人们似乎并没有依据他们对疾病严重程度的认识而采取预防行为。

（2）知觉到易感性。这是我们对自己感染某种疾病的概率的个人评估。其尺度取决于个人对健康和疾病的主观知觉，如某些疾病发病率高、流行范围广，易感性就大。

2. 对行为效果的期望

（1）知觉到益处。仅认识到危害性和严重性还不够，只有意识到自己为摒弃危害健康行为的代价（如时间、负担、毅力等）确实能换取到预计效果时，人们才会采取行动，并有明确的行动方式和路线。

（2）知觉到障碍。人们对采纳促进健康行为的困难的认知，是使行为巩固持久的必要前提。健康护理人员应该实事求是地指出改变某些不健康行为可能要付出的代价，比如花费大、比较痛苦、不方便等，而且应该帮助人们逐一克服畏难想法，这样才能保证健康教育的效果。近年来的研究表明，强调代价的信息更能刺激探查疾病的行为，而强调获益的信息更可能刺激保护健康的行为。

3. 自我效能

自我效能是指对自己的能力有正确的评价和判断，相信自己一定能通过努力成功地执行健康行为。自我效能的重要作用在于当认识到采取某种行动会面临障碍时，需要有克服障碍的信心和意志，才能完成这种行为。

此外，健康信念模式还重视促使某种行为发生的提示因素的存在，如大众媒体对疾病预防与控制的宣传、医生建议采纳健康行为、家人或朋友患有此种疾病等都有可能作为提示因素，促使个体采纳健康行为。提示因素越多，个体采纳健康行为的可能性越大。此外，该模式也关注行为者的特征对行为的影响，如年龄、性别、教育水平、家庭成员和团体帮助等因素，如年长吸烟者对烟草导致冠心病、肺癌的认知要比青年人深刻，因此戒烟的可能性比青年人大。例如，某人从电视和网络上看到有关吸烟危害健康的信息（提示因素），得知吸烟可能导致肺癌（严重性因素），使他想到自己需要戒烟以防止危害的发生，减少健康损失，而且可以减少经济开支（预期获得效益）。但是，戒烟可能会导致不适应，甚至影响进食、睡眠等（对困难的认识），如果不能克服这些困难，就会继续吸烟，并认为自己可能不会发生肺癌（存在侥幸心理）。如果此时自己周围的人员中有人因抽烟发生肺癌，该个体开始决心戒烟（认识到自己的易感性），如果正好有人戒烟成功，并且戒烟之后确实健康状况有所改善，如咳嗽停止等，就可能促进他戒烟行为的确立（健康行为得到强化）。

（三）行为转变阶段模式

行为转变阶段模式的理论依据是，人的行为变化是一个过程而不是一个事件，而且每个改变行为的人都有不同的需要和动机。阶段变化理论虽然形成至今 20 年不到，但其发展是迅速的。特别是在一些成瘾性行为的矫正和良好健康习惯的养成方面，实际运用具有较强说服力。这对于目前运用于慢性非传染性疾病人群的干预工作，对烟瘾的戒断和运动、多食用水果蔬菜的习惯养成很有帮助，实际应用前景相当广阔。

行为改变的心理发展过程可分解为五个阶段，具体如下：

1. 无准备阶段

这一阶段的个体对危险行为毫无认识。他们根本没有意识到自己存在不健康的行为，对其危害性也毫无认识，所以他们根本没有行为转变的动机。针对这个阶段的转变策略是帮助个体提高认识、普及有关知识、推荐有关读物和提供建议。当个体产生行为转变的需要时，继续给他们提供帮助，即进入下一阶段。

2. 犹豫不决阶段

当个体开始意识到问题的存在及其严重性，并考虑是否需要改变自己的行为时，在此阶段会产生犹豫不决的心理。针对这个阶段的转变策略是提供转变该行为的技能、指导行为转变的方法和步骤。

3. 准备阶段

个体开始树立必胜的信念，做出行为转变的承诺，开始有所行动。但此阶段刚开始会遇到困难，如果不能得到帮助和指导，行为的转变最容易在这个阶段失败。针对这个阶段的转变策略是让个体充分认识到行为转变的困难、提供规范性行为转变指南、制定切实可行的目标、确定转变行为的步骤。更重要的是寻求社会支持，包括同事、朋友和家属的支持，确定哪些人可以给他关怀和帮助。

4. 行动阶段

开始采取行动改变危险行为。这个阶段开始会遭遇更多困难，最需要帮助和支持。如果在这个阶段遭遇困难而没有准备、计划不明确、目标太模糊或缺少他人帮助等，常常导致行动的失败。针对这个阶段的转变策略是争取各种支持、帮助克服各种困难、提高社会支持和环境支持。

5. 维持阶段

行为转变已经取得初步成果，需要维持并加以巩固。许多人取得了行为转变成功之后，往往放松警戒而造成复发。复发的常见原因有过分自信、经不起引诱、精神或情绪困扰、自暴自弃等。针对这个阶段的转变策略是不断巩固和强化、去除诱发因素等，目标是取得更加显著的效益和成果。

另外，对于成瘾行为还有一个终止行为阶段，干预策略是较长期的随访，当戒断成瘾行为者遇到其他生活问题时予以支持，帮助防止其复发。

第二节　对患者健康教育的基本程序

一、评估

健康教育是一种教与学的过程。这一过程中的主要构成者有教育对象、教育者和环境。在进行健康教育之前，需要收集有关教育对象的主观资料和客观资料，确定他们的学习需要，了解影响教育和教育对象学习的因素、压力、有利因素和障碍，然后围绕这些因素进行计划。在评估下列各个因素时，向自己提问："这些因素会影响我的教育效果吗？我应该怎样解决？"

（一）教育对象的评估

（1）一般特点。例如性别、年龄、教育程度、生活背景、方言、既往健康史等，这些因素会影响其对健康教育的需求、兴趣和教育方式，所以要根据对象的一般特点有选择地提供教育方式，如文盲多就不能通过发放健康教育材料的方式进行。

（2）学习需要和兴趣。学习需要和兴趣是激发学习动机重要的内在因素，而健康教育的重要任务就是促进个体或群体形成动机，自愿地改变不健康的行为。没有需要和兴趣的学习是痛苦的，也是很难调动学习积极性的，会直接影响学习的效果。

教育者需了解的内容：目前有什么需要改变？最想知道什么？对健康教育的态度怎样？在落实有利于康复的行为时有哪些有利因素和不利因素？以前是否接受过有关方面的教育？注意不要通过问"你知道……吗"来判断，而应该用开放式的提问，如"请你谈一谈你平时是怎样控制饮食的"，而不要问"你知道糖尿病饮食的控制原则吗"。

（3）学习能力的评估。学习能力包括个体的年龄、视力、听力、记忆力、反应速度、身体状况等。

（二）教育者的评估

教育者的个人内在因素同样对学习起着重要的作用。教育者的评估主要从教学能力、教学态度、专业知识和技能、精力等方面进行评估。

（三）可用资源的评估

（1）进行教育所需的物质资源。

（2）教育对象的家庭及社区是否有可利用的资源。

二、制定健康教育目标

就护士对患者的健康教育来说，教学目标可分为护士教育目标和患者学习目标。护士教育目标是护士制订教育计划的依据，主要用来说明护士要给患者教什么和会产生什么结果。学习目标是患者为实现教育目标而确立的个体行为目标，主要用来说明患者需要学什么和将产生什么样的行为结果。

在确定教学目标时，护士应注意掌握分期性、一致性、可测性和参与性原则，根据患者住院不同阶段的治疗和护理要求，将患者教育的总目标分解为各阶段的分期目标，使教育目标循序渐进、相互渗透、环环相扣；制定的目标与患者学习需求、学习愿望和各阶段的治疗护理要求相一致；患者的学习目标应具有可测量指标，并能包含知识、技能、态度和行为等内容；教学目标应由护士与患者或家属共同制定，并鼓励患者及其家属积极参与教学活动。在制定目标时一定要注意现实性，要符合实际，一个健康教育工作者在有限的时间里，能提供给人们新信息的数量不可能太多，使人们态度和行为改变或自然社会环境改变的程度不可能太大，太多、太大则不现实了。

三、制订计划

第一，需要考虑的问题。

① 哪种方法最适合教育目标的达成？

② 哪种方法最能使教育对象接受？

③ 哪种方法用起来最顺手？

④ 怎样组织内容教育对象才容易接受？

第二，确定健康教育的内容。

第三，确定健康教育的方法。

四、实施

为了保证健康教育计划的完成，提高患者的学习效果，实施中必须遵循以下原则：

第一，有明确的实施目标。根据实施目标随时进行评价。

第二，建立融洽的护患关系。护患关系是实施计划的前提，良好的护患关系可以为患者提供一个轻松自如的学习环境。

第三，注意信息的双向沟通。护士通过有效的沟通，了解患者的需求，评估学习的效果。

第四，使用适宜的教育辅助材料。护士在健康教育过程中适当使用辅助材料或自制教具，以增强患者的参与性与教育过程的直观性和趣味性，提升教学效果。

第五，适当组织患者集体学习，集体学习不仅可以节省时间，还可以利用群体的动力，提高健康教育的效果。

五、评价

（一）过程评价

可以通过以下三种方式进行评价：

（1）自评。回答下面的问题："我在健康教育活动中有哪些方面做得比较好？""有没有我不满意的地方？下次我怎样改进？"强调总结对以后的教育活动有建设性的评价。

（2）同行评价。听取同行的评价和今后的改进意见，最好提供一份意见调查表给同行以便逐一评价。

（3）教育对象评价。注意教育对象的非语言表现，如他们是否感兴趣？注意力是否集中？是不是看着你？他们看上去很紧张还是很放松？或者是很困惑、很生气还是很忧虑？

（二）结果评价

根据教育目标来制定评价指标。结果评价主要了解相关知识、技能、态度、信念、价值观以及目标行为的改变情况。

（1）知识方面的改变：① 健康教育者对教育对象提问和讨论；② 观察和讨论教育对象如何将知识运用到现实情境中、如何解决问题；③ 观察教育对象如何应用新掌握的技能；④ 进行测验或问卷调查，结果可以与他们参加教育活动之前的情况相比较，或与没有参加教育活动的对照组进行比较。

（2）自我意识和态度方面的改变：① 观察教育对象在健康教育活动过程中及结束后的言行改变；② 请教育对象对自己的态度和价值观评分。

（3）决定方面的改变：请教育对象说出自己的打算，可通过访谈或调查问卷来了解。

经过评价以后，如果个体改变不理想的话，积极寻找原因，再对健康教育的计划进行修正。

第三节　常见的健康教育形式

一、面向个体的健康教育形式

（1）咨询。医务人员在为患者进行诊疗、保健的过程中，解答患者的疑问，帮助他们澄清观念，做出行为决策。

（2）交谈或个别访谈。通过面对面的直接交流传递健康信息，帮助教育对象学习健康知识，针对教育对象存在的具体问题，引导其改变不利于健康的态度、信念和行为习惯。

（3）指导。指导是指通过传授知识和技术，使教育对象学习和掌握自我保健的技能。

（4）编印健康教育处方。健康教育处方是医嘱形式的健康教育文字材料，供医护人员在随诊过程中发放使用。其特点是一病一议，针对某种疾病的特点，对患者进行防治知识、用药及生活方式方面的指导，指导患者在药物治疗的同时更多地注重预防保健和自我护理。

二、面向群体的健康教育形式

（1）卫生科普讲座。卫生科普讲座指针对社区群众关心的与群众健康密切相关的健康问题，通过系列讲座的形式进行普及。例如，心脑血管病的防治讲座、心理卫生知识讲座等。

（2）卫生科普知识晚会。用文艺形式宣传卫生知识，晚会一般以文艺演出为主，可以穿插本社区与健康相关的人和事，还可适当配合演说、板报展示等形式。卫生科普晚会要注意内容的选择，避免因注重娱乐性而忽视科学性；同时要注意调动群众的积极性，组织社区群众广泛参与。

（3）卫生知识竞赛。卫生知识竞赛是一种参与人数多、普及面广、社会影响大、传播内容深入规范、能够充分调动参与者积极性的教育方式，但组织工作难度较大。

（4）发放卫生科普资料。向社区居民发放传单、小册子、小折页等卫生科普资料，也是社区健康教育的一种常用方法。

三、面向大众的健康教育形式

（1）卫生墙报、橱窗。这种方法是指利用街道、单位的黑板报、宣传板、宣传橱窗来宣传卫生知识。比如，在社区内设置卫生报栏就是一种受群众欢迎的方式，其特点是经济实用、简便易行、图文并茂，为群众喜闻乐见，便于经常更换。

（2）流动卫生科普展板。卫生科普展板是利用展示陈列的形式，将卫生知识通过结合照片、图画等，以图文并茂的方式表现出来，然后制作设有支架的系列展板到各社区或单位流动展出。这种教育方式比较灵活，而且具有通俗化、形象化、艺术化的特点。注意展板的主题要明确，内容要集中，要配有文字说明，最好配备讲解和现场咨询人员。

（3）利用电教设备或者网络进行健康教育。在社区卫生服务中心的门诊可以播放卫生科普片，有条件的社区可以通过闭路电视或者健康教育网站进行健康教育。

以上几类健康教育形式在实际应用中各有利弊。例如，群体教育相对来说更有组织性，一般适用于大小团体，但其教育对象比较被动，反馈也相对受限；而个别教育比较有针对性，也容易接受反馈，但只适用于小规模的健康教育。因此，在进行健康教育时，必须灵活掌握，选择适当的教育形式。

第四节　常用健康教育技巧

一、个别咨询技巧

这是最简易的教学方式，随时随地都可施行。

（一）了解需要咨询的问题

在与对方会谈时，首先要与其建立融洽的人际关系，继而设法了解或识别对方遇到的困难及问题。

（二）个别咨询技巧

除了基本的沟通技巧外，还应注意下列事项：

（1）建立信任关系。事前应对会谈对象的背景资料（如姓名、职业、教育程度等）有所了解，并先从其较关心的事谈起。

（2）交谈内容具有专业性。护士本身应对所要谈的内容具有相当的知识，并在事前充分准备，但要注意通俗易懂。

（3）内容少而精。最好每次只将两三个重要观念告诉对方，务必让其充分了解并消化。

（4）教育辅助材料的使用。尽量使用辅助材料协助说明。

（5）示教与回示教。有关技能的指导应该采用示范教育的办法，并通过回示教了解教育对象的掌握情况。

（6）重复和总结。注意适当重复和总结，以便加深记忆。

（7）注意反馈。不要只顾着自己讲话，应鼓励教育对象多谈，以便了解他们的问题与需要，以及他们对内容的了解情况。不要讥笑或批评对方的想法幼稚，应尊重对方。

（8）会谈结束注意事项。会谈结束要确定对方确实了解了教育的内容，同时应留下宣传单等资料，以便教育对象复习或分送他人。必要时可预约下次会谈时间。

二、健康教育讲座技巧

护士进行健康教育的一个重要形式就是进行健康教育讲座，此时首先要考虑的是需要教什么？怎么教效果才最好？教完以后的效果如何？这就回答了具体的基本步骤：要先进行评估、确立教学目标，然后采用适当的方法，教育结束之后要有评价，评价的结果又可作为再次教育的参考，所以教育步骤应是一个连续不断的循环过程，以下分别介绍健康教育讲座的各个步骤。

（一）备课

1. 评估

评估包括对教育对象的评估、教育者的评估和教学场地的评估。

2. 确定讲座的教学目标

目标的陈述和制定护理目标的要求相同，要求所陈述的目标具有可测量性。另外，要注意目标的现实性，不应求多求大。

3. 制订讲座计划

第一，确定教学内容。① 针对教学目标来选择教学内容，护士应该选择教育对象最需要了解的内容安排讲座。一次教学的内容不宜过多，一般成年人一次可记住 5 ~ 7 条内容，为加深个体的记忆每次仅讲授 3 ~ 4 条核心内容即可。② 注意内容的实用性和可操作性。例如，教会糖尿病病人如何保护足部比仅仅告诉他们"应该保护足部"的信息更为关键。③ 确定内容的讲授顺序，一般原则是从简单到复杂，从具体到抽象，从重要到不重要，从最熟悉到最不熟悉的顺序安排。

第二，确定健康教育的方法。教学方法多种多样，包括讲授、讨论、角色扮演、示教与回示教等，需根据特定的场合、教育对象的特点选择合适的方法。

第三，教学媒体的制作要点。讲座如果使用 PowerPoint 文件，有几点需要特别注意：① 一张幻灯片中的内容不宜过多，只能涉及一个主题；② 文字精练；③ 一屏文字最好不超过 7 行，每行以 15 字为宜，英文字母不超过 25 个；④ 针对老年人的讲座特别需要注意文字不宜过小；⑤ 画面尽量简洁，色彩协调统一，画面中颜色不超过 5 种，背景不宜过于鲜艳，不宜频繁变换背景图片及文字颜色；⑥ 选择动画效果时切忌变换繁杂，注意符合视觉习惯，不要加入不必要的声音。

4. 场地的准备

实地看看场地大小是否符合要求；讲座所需的音响、电源、照明等设备是否处于正常工作状态；教学辅助设备如多媒体、投影仪、音像器材等是否运转正常，随时可以投入使用；教材、教具是否准备好。此外，对讲座场地的周围环境、噪声等也应采取相应的控制措施，最大限度地保证良好的培训环境。

（二）讲座过程中的注意事项

（1）开场说明。讲座之初，要说明讲课的内容，明确讲座的目标以及持续时间，让教育对象做到心中有数。

（2）使用简单的日常用语。尽可能用教育对象熟悉的语言解释问题，避免用医学术语。多讲故事、多用口诀，比如洪昭光教授进行健康教育时风趣幽默的风格，就值得学习。

（3）强调教育对象的参与互动。在讲座过程中可以采取提问、讨论、游戏等形式增强教育对象的参与感，增强其积极性。

（4）重视反馈。讲座同时观察教育对象的反应，重视反馈，及时回答他们的提问。如果发现教育对象出现注意力不集中或是不耐烦的情况，要了解他们的需要，及时调整教学方案。

（5）重复和总结。某些重点内容，要注意重复，以加深教育对象的印象。

（6）播放多媒体或者演示挂图的注意事项。① 距离适中，保证所有教育对象都能看清楚；② 面向教育对象，身体站在多媒体或屏幕一侧，避免挡住部分人的视线；③ 重点讲解材料中的主要内容，边讲解边指示；④ 有计划地提出问题或让教育对象提问题，对他们不清楚的地方做进一步的解释；⑤ 利用电脑播放 PowerPoint 文件时，切忌过分依赖投影或始终站在电脑前，要发挥自身的主导作用，使讲座生动有趣。

（三）评价

讲座结束后，可以进行自我评价，也可通过发放问卷或调查表的方式，请教育对象进行评价。

三、健康教育文字资料的制作与使用技巧

（一）制作原则

（1）科学性。科学性是制作和评价文字资料的关键和灵魂。要做到这一点，护士必须认真研究准备制作的健康教育材料的主题，参考权威书籍及文献，并需通过同行、医生的审核后方可使用。

（2）实用性。健康教育的目的是帮助个体或群体掌握健康知识、改变不良态度、形成健康行为，所以文字材料也要根据不同的教育目的来组织，提供的内容要有实用性和可操作性。比如，慢性病患者一般在社区中康复，是健康教育的主要对象，所以在有关疾病保健的材料中要告诉患者在哪些情况下应及时就医。

（3）时效性。医学护理科学发展迅速，健康教育内容也要与时俱进，体现最新的研究成果。另外，健康教育的内容要符合社会的需要。

（4）可读性。内容表达尽量通俗，把阅读水平控制在小学四年级左右。

（5）趣味性。如果文字资料有趣味性的话，就容易受到教育对象的喜爱，便于他们阅读和理解，因此可适当运用图片或者风趣幽默的言语来表达。

由于制作健康教育文字资料比较难，而且比较费时费力，故当需要某一主题的文字资料供健康教育之用时，可以上述原则为标准，考察是否有现成的资料可以利用。如果资料不合适，再着手制作。

（二）制作要点

1.内容的组织

除了必须遵循的制作原则外，还需注意以下几点：

（1）内容的选取。首先应该选择教育对象需要的最基本、最重要的信息，而不是把所有相关的信息都加以罗列。内容不要贪多，一般不超过五个主要内容，以免增加教育对象理解和记忆的负担。以"教育对象想知道的"和"教育对象必须知道的"内容为重点。比如，有不少关于预防艾滋病的材料都是从"艾滋病的医学全称是获得性免疫缺陷综合征"开始的，其实，大多数老百姓都不需要知道这条信息，因为这条信息与他们采取预防艾滋病的行为没有重要的关系，而且他们也很难记住这条信息。

（2）顺序的安排。在开篇处写下该资料的主要目的和目标。由于记忆的前摄效应和倒摄效应，中间部分的文字材料容易被忽视和遗忘，因此在不明显违反内容逻辑性的前提下，建议按照教育对象最关心的内容来安排顺序，即把最关心或最重要的问题放在前面，这样既便于他们记忆也容易吸引他们继续阅读。如果必须放在中间，可采用吸引注意力的办法，如插入图片或者改变字体、字号等。

（3）附加信息。建议在文字资料上注明制作日期、修改版次、地址和联系电话。

2. 表达方面

（1）使用简单通俗的词语。避免使用医学术语和专业性的统计资料，特别是英文缩写。如果实在没有其他的词代替，则需要解释英文的含义。注意保持术语前后一致。如果属于比较生僻的词，最好标明拼音，便于教育对象顺利读出。

（2）尽量使用短句和短段落。每句话不超过 15 个字，一句话表达一个主要意思。一个段落最好不超过 5 行，并且只表达一个中心。把重点内容用条目的形式列出，使用数字来表明条目数，便于教育对象记忆。如果要帮助他们掌握某种操作技能，不能光用文字平铺直叙，可用"首先、其次、再次、最后"等词表示程式化，最好辅以反映动作要领的图片。

（3）人性化的表述。采用第二人称描述。减少用"不要、禁止"或恐吓性词语，换之以"建议、最好"。

（4）图片的选配。合适的图片便于教育对象理解和记忆，同时也增加趣味性和生动性。插图要简单明了，最好是即使没有文字解释他们也能看懂。关于行为、技能方面的内容，图片要能展现动作技巧，最好只呈现正确的动作和行为，如果必须呈现错误以起到警示作用的话，最好在图上有明确的错误标志。

3. 版式方面

标题和正文的字体要有所区别，突出显示重点词语。一般可以用 12 或 14 号大小的字，选用宋体作为正文便于阅读。避免大段的文字使用斜体或其他字体。版面不要安排得太紧，可用 1.5 倍行距，右边可以增加页边距，便于教育对象做记录。

4. 评价及修改

制作结束后，请同行、医生提意见和建议。同时给不同背景和教育程度的读者阅读，请他们提出意见和看法（包括内容的科学性、可接受程度等）。一般来说，一份材料从初稿到定稿需要经过 2 ~ 3 次的修改过程。

一份健康教育材料经过计划—制作—评价—修订之后就可以投入印刷使用了。

（三）健康教育文字材料的使用

一般来说，发放给个人或家庭使用的健康教育处方、折页、小册子等文字材料，应对材料的使用方法给予具体指导，主要技巧有：① 向教育对象强调学习和使用材料的重要性，引起对方的重视。② 提示材料中的重点内容，引导教育对象加强学习和记忆。③ 讲解具体的使用或操作方法，使教育对象能够遵照有关步骤自行操作。④ 在患者复诊或再次进行家访时，了解材料的保管和使用情况，必要时再次给予辅导。

四、面向大众材料的使用技巧

在医院或其他公共场所经常张贴使用的媒体材料有宣传画、墙报、报纸等，一般来说，这类材料只能由大众选择性地接收，卫生工作人员不太可能向人们做直接的讲解、说明。在使用上应注意以下几点。

1. 地点

张贴和摆放使用的地点要选择人们经常通过又易于驻足的地方，如病房走廊、门诊的候诊室。注意挂贴在光线明亮的地方，以便阅读。

2. 位置

挂贴的位置应醒目，高度以成人阅读时不必过于仰头为宜。有的单位为了保护材料不被损坏，把宣传画、墙报贴得过高，不便于读者阅读甚至难以注意到，影响传播效果。

3. 更换

应该根据宣传重点和季节等因素更换材料，以便读者保持新鲜感。

4. 维护和保养

注意维护和保养，发现有损坏应及时修补或更换。

第九章　护理理论

第一节　系统化整体理论

一、系统理论的产生

系统，作为一种思想，早在古代就已萌芽，但作为科学术语使用，还是在现代。系统论的观点起源于 20 世纪 20 年代，由美籍奥地利理论生物学家路·贝塔朗菲提出，他先后发表了《理论生物学》和《现代发展理论》，提出用数学和模型来研究生物学的方法和机体系统论概念，可视为系统论的萌芽。贝塔朗菲第一次提出一般系统论的概念，以其为首的科学家创办了"一般系统论学会"。贝塔朗菲发表了《一般系统论——基础、发展与应用》。系统论主要解释了事物整体及其组成部分间的关系以及这些组成部分在整体中的相互作用。其理论框架被广泛应用到许多科学领域，如物理、工程、管理及护理等，并日益发挥重大而深远的影响。

二、系统的基本概念

（一）系统的概念

系统是由相互联系、相互依赖、相互制约、相互作用的事物和过程组成的，具有整体功能和综合行为的统一体。各种系统，尽管它的要素有多有少，具体构成千差万别，但总有两部分组成：一部分是要素的集合；另一部分是各要素间相互关系的集合。

（二）系统的基本属性

系统是多种多样的，但都具有共同的属性。

1. 整体性

组成系统的每个部分都具有各自独特的功能，但这些组成部分不具有或不能代表系统的总体特性。系统整体并不是由各组成部分简单罗列和相加构成的，各部分必须相互作用、相互融合才能构成系统整体。因此，系统整体的功能大于并且不同于各组成部分的总和。

2. 相关性

系统的各个要素之间都是相互联系、相互制约的，若任何要素的性质或行为发生变化，都会影响其他要素，甚至系统整体的性质或行为，如人是一个系统，作为一个有机体，由生理、心理、社会文化等各部分组成，其整体生理机能又由血液循环、呼吸、消化、泌尿、神经肌肉和内分泌等不同系统和组织器官组成。当一个人神经系统受到干扰时，就会影响他的消化系统、心血管系统的功能。

3. 层次性

对于一个系统来说，它既是由某些要素组成，同时，它自身又是组成更大系统的一个要素，系统的层次间存在着支配与服从的关系。高层次支配低层次，决定系统的性质，低层次往往是基础结构。

4. 动态性

系统是随时间的变化而变化的。系统进行活动必须通过内部各要素的相互作用，能量、信息、物质的转换，内部结构的不断调整以达到最佳功能状态。此外，系统为适应环境，维持自身的生存与发展，需要与环境进行物质、能量、信息的交流。

5. 预决性

系统具有自组织、自调节能力，可通过反馈适应环境，保持系统稳态，这样就呈现某种预决性。预决性程度标志着系统组织水平高低。

三、系统的分类

自然界或人类社会存在千差万别的各种系统，可从不同角度对它们进行分类。分类方法如下。

（一）按组成系统的要素性质分类

系统可分成自然系统与人造系统。自然系统如生态系统、人体系统等；人造系统如机械系统、计算机软件系统等。自然系统与人造系统的结合，称复合系统，如医疗系统、教育系统。

（二）按组成系统的内容分类

系统可分为物质系统与概念系统。物质系统如动物、仪器等；概念系统如科学理论系统、计算机程序软件等。多数情况下，物质系统与概念系统是相互结合、密不可分的。

（三）按系统与环境的关系分类

系统可分为开放系统与封闭系统。封闭系统是指与环境间不发生相互作用的系统，即与环境没有物质、信息或能量的交换，事实上绝对的封闭系统是不存在的。与封闭系统相反，开放系统是指通过与环境间的持续相互作用，不断进行物质、能量和信息交流的系统，如生命系统、医院系统等。在开放系统中，按系统有无反馈可分为开环系统与闭环系统。没有反馈的系统称开环系统，有反馈的系统称闭环系统。

（四）按系统运动的属性分类

系统可分为动态系统与静态系统。动态系统如生物系统、生态系统；静态系统如一个建筑群、基因分析图谱等。

四、系统理论的基本原则及在护理实践中的应用

（一）整体性原则

整体性原则是系统理论最基本的原则，也是系统理论的核心。

1. 从整体出发，认识、研究和处理问题

护理人员在处理患者健康问题时，要以整体为基本出发点，深入了解、把握整体，找出解决问题的有效方法。

2. 注重整体与部分、部分与部分之间的相互关系

从整体着眼，从部分入手，把护理工作的重点放在系统要素的各种联系关系上。如医院的护理系统从护理部到病区助理护士，任何一个要素薄弱，都会影响医院护理的整体效应。

3. 注重整体与环境的关系

整体性原则要求护理人员在护理患者时，要考虑系统对环境的适应性，通过调整人体系统内部结构，使其适应周围环境，或是改变周围环境，使其适应系统发展的需要。

（二）优化原则

系统的优化原则是通过系统的组织和调节活动，达到系统在一定环境下的最佳状态，发挥最好功能。

1. 局部效应应服从整体效应

系统的优化是与系统整体性紧密联系的，当系统的整体效应与局部效应不一致时，局部效应须服从整体效应。护理人员在实施护理计划中，要善于抓主要矛盾，追求整体效应，实现护理质量、效率的最优化。

2. 坚持多极优化

优化应贯穿系统运动全过程。护理人员在护理患者时，为追求最佳护理活动效果，在确定患者健康问题、确定护理目标、制订护理措施、实施护理计划、建立评价标准等方面都要进行优化抉择。

3. 优化的绝对性与相对性相结合

优化本身的"优"是绝对的，但优化的程度是相对的。护理人员在工作中选择优化方案时，应从实际出发、科学分析、择优而从，如工作中常会遇到一些牵涉多方面的复杂病情的患者或复杂研究问题，往往会出现这方面问题解决较好，而那方面问题却未能很好地解决，且难找到完善的方案。这就要在相互矛盾的需求之中，选择一个各方面都较满意的相对优化方案。

（三）模型化原则

预先设计一个与真实系统相似的模型，通过对模型的研究来描述和掌握真实系统的特征和规律的方法称模型化。在模型化过程中须遵循的原则称模型化原则。在护理研究领域中应用的模型有多种，如形态上可分为具体模型与抽象模型。从性质上可分

为结构模型与功能模型。在设计模型进行护理研究时，必须遵循模型化原则。模型化原则有以下三个方面。

1. 相似性原则

模型必须与原型相似，这样建立的模型才能真正反映原型的某些属性、特征和运动规律。

2. 简化原则

模型既应真实，又应是原型的简化，如无简化性，模型就失去了它存在的意义。

3. 客观性原则

任何模型总是真实系统某一方面的属性、特征、规律性的模仿，因此建模时，要以原型作为检验模型真实性的客观依据。

第二节　人类基本需要层次论

一、需要概述

每个人都有一些基本的需要，包括生理的、心理的和社会的。这些需要的满足使人类得以生存和繁衍发展。

（一）需要的概念

需要是人脑对生理与社会要求的反应。人类的基本需要具有共性，在不同年代、不同地区或不同人群中，为了自身与社会的生存与发展，必须对一定的事物产生需求，例如食物、睡眠、情爱、交往等，这些需求反映在个体的头脑中，就形成了他的需要。当个体的需要得到满足时，就处于一种平衡状态，这种平衡状态有助于个体保持健康。反之，当个体的需要得不到满足时，个体则可能陷入紧张、焦虑、愤怒等负面情绪中，严重者可导致疾病的发生。

（二）需要的特征

1. 需要的对象性

人的任何需要都是指向一定对象的。这种对象既可以是物质性的，也可以是精神性的。无论是物质性的还是精神性的需要，都须有一定的外部物质条件才可获得满足。

2. 需要的发展性

需要是个体生存发展的必要条件，如婴儿期的主要需要是生理需要，少年期则产生了尊重的需要。

3. 需要的无限性

需要不会因暂时满足而终止，当某些需要满足后，还可产生新的需要，新的需要就会促使人们从事新的满足需要的活动。

4. 需要的社会历史制约性

人的各种需要的产生及满足均可受所处环境条件与社会发展水平的制约。

5. 需要的独特性

人与人之间的需要既有相同，也有不同，其需要的独特性是个体的遗传因素、环境因素所决定的。在临床工作中，护理人员应细心观察患者需要的独特性，及时给予合理的满足。

（三）需要的分类

常见的分类有两种。

1. 按需要的起源分类

需要可分生理性需要与社会化需要。生理性需要如饮食、排泄等；社会性需要如劳动、娱乐、交往等。生理性需要的主要作用是维持机体代谢平衡；社会性需要的主要作用是维持个体心理与精神的平衡。

2. 按需要的对象分类

需要可分物质需要与精神需要。物质需要如衣、食、住、行等；精神需要如认识的需要、交往的需要等。物质需要既包括生理性需要，也包括社会性需要；精神需要是指个体对精神文化方面的要求。

（四）需要的作用

需要是个体从事活动的基本动力，是个体行为积极性的源泉。根据需要的作用，护理人员在护理患者时，既要满足患者的基本需要，又要激发患者依靠自己的力量恢复健康的需要。

二、需要层次理论

许多哲学家和心理学家试图将人的需要这一概念发展成理论，并用以解释人的行为。心理学家亚伯拉罕·马斯洛提出了人类基本需要层次论，这一理论已被广泛应用于心理学、社会学和护理学等许多学科领域。

（一）需要层次论的主要内容

马斯洛将人类的基本需要分为 5 个层次，并按照先后次序，由低向高依次排列，包括生理的需要、安全的需要、爱与归属的需要、尊敬的需要和自我实现的需要。

1. 生理的需要

生理的需要是人类最基本的需要，包括食物、空气、水、温度（衣服和住所）、排泄、休息和避免疼痛。

2. 安全的需要

人需要一个安全、有秩序、可预知、有组织的世界，以使其感到有所依靠，不被意外的、危险的事情所困扰，即包括安全、保障、受到保护以及没有焦虑和恐惧。

3. 爱与归属的需要

人渴望归属于某一群体并参与群体的活动和交往，希望在群体或家庭中有一个适当的位置，并与他人有深厚的情感，即包括爱他人、被爱和有所归属，免受遗弃、拒绝、举目无亲等痛苦。

4. 尊敬的需要

尊敬的需要是个体对自己的尊严和价值的追求，包括自尊和被尊敬两方面。被尊敬需要的满足可使人感到自己有价值、有能力、有力量和必不可少，使人产生自信心。

5. 自我实现的需要

自我实现的需要是指一个人要充分发挥自己才能与潜力的要求，是力求实现自己可能之事的要求。

马斯洛在晚年时，又把人的需要概括为三大层次：基本需要、心理需要和自我实现需要。

（二）各需要层次之间的关系

马斯洛不仅将人的需要按照不同层次进行了划分，而且十分强调各层次之间的关系。他指出如下几点。

（1）必须首先满足较低层次的需要，然后再考虑满足较高层次的需要，生理需求是最低层次的，也是最重要的，人只有在最基本的生理需要满足后，才得以维持生命。

（2）通常一个层次的需要被满足后，更高一层的需要才会出现，并逐渐明显和强烈。例如，人的生理需要得到满足后，会争取满足安全的需要。同样，在安全的需要满足之后，才会提出爱和更高层次的需要。但是，有些人在追求满足不同层次的需要时会出现重叠，甚至颠倒。例如，有的科研工作者为探求科学真理（自我实现），不顾试验场所可能存在危害生命的因素（安全的需要）；有的运动员为夺冠，为祖国争光（自我实现），不考虑自己可能会受伤甚至致残（生理和安全的需要），也要勇往直前。

（3）维持生存所必需的低层次需要是要求立即和持续予以满足的，如氧气；越高层次的需要越可被较长久地延后，如性的需要、尊敬的需要等。但是，这些可被暂时延缓或在不同时期有所变化的需要是始终存在的，不可被忽视。

（4）人们满足较低层次需要的活动基本相同，如对氧的需要，都是通过呼吸运动来满足。而越是高层次的需要越为人类所特有，人们采用的满足方式越具有差异性，如满足自我实现的需要时，作家从事写作，科学家做研究，运动员参加竞赛等。同时，低层次需要比高层次需要更易确认、更易观测、更有限度，如人只吃有限的食物，而友爱、尊重和自我实现需要的满足则是无限的。

（5）随着需要层次向高层次的移动，各种需要满足的意义对每个人来说越具有差异性，这是受个人的愿望、社会文化背景以及身心发展水平所决定的。例如，有的人有一个稳定、受他人尊敬的职位就很满意了，而有的人还要继续学习，获得更高的学位，不断进步和提升。

（6）各需要层次之间可相互影响。例如，有些较高层次需要并非生存所必需，但它能促进生理机能更旺盛，使人的健康状态更佳、生活质量更高，如果不被满足，会引起焦虑、恐惧、抑郁等情绪，导致疾病发生，甚至危及生命。

（7）人的需要满足程度与健康成正比。当所有的需要被满足后，就可达到最佳的健康状态。反之，基本需要的满足遭受破坏，会导致疾病。人若生活在高层次需要被满足的基础上，就意味着有更好的食欲和睡眠、更少的疾病、更好的心理健康和更长的寿命。

（三）需要层次论对护理的意义

需要层次论为护理学提供了理论框架，它是护理程序的理论基础，可指导护理实践有效进行。① 帮助护理人员识别患者未满足的需要的性质，以及对患者所造成的影响。② 帮助护理人员根据需要层次和优势需要，确定需要优先解决的健康问题。③ 帮助护理人员观察、判断患者未感觉到或未意识到的需要，给予满足，以达到预防疾病的目的。④ 帮助护理人员对患者的需要进行科学指导，合理调整需要间的关系，消除焦虑与压力。

三、影响需要满足的因素

当人的需要大部分被满足时，人就能处于一种相对平衡的健康状态。反之，会造成机体环境的失衡，导致疾病的发生。因此，了解可能影响人的需要满足的障碍因素十分必要。

（一）生理的障碍

生理的障碍包括生病、疲劳、疼痛、躯体活动有障碍等，如因腹泻而影响水、电解质的平衡以及食物摄入的需要。

（二）心理的障碍

人处于焦虑、恐惧、愤怒、兴奋或抑郁等状态时会影响基本需要的满足，如引起食欲改变、失眠、精力不集中等。

（三）认知的障碍和知识缺乏

人要满足自身的基本需要是要具备相关知识的，如营养知识、体育锻炼知识和安全知识等，人的认知水平较低时会影响对有关信息的接收、理解和应用。

（四）能力障碍

一个人具备多方面能力，如交往能力、动手能力、创造能力等。当个体某方面能力较差时，就会导致相应的需要难以满足。

（五）性格障碍

一个人性格与他的需要产生与满足有密切关系。

（六）环境障碍

如空气污染、光线不足、通风不良、温度不适宜、噪声等都会影响某些需要的满足。

（七）社会障碍

缺乏有效的沟通技巧、社交能力差、人际关系紧张、与亲人分离等会导致缺乏归属感和爱，也可影响其他需要的满足。

（八）物质障碍

需要的满足要具备一定的物质条件，当物质条件不具备时，以这些条件为支撑的需要就无法满足。如生理需要的满足需要食物、水；自我实现需要的满足需要书籍、实验设备等。

（九）文化障碍

如地域习俗的影响、信仰、观念的不同、教育的差别等，都会影响某些需要的满足。

四、患者的基本需要

一个人在健康状态下能够由自己来满足各类需要，但在患病时，情况就发生了变化，许多需要不能自行满足。这就需要护理人员作为一种外在的支持力量，帮助患者满足需要。

（一）生理的需要

1. 氧气

缺氧、呼吸道阻塞、呼吸道感染等。

2. 水

脱水、水肿、电解质紊乱、酸碱失衡。

3. 营养

肥胖、消瘦、各种营养缺乏、不同疾病（如糖尿病、肾脏疾病）的特殊饮食需要。

4. 体温

过高、过低、失调。

5. 排泄

便秘、腹泻、大小便失禁等。

6. 休息和睡眠

疲劳、各种睡眠形态紊乱。

7. 避免疼痛

各种类型的疼痛。

（二）刺激的需要

患者在患病的急性期，对刺激的需要往往不很明显，当处于恢复期时，此需要的满足日趋重要。如长期卧床的患者，如果他心理上刺激的需要、生活上活动的需要不满足，那就意味着其心理、生理都在退化。因此，卧床患者需要翻身、肢体活动，以减轻或避免皮肤受损、肌肉萎缩等。

长期单调的生活不但引起体力衰退、情绪低落，智力也会受到影响。故应注意环境的美化，安排适当的社交和娱乐活动。长期住院的患者更应注意满足刺激的需要，如布置优美、具有健康教育性的住院环境，病友之间的交流和娱乐等。

（三）安全的需要

患病时由于环境的变化、舒适感的改变，安全感会明显降低，如担心自己的健康没有保障，寂寞和无助感，怕被人遗忘和得不到良好的治疗和护理，对各种检查和治疗产生恐惧和疑虑，对医护人员的技术不信任，担心经济负担问题等。具体护理内容包括以下两点。

1. 避免身体伤害

应注意防止发生意外，如地板过滑、床位过高或没有护栏、病室内噪声、院内交叉感染等均会对患者造成伤害。

2. 避免心理威胁

应进行入院介绍和健康教育，增强患者的自信心和安全感，使患者对医护人员产生信任感，促进治疗和康复。

（四）爱与归属的需要

患病住院期间，由于与亲人的分离和生活方式的变化，这种需要的满足受到影响，就变得更加强烈，患者常常希望得到亲人、朋友和周围人的亲切关怀、理解和支持。护理人员要通过细微、全面的护理，与患者建立良好的护患关系，允许家属探视，鼓励亲人参与护理患者的活动，帮助患者之间建立友谊。

（五）自尊与被尊敬的需要

在爱和所属的需要被满足后，患者也会感到被尊敬和被重视，因而这两种需要是相关的。患病会影响自尊需要的满足，患者会觉得因生病而失去自身价值或成为他人的负担。护理人员在与患者交往中，始终保持尊重的态度、礼貌的举止。

注意帮助患者感到自己是重要的、是被他人接受的，如礼貌称呼患者的名字，而不是床号；初次与患者见面时，护士应介绍自己的名字；重视、听取患者的意见；让患者做力所能及的事，使患者感到自身的价值。

在进行护理操作时，应注意尊重患者的隐私，减少暴露；为患者保密；理解和尊重患者的个人习惯、价值观、宗教信仰等；不要把护士自己的观念强加给患者，以增加其自尊和被尊敬感。

（六）自我实现的需要

个体在患病期间最受影响而且最难满足的需要是自我实现的需要。特别是有严重的能力丧失时，如失明、耳聋、失语、瘫痪、截肢等对人的打击更大。但是，疾病也会对某些人的成长起到促进作用，从而对自我实现有所帮助。此需要的满足因人而异，护理的功能是切实保证低层次需要的满足，使患者意识到自己有能力、有潜力，并加强学习，为自我实现创造条件。

五、满足患者需要的方式

护理人员满足患者需要的方式有三种。

（一）直接满足患者的需要

对于暂时或永久丧失自我满足某方面需要能力的患者，护理人员应采取有效措施来满足患者的基本需要，以减轻痛苦，维持生存。

（二）协助患者满足需要

对于具有或恢复一定自我满足需要能力的患者，护理人员应有针对性地给予必要的帮助和支持，提高患者的自护能力，促进早日康复。

（三）间接满足患者的需要

可通过卫生宣教、健康咨询等多种形式为护理对象提供卫生保健知识，避免健康问题的发生或恶化。

第三节　应激与适应理论

一、应激及其相关内容

（一）应激

应激，又称压力或紧张，是指内、外环境中的刺激物作用于个体而使个体产生的一种身心紧张状态。

应激可降低个体的抵抗力、判断力和决策力，例如面对突如其来的意外事件或长期处于应激状态，可影响个体的健康甚至致病；但应激也可促使个体积极寻找应对方法、解决问题，如面临高考时紧张复习、护士护理患者时遇到疑难问题设法查阅资料、请教他人等。人在生活中随时会受到各种刺激物的影响，因此应激贯穿于人的一生。

（二）应激源

应激源又称压力源或紧张源，任何对个体内环境的平衡造成威胁的因素都称为应激源。应激源可引起应激反应，但并非所有的应激源对人体均产生同样程度的反应。常见的应激源分为以下三类：

1.一般性的应激源

（1）生物性：各种细菌、病毒、寄生虫等。

（2）物理性：温度、空气、声、光、电、外力、放射线等。

（3）化学性：酸、碱、化学药品等。

2.生理病理性的应激源

（1）正常的生理功能变化：如月经期、妊娠期、更年期，或基本需要没有得到满足，如饮食、性欲、活动等。

（2）病理性变化：各种疾病引起的改变，如缺氧、疼痛、电解质紊乱、乏力，以及手术、外伤等。

3.心理和社会性的应激源

（1）一般性社会因素：如生离死别、搬迁、旅行、人际关系纠葛及角色改变，如结婚、生育、毕业等。

（2）灾难性社会因素：如地震、水灾、战争、社会动荡等。

（3）心理因素：如应付考试、参加竞赛、理想自我与现实自我冲突等。

（三）应激反应

应激反应是对应激源的反应，可分为两大类。

1.生理反应

应激状态下身体主要器官系统产生的反应包括心率加快、血压增高、呼吸深快、恶心、呕吐、腹泻、尿频、血糖升高、伤口愈合延迟等。

2.心理反应

如焦虑、抑郁，使用否认、压抑等心理防卫机制等。

一般来说，生理和心理反应经常是同时出现的，因为身心是持续互相作用的。应激状态下出现的应激反应常具有以下规律：①一个应激源可引起多种应激反应的出现，如当贵重物品被窃后，个体可能出现心悸、头晕，同时感觉愤怒、绝望，此时，头脑混乱无法做出正确决定。②多种应激源可引起同一种应激反应。③对极端的应激源，如灾难性事件，大部分人都会以类似的方式反应。

二、有关应激学说

汉斯·塞尔耶是加拿大的生理学家和内分泌学家，也是最早研究应激的学者之一。塞尔耶在《应激》一书中就阐述了他的应激学说，他的一般理论对全世界的应激研究产生了影响。他认为应激是身体对任何需要做出的非特异性反应。例如，不论个人是处于精神紧张、外伤、感染、冷热、X光线侵害等任何情况下，身体都要发生反应，而这些反应是非特异性的。

塞尔耶还认为，当个体面对威胁时，无论是什么性质的威胁，体内都会产生相同的反应群，他称之为全身适应综合征（GAS），并提出这些症状都是通过神经内分泌途径产生的。

全身适应综合征解释了为什么不同的应激源可以产生相同的应激反应，尤其是生理应激的反应。此外，塞尔耶还提出了局部适应综合征（LAS）的概念，即机体对应激源产生的局部反应，这些反应常发生在某一器官或区域，如局部的炎症、血小板聚集、组织修复等。

无论GAS还是LAS，塞尔耶认为都可以分为三个独立的阶段。

（一）警报反应期

这是应激源作用于身体的直接反应。应激源作用于人体，开始抵抗力下降，如果应激源过强，可致抵抗力进一步下降而引起死亡。但绝大多数情况下，机体开始防御，如激活体内复杂的神经内分泌系统功能，使抵抗水平上升，并常常高于机体正常抵抗水平。

（二）抵抗期

若应激源仍然存在，机体将保持高于正常的抵抗水平与应激源抗衡。此时机体也处于对应激适应的阶段。当机体成应激之后，GAS将在此期结束，机体的抵抗力也将由原有的水平有所提高。相反则由此期进入衰竭期。

（三）衰竭期

发生在应激源强烈或长期存在时，机体所有的适应性资源和能力被耗失殆尽，抵抗水平下降。表现为体重减轻，肾上腺增大，随后衰竭，淋巴结增大，淋巴系统功能紊乱，激素分泌先增加后衰竭。这时若没有外部力量如治疗、护理的帮助，机体将产生疾病甚至死亡。

由此可见，为防止应激源作用于机体产生衰竭期的后果，运用内部或外部力量及时去除应激源、调整应激源的作用强度，保护和提高机体的抵抗水平是非常重要的。

塞尔耶认为，不仅 GAS 分为以上三期，LAS 也具有这样三期的特点，只是当 LAS 的衰竭期发生时，全身适应综合征的反应将开始被激活和唤起。

三、适应与应对

（一）适应

适应是指应激源作用于机体后，机体为保持内环境的平衡而做出改变的过程。适应是生物体区别于非生物体的特征之一，而人类的适应又比其他生物更为复杂。适应是生物体调整自己以适应环境的能力，或促使生物体更能适于生存的一个过程。适应性是生命的最卓越特性，是内环境平衡和对抗应激的基础。

（二）应对

应对即个体对抗应激源的手段。它具有两方面的功能：一个是改变个体行为或环境条件来对抗应激源，另一个是通过应对调节自身的情绪情感并维持内环境的稳定。

（三）适应的层次

人的适应层次不同于其他生物体，除生理层次的适应外，还有心理、社会文化、知识技术层次的适应。

1.生理层次

生理适应是指发生在体内的代偿性变化。如一个从事脑力劳动的人进行跑步锻炼，开始会感到肌肉酸痛、心跳加快，但坚持一段时间后，这些感觉就会逐渐消失，这是由于体内的器官慢慢地增加了强度和功效，适应了跑步对身体所增加的需求。

2.心理层次

心理适应是指当人们经受心理应激时，如何调整自己的态度去认识情况和处理情况。如癌症患者平静地接受自己的病情，并积极配合治疗。

3.社会文化层次

社会适应是调整个人的行为，使之与各种不同群体，如家庭、专业集体、社会集团等信念、习俗及规范相协调。如遵守家规、校规、院规。

4.知识技术层次

知识技术是指对日常生活或工作中涉及的知识及使用的设备、技术的适应。例如，电脑时代年轻人应学会使用电脑,护士能够掌握使用先进监护设备、护理技术的方法等。

（四）适应的特性

所有的适应机制,无论是生理的、心理的、文化的或技术的,都有共同特性。

（1）所有的适应机制都是为了维持最佳的身心状态,即内环境的平衡和稳定。

（2）适应是一种全身性的反应过程,可同时包括生理、心理、社会文化甚至技术各个层次。如护理学生在病房实习时,不仅要有充足的体力和心理上的准备,还应掌握足够的专业知识和操作技能,遵守医院、病房的规章制度,并与医师、护士、患者和其他同学做好沟通工作。

（3）适应是有一定限度的,这个限度是由个体的遗传因素,如身体条件、才智及情绪的稳定性决定的。如人对冷热不可能无限制地耐受。

（4）适应与时间有关,应激源来得越突然,个体越难以适应;相反,时间越充分,个体越有可能调动更多的应对资源抵抗应激源,适应得就越好。如急性失血时,易发生休克,而慢性失血则可以适应,一般不发生休克。

（5）适应能力有个体差异,这与个人的性格、素质、经历、防卫机能的使用有关。比较灵活和有经验的人,能及时对应激源做出反应,也会应用多种防卫机制,因而比较容易适应环境而生存。

（6）适应机能本身也具有应激性。如许多药物在帮助个体对付原有疾病时,药物产生的不良反应又成为新的应激源给个体带来危害。

（五）应对方式

面对应激源个体所使用的应对方式、策略或技巧是多种多样的。常用的应对方式如下:

1. 去除应激源

避免机体与应激源接触,如避免食用引起变态反应的食物,远离过热、过吵及不良气味的地方等。

2. 增加对应激的抵抗力

适当的营养、运动、休息、睡眠,戒烟、酒,接受免疫接种,定期做疾病筛查等,以便更有效地抵抗应激源。

3. 运用心理防卫机能

　　心理上的防卫能力决定于过去的经验、所受的教育、社会支持系统、智力水平、生活方式、经济状况以及出现焦虑的倾向等。此外坚强度也应作为对抗应激源的一种人格特征。因为一个坚强而刻苦耐劳的人相信人生是有意义的；人可以影响环境变化是一种挑战。这种人在任何困境下都能知难而进，尽快适应。人的一生都在学习新的应对方法，以对抗和征服应激源。

　　4. 采用缓解紧张的方法

　　缓解紧张的方法包括：① 身体运动，可使注意力从担心的事情上分散开来而减轻焦虑。② 按摩。③ 松弛术。④ 幽默等。

　　5. 寻求支持系统的帮助

　　一个人的支持系统是由那些能给予他物质上或精神上帮助的人组成的，常包括其家人、朋友、同事、邻居等。此外，曾有过与其相似经历并很好应对过的人，也是支持系统中的重要成员。当个体处于应激状态时，非常需要有人与他一起分担困难和忧愁，共同讨论解决问题的良策，支持系统在对应激的抵抗中起到了强有力的缓冲作用。

　　6. 寻求专业性帮助

　　专业性帮助包括医师、护士、理疗师、心理医师等专业人员的帮助。人一旦患有身心疾病，就必须及时寻找医护人员的帮助。由医护人员提供针对性的治疗和护理，如药物治疗、心理治疗、物理疗法等，并给予必要的健康咨询和教育来提高患者的应对能力，以利于疾病的痊愈。

四、应激与适应在护理中的应用

　　应激源作用于个体，使其处于应激状态时，个体会选择和采取一系列的应对方法对应激进行适应。若适应成功，则机体达到内环境的平衡；适应失败，会导致机体产生疾病。为帮助患者提高应对能力，维持身心平衡，护理人员应协助住院患者减轻应激反应，措施如下。① 评估患者所受应激的程度、持续时间、过去个体应激的经验等。② 分析患者的具体情况，协助患者找出应激源。③ 安排适宜的住院环境。减少不良环境因素对患者的影响。④ 协助患者适应实际的健康状况，应对可能出现的心理问题。⑤ 协助患者建立良好的人际关系，并与家属合作减轻患者的陌生感、孤独感。

第十章　临床护理健康评估技能

第一节　护理健康评估概况

一、临床护理健康评估技能的重要性

（一）护理程序的重要环节

健康评估是护理程序的首要环节，是系统、连续地收集评估对象有关健康资料的过程，是确定护理诊断、制订护理计划和措施的依据。正确的护理基于准确的护理诊断，准确的护理诊断又基于正确的健康评估，所以说完整准确的健康评估是保证护理质量的先决条件。作为临床护理教师，掌握临床护理健康评估的技能十分必要。

（二）护理工作专业性的体现

长期以来，护理人员一直作为医生的附庸，有一种片面的说法是"医生的嘴、护士的腿"，之所以造成这一现象，主要是因为护理人员缺少专业所需要的决策理论体系。医生的一切诊疗措施都以其对疾病的诊断为依据，而护士的护理措施由于没有自己的诊断系统，不得不服从于医生的疾病诊断。当然，护理人员和医生是协作的关系，协助医生完成有关的医嘱也是义不容辞的。但护理作为一个专业，还有其独立的职责，这就必须以护理诊断为依据，只有这样，才能发挥护理人员在诊疗服务过程中的主动性和积极性，才有可能真正和医生建立起平等协作的关系，最终改变"腿"的形象。而护理诊断的前提恰好是健康评估，可见掌握健康评估技能对护理工作者的重要性。

二、临床护理健康评估思路的确立

临床护理健康评估的目标在于贯彻整体护理的理念，能够以护理程序为框架，以功能性健康形态作为收集和分析评估资料的模式，培养临床护士用与医学诊断不同的整体护理评估的思维模式，确认病人的护理需要、护理问题或护理诊断，以及监测病情变化的能力。

以十一项功能性健康形态为例：健康感知—健康管理形态；营养—代谢形态；排泄形态；活动—运动形态；睡眠—休息形态；认知—感知形态；自我感知—自我概念形态；角色—关系形态；性—生殖形态；应对—应激耐受形态；价值—信念形态。评估时分别收集患者的以上功能性健康形态主客观资料，以做出全面准确的护理诊断。

第二节　护理健康评估技能操作的主要内容和程序

一、一般状况、头面颈部和浅表淋巴结的评估

（一）目标

第一，说出全身状态、皮肤、淋巴结、头颈部评估的内容。
第二，正确实施皮肤、淋巴结、头颈部的评估。
第三，认识各评估项目的正常状态。

（二）物品

手电筒、软尺、压舌板、听诊器、笔、血压计、体温计、瞳孔测量尺。

（三）步骤和方法

表 10-1

步骤	方法和要点
全身状态评估内容	生命体征（体温、脉搏、呼吸、血压），其他状况评估（性别、年龄、意识、发育、营养、体型、面容、表情、体位姿势、步态）

步骤	方法和要点
备物、洗手、解释	物品准备齐全到病室，当着被检者的面洗手，向被检者解释评估的目的和要求，消除被检者的紧张情绪
一、生命体征的测量	（略）
二、皮肤评估：弹性	常用的部位：上臂内侧肘上 3～4 厘米处 方法：评估者以左手握住被检者右腕并将其手臂轻度外展，右手拇指与食指（相距 3～4 厘米）捏起该处皮肤，片刻后松手，观察皮肤皱褶平复的情况。松手后迅速平复为皮肤弹性良好，松手后平复缓慢为皮肤弹性较差
三、淋巴结评估	触诊各组淋巴结时，如遇淋巴结肿大，应注意其大小、数目、硬度、压痛、活动度、与皮肤有无粘连等
1.头颈部淋巴结评估	评估部位及顺序为：耳前→耳后→枕后→颌下→颏下→颈前三角→颈后三角→锁骨上窝 评估手法：用双手指紧贴耳屏前，滑动触诊耳前→耳后→用右手指触诊枕后淋巴结→被检者头稍低向左侧，评估者以右手指尖分别触摸颌下和颏下淋巴结。同法触摸右侧颌下淋巴结，双手指在颈前三角区，先沿胸锁乳突肌前缘触诊，评估者双手指尖在颈后三角沿斜方肌前缘和胸锁乳突肌后缘触诊。被检者稍前屈，评估者用双手指尖在锁骨上窝内由浅部逐渐触摸至锁骨后深部，评估锁骨上淋巴结
2.腋窝淋巴结评估	评估顺序：顶部→后壁→内侧壁→前壁→外侧壁 评估方法是：被检者采取坐位或仰卧位，评估者面对被检者，一般先评估左侧，后评估右侧，用右手查左腋，左手查右腋。评估左腋时，评估者左手握住被检者左腕向外上屈肘并抬高约 45 度，右手指并拢，掌面贴近胸壁向上逐渐达腋窝顶部，滑动触诊，然后依次触诊腋窝后、内、前壁，再翻掌向外，将被检者外展的上臂下垂触诊外侧壁
3.滑车上淋巴结评估	评估右侧滑车淋巴结时，评估者右手握住被检者右手腕，抬至胸前，左手掌向上，小指抵在肱骨内上髁，无名指、中指、食指并拢在肱二头肌与肱三头肌沟中纵行、横行滑动触摸。同法评估左侧
四、头部评估	头部评估内容及顺序：头发→头皮→头颅→眼→耳→鼻→口
1.头发	观察头发色泽、分布、密度及脱发情况
2.头皮	按顺序拨开头发观察头皮
3.头颅	测量头围：以软尺自眉间绕到颅后通过枕骨粗隆，再从对侧绕回到眉间，记录结果
4.眼	
（1）眉毛及眼睑	观察眉毛分布，看其有无脱落现象，眼睑有无内翻、水肿、闭合障碍等病况
（2）结膜及巩膜	评估上睑结膜时需翻眼睑，注意评估者手要干净。其要领为：嘱被检者下视，用食指和拇指捏住左上睑中外 1/3 交界处边缘，轻轻向前下牵拉，然后食指向下压迫睑板上缘并与拇指配合将睑缘向上捻转，翻转上眼睑。观察睑结膜和穹隆结膜。评估后提起上眼睑皮肤，同时嘱被检者向上看，翻转复原 评估下睑结膜时，用双手拇指置于下眼睑中部，请被检者向上看，同时向下牵拉下眼睑边缘，观察下眼睑结膜、球结膜及巩膜

步骤	方法和要点
（3）眼球	观察眼球的外形有无突出或下陷，并评估眼球运动 具体方法：被检者坐位，评估者在其对面；被检者如为卧位，评估者在其右侧。评估者告知被检者头部保持不动，一般先评估左眼，再评估右眼。评估者伸右臂，竖食指，距被检者眼前约40厘米，嘱其注视。手指按以下顺序移动，水平向右→右上→右下→水平向左→左上→左下共六个方向。评估每个方向时，都要从中位开始（两眼平视前方）。不能将各方向连起来画圆圈。评估时注意眼球转动幅度、灵活性、两眼是否同步、有无眼球震颤、斜视、复视等
（4）瞳孔	
①瞳孔的大小及形状	测量瞳孔直径，双侧瞳孔是否等大同圆
②对光反射	分为直接对光反射和间接对光反射。先查左侧瞳孔：取手电筒，聚光，手电光由外向内移动，直接照射瞳孔，瞳孔缩小，称为直接对光反射。用手于鼻根部隔开双眼，用手电光直接照射左瞳孔并观察右侧瞳孔，如缩小，称间接对光反射。同法评估右侧
③集合反射	嘱被检者注视一米以外的食指，然后将食指逐渐向眼球方向移动至距眼约5～10厘米处，观察两侧眼球和瞳孔的变化
5.耳	评估耳廓、外耳道、乳突并初测听力 评估耳廓有无畸形、结节或触痛——使被检者头部转向右侧，将左手拇指放在耳屏前向外上牵拉，右手持手电筒观察外耳道的皮肤及有无溢液，先左后右→评估乳突有无压痛→粗测听力：嘱被检者闭目，并用手指堵塞未被检测的外耳。评估者站在被评估者后面以拇指与食指相摩擦，自一米以外逐渐移近被检耳部，直到被检者听到声音或接近耳部为止。以同法测对侧听力，并与正常人做比较
6.鼻	
（1）鼻外形	观察皮肤颜色及外部形态
（2）鼻前庭、鼻通气	左手拇指将鼻尖上推，借手电光观察鼻前庭和鼻腔、分泌物、鼻中隔有无偏曲、鼻息肉或肿瘤等——查鼻通气时手在鼻上，分别用拇指和食指压闭一侧鼻翼，评估另一侧的通气情况。同法评估另一侧
（3）鼻窦压痛	评估顺序为额窦、筛窦、上颌窦
①额窦	评估者双手置于两侧颞部，双手拇指分别置于左右眼眶上方稍内，用力向后按压，观察并询问有无疼痛现象
②筛窦	评估者双手置于颈部耳廓部，双手拇指分别置于鼻根部与眼内角处向内后方按压
③上颌窦	评估者双手置于两侧耳后，双手拇指分别于左右颧部向后按压
7.口	
（1）唇 （2）口腔粘膜	颜色，有无疱疹、糜烂、畸形。取手电筒和消毒压舌板，观察口腔粘膜。注意腮腺开口
（3）牙齿	上颌第二磨牙对面的颊粘膜上有无红肿或分泌物 如发现牙齿有龋齿、缺齿或义齿，应按格式标明所在部位
（4）牙龈	以压舌板轻轻压迫牙龈，注意有无肿胀、出血、溢脓和疼痛等现象
（5）舌	请被检者伸舌，观察舌体、舌苔和伸舌运动

二、正常胸廓及肺部评估

（一）目标

（1）能指出胸部的体表标志、人工画线及分区。

（2）能掌握肺部评估的基本方法。

（3）能掌握间接叩诊法，分辨四种叩诊音（清音、浊音、鼓音、实音）。

（4）能正确进行三种呼吸音的听诊（支气管呼吸音、支气管肺泡呼吸音、肺泡呼吸音）。

第五，能正确判断胸廓形态和肺的正常状态。

（二）物品

听诊器、直尺、标记笔、笔记本。

第十一章　重症监护室护理

第一节　监护病房的设置与管理

一、ICU 设置

（一）ICU 模式

ICU 模式主要由医院的规模及条件决定。目前大致可分为以下几种模式。

1. 专科 ICU

一般是临床二级科室所设立的 ICU，如心内科 ICU（CCU）、呼吸内科 ICU（RCU）等，是专门为收治某个专业危重患者而设立的，多属某个专业科室管理。对抢救本专业的急危重患者有较丰富的经验。病种单一，不能够接受其他专科危重症患者是其不足。

2. 部分综合 ICU

介于专科 ICU 与综合 ICU 之间，即由医院内较大的一级临床科室为基础组成的 ICU，如外科、内科、麻醉科 ICU 等。

3. 综合 ICU

综合 ICU 是一个独立的临床业务科室，受院部直接管辖，收治医院各科室的危重患者。综合 ICU 抢救水平应该代表全院最高水平。这种体制有利于学科建设，便于充分发挥设备的效益。规模较大的医院，除了设置综合性 ICU 以外，还应设置专科 ICU，如心内科 ICU 及心外科 ICU 等。国内 ICU 发展趋势仍以综合 ICU 和专科 ICU 为主。

（二）ICU 规模

1. 床位设置

ICU 床位设置要根据医院规模、总床位数来确定。一般以该科室服务病床数或医院病床总数的 2% ~ 8% 为宜，可根据实际需要适当增加。从医疗运作角度考虑，每个 ICU 管理单元以 8 ~ 12 张床位为宜；ICU 每张床位占地面积不少于 15m²，以保证各种抢救措施的实施。室温要求保持在 20℃ ~ 22℃，相对湿度以 50% ~ 60% 为宜。

2. 监护站设置

中心监护站原则上应该设置在所有病床的中央地区，能够直接观察到所有患者为佳。围绕中心站周围，病床以扇形排列为好。中心站内放置监护及记录仪、电子计算机及其他设备。也可以存放病历夹、医嘱本、治疗本、病情报告本及各种记录表格，是各种监测记录的场所。

3. 人员编制

ICU 专科医师的固定编制人数与床位数之比为 0.8 ：1 以上。医师组成应包括高级、中级和初级医师，每个管理单元必须至少配备一名具有高级职称的医师全面负责医疗工作。ICU 专科护士的固定编制人数与床位数之比为 3 ：1 以上。ICU 可以根据需要配备适当数量的医疗辅助人员，有条件的医院可配备相关的技术与维修人员。

4. ICU 装备

ICU 装备应包括监测设备和治疗设备两种。常用的监测设备有多功能生命体征监测仪、呼吸功能监测装置、血液气体分析仪、心脏血流动力学监测设备、血氧饱和度监测仪、心电图机等。影像学监测设备包括床边 X 线机、超声设备。常用的治疗设备有输液泵、注射泵、呼吸机、心脏除颤器、临时心脏起搏器、主动脉内球囊反搏装置、血液净化装置及麻醉机等。

5. 其他

每个病床床头前应安置氧气、负压吸引、压缩空气等插头装置，并安装多功能电源插座和床头灯，还应设应急照明灯。同时，还应有紫外线消毒灯。电源的插孔要求是多功能的。每张床位的电源插孔不应少于 20 个，并配有电源自动转换装置。ICU 应使用带有升降功能的输液轨。为减少交叉感染，两床之间最好配有洗手池，并装备有自动吹干机。自来水开关最好具有自动感应功能。

二、ICU 管理

（一）ICU 的基本功能

综合性 ICU 应具备以下功能：①有心肺复苏能力。②有呼吸道管理及氧疗能力。③有持续性生命体征监测和有创血流动力学监测的能力。④有紧急做心脏临时性起搏能力。⑤有对各种检验结果做出快速反应的能力。⑥有对各个脏器功能较长时间的支持能力。⑦有进行全肠道外静脉营养支持的能力。⑧能够熟练地掌握各种监测技术以及操作技术。⑨在患者转送过程中有生命支持的能力。

（二）规章制度

ICU 必须建立健全各项规章制度，制定各类人员的工作职责，规范诊疗常规。除执行政府和医院临床医疗的各种制度外，应该制定以下符合 ICU 相关工作特征的制度，以保证 ICU 的工作质量：①医疗质量控制制度。②临床诊疗及医疗护理操作常规。③患者转入、转出 ICU 制度。④抗生素使用制度。⑤血液与血液制品使用制度。⑥抢救设备操作、管理制度。⑦特殊药品管理制度。⑧院内感染控制制度。⑨不良医疗事件防范与报告制度。⑩疑难重症患者会诊制度。⑪医患沟通制度。⑫突发事件的应急预案、人员紧急召集制度。

（三）ICU 的收治范围

（1）急性、可逆、已经危及生命的器官功能不全，经过 ICU 的严密监护和加强治疗，短期内可能得到康复的患者。

（2）存在各种高危因素，具有潜在生命危险，经 ICU 严密监护和随时有效的治疗，死亡风险可能降低的患者。

（3）在慢性器官功能不全的基础上，出现急性加重且危及生命，经过 ICU 的严密监护和治疗，可能恢复到原来状态的患者。

（4）慢性消耗性疾病的终末状态、不可逆性疾病和不能从 ICU 的监护治疗中获得益处的患者，一般不是 ICU 的收治范围。

（四）ICU 医护人员专业要求

ICU 医师应掌握重症患者重要器官、系统功能监测和支持的理论与技能：① 复苏。② 休克。③ 呼吸功能衰竭。④ 心功能不全、严重心律失常。⑤ 急性肾功能不全。⑥ 中枢神经系统功能障碍。⑦ 严重肝功能障碍。⑧ 胃肠功能障碍与消化道大出血。⑨ 急性凝血功能障碍。⑩ 严重内分泌与代谢紊乱，水、电解质与酸碱平衡紊乱。⑪ 肠内与肠外营养支持。⑫ 镇静与镇痛。⑬ 严重感染。⑭ 多器官功能障碍综合征。⑮ 免疫功能紊乱。

ICU 医师除一般临床监护和治疗技术外，应具备独立完成以下监测与支持技术的能力：① 心肺复苏术。② 人工气道建立与管理。③ 机械通气技术。④ 纤维支气管镜技术。⑤ 深静脉及动脉置管技术。⑥ 血流动力学监测技术。⑦ 胸穿、心包穿刺术及胸腔闭式引流术。⑧ 电复律与心脏除颤术。⑨ 床旁临时心脏起搏技术。⑩ 持续血液净化技术。⑪ 疾病危重程度评估方法。

ICU 护理人员素质是影响 ICU 护理质量的关键因素。具备良好素质和娴熟护理操作技能的护理人员能保证 ICU 护理操作的准确性、规范性，并能进行预见性护理，杜绝护理差错，消除影响患者康复的潜在因素。具体来说，ICU 护士应具备以下基本素质：① 具有各专科基础理论和综合分析能力，经过 1～2 年基础理论和临床护理训练，并经过了 2～3 个月 ICU 强化训练。② 身体健康，思路敏捷，适应性强。③ 勇于钻研和创新，善于发现问题、解决问题、总结经验。④ 处理问题沉着、果断、迅速。⑤ 有一定的心理学知识，善于人际交流和沟通。⑥ 具有团队协作精神，能主动协调各种关系。

ICU 护理人员的专业素质是其能胜任重症监护工作的基本保证，具体要求为：① 熟练掌握急救复苏技术，如心肺复苏术、电击除颤技术、氧气吸入疗法、呼吸机及辅助通气的应用、各种穿刺技术及急救药品的应用等。② 具有专科护理知识和技术，包括循环、呼吸、消化、神经、血液、泌尿等专科护理知识和技能。③ 熟练掌握各种监护技术，包括心电监测及血压、呼吸、体温、血液生化和常规、血液电解质、血流动力学的监测。④ 具有娴熟的基础护理技能，包括生理和心理护理、各种护理制度的执行、护理文件的书写、标本留取、注射剂药物疗法等。

（五）组织领导

ICU 实行院长领导下的科主任负责制。科主任负责科内全面工作，定期查房、组织会诊和主持抢救任务。ICU 实行独立与开放相结合的原则。所谓独立，就是 ICU 应有自己的队伍，应设有一整套强化治疗手段。所谓开放，就是更多地听取专科医师的意见，把更多的原发病处理（如外伤换药）留给专业医师解决。医师的配备采取固定与轮转相结合的形式。护士长负责监护室的管理工作，包括安排护理人员工作、检查护理质量、监督医嘱执行情况及护理文书书写等情况。护士是 ICU 的主体，能 24h 观察和最直接得到患者第一手临床资料的只有护士，他们承担着监测、护理、治疗等任务，当病情突然改变时，要能在几秒钟、几分钟内准确及时地进行处理。ICU 护士应该训练有素，要熟练地掌握各种抢救技术。要有不怕苦、不怕脏的奉献精神，要善于学习、与医师密切配合。

第二节　呼吸功能监测

进行机械通气的患者都存在不同程度的原发性或者继发性呼吸功能损害，呼吸功能状态常常决定着这些患者的病情严重程度和治疗成败，因此治疗过程中需要密切监测呼吸功能。近年来，随着机械通气理论和实践的发展，危重病病理生理的深入研究与电子计算机技术和传感技术的不断融合，导致呼吸机智能化程度不断增强。临床上，呼吸功能监测的指标可以通过数据、各种波形或者动态趋势图表示，包括呼吸力学监测、肺容积监测、呼吸功能监测等，我们通过分析连续性的监测数据，有利于及时采取相应的诊治措施，有利于判断治疗效果和评估预后。

一、压力监测指标

压力监测一般指气道压力监测，气道压力在每一个呼吸周期内不断变化，常用的指标有峰压（P_{peak}）、平台压（P_{plat}）、呼气末气道正压（PEEP）等。峰压指呼吸周期中压力感受器显示的最大压力，其数值过高会造成气压伤，原则上不能超过 3.92 ~ 4.41kPa（40 ~ 45cmHO）；平台压指吸气末屏气，压力感受器显示的气道压力，实际上反映吸气末最大的肺泡跨壁压，原则上应该控制在 2.94kPa（30cmHO）以下；PEEP 指呼气末的气道压力，PEEP 可以改善气体在肺内的分布，但如果时间过长或者设置过高，会对循环系统造成不利影响。峰压与平台压主要反映气道阻力（包括人工气道和管路），二者差值越大，说明气道阻力越大。与 PEEP 之差主要反映肺组织弹性阻力，差值越大，阻力越大。下降的坡度和持续时间反映肺组织的黏性阻力，坡度越大肺组织的黏性阻力越大。

二、流量监测指标

机械通气时吸气相流速的形态可由呼吸机设置，呼气相流速的形态由系统顺应性和气道阻力决定。临床上常用的吸气流速波形为减速波，气流为减速气流时平均气道压力高、峰压低，且接近呼吸生理，因此减速波得到了广泛应用。

流量—时间曲线可以判断 PSV 模式的呼气转换水平，PCV 或 A/C 时的吸气时间是否足够、有无屏气时间；判断气流阻塞导致的 PEEP 的高低以及气道扩张药的疗效。当呼气末流速未降至 0（回到基线），说明存在 PEEP，较高的呼气末流速对应较高的PEEP。应用支气管扩张剂后呼气峰流速增加，回复基线的时间缩短，提示病情有改善。如果管路中冷凝水积聚、气道内分泌物增多以及发生气道痉挛等，流速曲线会出现锯齿样变化。

三、容量监测指标

（一）潮气量和分钟通气量

容量是流量对时间的积分，多数呼吸机能够监测潮气量（V），而分钟通气量则是潮气量与呼吸频率的乘积，正常人的 V 一般为 5 ～ 10mL/kg，其中一部分进入肺泡内能够有效地进行气体交换即肺泡容量，另一部分则进入传导气道和完全没有血流的肺泡，即无效腔。一般无效腔占 V 的 1/4 ～ 1/3，相当于 2 ～ 3mL/kg。正常人的分钟通气量约为 6L/min。机械通气时应该根据不同疾病和同一疾病的不同阶段选择合适的呼吸频率（RR）和 V，如严重支气管哮喘和 ARDS 患者均应选择小 V，但前者 RR 应较慢，后者 RR 应较快，如果人机对抗，适当应用镇静药抑制自主呼吸。对于肺外疾病导致的呼吸衰竭或者 COPD 患者相对稳定时可选择深慢呼吸，即大 V 慢 RR。一般情况下 V 的变化与 RR 有关，RR 增快，V 变小；反之 V 增大，RR 减慢。如果 V 增大伴 RR 增快，常常提示肺组织严重损伤或者水肿。

定压通气是通过调节吸气压力来改变潮气量的，因而潮气量相对不稳定，可随着患者气道阻力及顺应性的变化而发生变化。定容通气时由于管路的顺应性，患者实际通气潮气量也略低于设定的潮气量，潮气量—时间曲线也可以用来判断回路中有无气体泄漏以及反映呼气阻力。如有漏气，呼气量少于吸气量，潮气量曲线呼气支不能回到基线而开始下一次吸气。如果潮气量曲线呼气支呈线性递减而非指数递减，而且恢复至基线的时间延长，提示呼气阻力增高。

（二）肺活量

正常为 60 ~ 80 mL/kg，是反映肺通气储备功能的基本指标。

（三）功能残气量

正常人功能残气量为 40 mL/kg，或者占肺总量的 35% ~ 40%。体位改变会影响功能残气量。

四、气流阻力指标

气流阻力指控制通气时，整个呼吸系统的黏性阻力，包括气道、肺和胸廓的黏性阻力。一般来说，气流阻力主要反映气道阻力的变化。

吸气阻力（R_1）=（P_{peak}–P_{plat}）/（V_T/V_i）

呼气阻力（R_e）=（P_{plat}–PEEP）/V_{max}

V_T 指呼气初期的流速。阻力增大，说明气道分泌物增加或气道痉挛，也可能是肺组织水肿、肺泡萎陷不张或者胸腔积液。

五、顺应性指标

机械通气时一般测定呼吸系统的总顺应性，分为静态顺应性（C_S）和动态顺应性（C_{dm}）。C_S 反映气流消失后单位压力变化时 V_T 的变化，其计算公式是：C_S=V_T/（P_{plat}–PEEP），其正常值为 60 ~ 100mL/cmH_2O，C_S 主要反映胸肺弹性阻力的变化；C_{dyn} 则为呼吸运动时，即气流存在时单位压力变化时 V_T 的变化，其计算公式是：C_{dyn}=V_T/（P_{peak}–PEEP），其正常值为 50 ~ 80mL/cmH_2O，C_{dyn} 不仅受胸肺弹性阻力的影响，也受气道阻力和黏性阻力等变化的影响。

六、呼吸功指标

克服整个通气阻力（主要是气道阻力和胸肺组织的弹性阻力）所做的功称为呼吸功，因为吸气主动、呼气被动，所以呼吸功一般指吸气功，一般用胸腔压力变化与容

积变化的乘积或者 *P-V* 曲线的面积来计算呼吸功。但是存在较高通气阻力，尤其是存在 PEEP 和较高气流阻力情况时，吸气初期存在呼吸肌做功但无容量的变化。也就是说患者的触发功增加，因此上述计算方法有时低估了实际做功量。理论上流速触发可以减少触发功，更接近于生理。呼吸功包括呼吸肌和呼吸机做功两部分，原则上应该充分发挥自主呼吸做功，但在呼吸肌疲劳时应尽量减少自主呼吸做功。

七、呼吸形式的监测

呼吸频率（RR）是反映病情变化较敏感的指标，呼吸动力不足或者通气阻力加大均可增加 RR。呼吸中枢兴奋性显著下降则 RR 明显减慢。由于通气模式或者参数调节不当也会影响 RR，因此该指标特异性较差。呼吸节律对诊断呼吸中枢的兴奋性有一定的价值，但是焦虑患者常常出现不规则呼吸。

正常情况下，胸腹式呼吸同步，且以腹式呼吸为主。当呼吸肌疲劳或者胸廓结构变化时可以引起胸腹式呼吸幅度的变化，甚至胸腹矛盾运动。如果辅助呼吸肌如胸锁乳突肌、斜角肌等参与呼吸运动、张口呼吸或者出现吸气"三凹征"（吸气时胸骨上窝、锁骨上窝和肋间隙明显凹陷），则提示呼吸阻力显著增加、通气量不能满足需求或者呼吸肌疲劳。

八、吸、呼气时间比（I/E）和吸气时间分数（T_i/T_{tot}）

关于 I/E 的监测和调节应该根据基础疾病和患者的耐受及舒适程度进行针对性、个体化的调节。气流阻塞性疾病应采用深、慢呼吸，适当延长呼气时间。限制性通气障碍的患者宜选择浅快呼吸，适当延长吸气时间；急性肺组织疾病患者宜采用深快呼吸（以快为主）。

T_i/T_{tot} 是吸气时间 / 呼吸周期时间，一般呼吸肌在吸气时起作用，呼气时则由肺和胸廓的弹性回缩而驱动，正常人的 T_i/T_{tot} 值约为 0.3，一般不超过 0.35，如果延长至 0.4 ~ 0.5，则提示呼吸肌无力。

第三节　循环功能监测

循环功能监测的目的在于能及时、准确地发现各种循环功能异常，如容量负荷过重或不足、心律失常、循环阻力增高等，对及时、合理地指导治疗，防止严重并发症及提高患者的救治成功率有重要的意义。

传统的循环功能监测项目包括观察意识表情、皮肤色泽、皮肤温度、触摸周围动脉搏动的频率和节律、测量动脉血压等，这些都是评估心功能和循环功能极有价值的指标。随着现代急危重症医学的发展，完整而系统的循环功能监测不仅要有以上的一般监测方法，还需要持续心电监护、直接或间接动脉血压监测、无创伤性和创伤性血流动力学监测等方法来共同实现。目前临床上常用的循环功能监测方法如下。

一、一般监测

（一）意识状态

循环系统的功能状态变化可直接引起中枢神经系统的血流灌注量，改变影响脑功能的表达，因此意识状态是循环功能的直接观察指标。患者如出现意识障碍如嗜睡、意识模糊、昏迷，或出现表情异常，如烦躁、焦虑或淡漠、迟钝，甚至意识丧失，在排除神经系统疾病之后，主要反映循环功能障碍的加重。

（二）心率

正常成人心率60～100次/分，监测心率可反映心血管功能状态的变化。心率增快，可能是循环血量丢失的早期征象，这种反应可先于血压及中心静脉压的变化或与两者同时出现。合并感染的患者机体代谢率增高，需有足够的心输出量才能满足机体代谢的需要，根据CO（心输出量）=SV（心搏量）×HR（心率），适当提高心率有利于提高心输出量。当心率大于150次/分，心动周期缩短，舒张期充盈不足，CO明显减少，且增加耗氧量。监测心率可以及时发现心动过速、心动过缓、期前收缩和心搏骤停等心律失常。

（三）呼吸状态

呼吸状态的改变可以间接反映循环功能的改变。例如，急性左心衰竭表现为阵发性呼吸困难，休克、创伤或重症感染的患者早期呼吸多浅快，呈现呼吸性碱中毒，随着病情发展可出现酸中毒，严重时可出现呼吸窘迫。

（四）尿量

心输出量减少，循环功能不良必将导致肾脏血流灌注减少。临床上患者出现少尿或者无尿，尿比重升高时，需观察每小时尿量、尿比重，当每小时尿量小于 30 mL，尿比重增加时，如果排除了肾性和肾后性因素，即表示出现了组织灌注不足或循环衰竭。

（五）颜面、口唇和肢端色泽

当周围小血管收缩及微血管血流减少，如急性失血、创伤或剧痛时，临床上可出现面颊、口唇及皮肤色泽由红润转为苍白，甚至发绀；急性心功能不全发作时表现为面色青灰、口唇发绀；重症感染发展至微循环障碍时可表现为发绀。

（六）毛细血管充盈时间和肢端温度

毛细血管充盈时间延长是微循环灌注不良及血液淤滞的表现，是反映周围循环状态的指标。如果在保暖的状态下，仍然出现四肢末端温度下降、四肢冰凉，可以证实周围血管收缩，皮肤血流减少，是反映周围循环血容量不足的重要指标。

二、心电监护

心电监护是急诊室和重症监护病房最基本的床旁监测项目，临床心电监护的直接目的是及时发现、识别和确诊各种心律失常，最终目的是对各种致命性心律失常进行及时有效的处理，减低心律失常猝死率，提高急危重症患者抢救成功率，同时确保手术、特殊检查与治疗的安全。心电监护具有以下临床意义：

（一）及时发现和诊断致命性心律失常及其先兆

这是心电监护的主要目的，通过动态观察心律失常的发展趋势和规律，可预示致命性心律失常的发生。如某些急性器质性心脏病患者出现进行性增加的高危险性室性期前收缩，应警惕和预防随后可能出现的致命性心律失常。

（二）指导抗心律失常治疗

通过心电监护不仅可以及时发现心律失常，初步确定心律失常的类型和程度，还能有效评价各种治疗措施的疗效及不良反应。

（三）监测电解质紊乱

电解质紊乱可影响心脏电生理活动，出现心电图的改变，诱发各种心律失常。通过心电监护可及时发现并对已经处理的患者进行治疗效果评价。

（四）手术监护

对各种手术，特别是心血管手术的术前、术中、术后及各种特殊检查和治疗过程中实行心电监护，以及时发现可能出现的并发症并迅速采取救治措施。

（五）指导其他可能影响心电活动的治疗

当非抗心律失常治疗措施有可能影响到患者的心电活动时，也可进行心电监护以指导治疗。

三、血流动力学监测方法

血流动力学监测是通过监测患者循环系统各部位的压力，同时监测心输出量（CO）、外周血管阻力（SVR）、肺血管阻力（PVR），结合氧动力学计算氧输送量（DO）、氧消耗量（VO）等参数，对患者循环功能异常做出判断，同时进行针对性和恰当的治疗。

（一）动脉压监测

动脉压监测分为无创血压监测和创伤性动脉压监测。

无创动脉压监测可采用人工袖套测压法或电子自动测压法，需注意袖带绑缚的位置正确（肘上2cm）及松紧度适宜（可伸入一到两指电子自动测压时需注意避免频繁测压、测压时间过长或测压间隔太短，有可能发生疼痛、上肢水肿、血栓性静脉炎等）。

创伤性动脉压（ABP）监测：通过在周围动脉置入动脉导管，并经由换能器将机械性压力波转变为电子信号，由示波屏直接显示动脉压力波形和相关数值，并可连续监测、记录及分析。适用于各类危重患者、循环不稳定者。

1. 置管途径

首选桡动脉，足背动脉及股动脉亦可酌情挑选；尽量避免行肱动脉穿刺置管，以防发生动脉血肿或阻塞引起前臂血供障碍。

2. 测压装置

包括换能器、加压冲洗袋、冲洗液及连接管道等。

3. 有创动脉压波形

创伤性动脉压监测不仅能连续、实时地获得患者血压的数值，其波形亦带给我们很多信息。正常的动脉压波形分为收缩期和舒张期，主动脉瓣开放和快速射血入主动脉时动脉压波迅速上升至峰顶，而血流从主动脉到周围动脉时波形下降至基线。下降支的重搏切迹是主动脉弹性回缩产生的。

（二）中心静脉压（CVP）监测

中心静脉压（CVP）监测是测定位于胸腔内的上、下腔静脉或右心房内的压力，衡量右心对排出回心血量能力的指标。操作简单方便，不需特殊设备，在临床上应用广泛。

1. 建立静脉通路

需经颈内静脉或锁骨下静脉穿刺置入深静脉导管，导管头端的位置以位于上腔静脉内为宜。

2. 影响 CVP 测定值的因素

（1）导管位置：头端应位于右心房或近右心房的上、下腔静脉内。

（2）标准零点：以右心房中部水平线为标准零点，在体表的投射位置相当于仰卧位时第四肋间腋中线水平，患者体位发生改变应相应调整零点位置。

（3）胸膜腔内压：行机械通气的患者胸膜腔内压增高，影响测得的 CVP 数值。

3. CVP 数值

正常为 $0.49 \sim 1.18$ kPa（$5 \sim 12$ cmH$_2$O），通常认为小于 0.25 kPa（2.5 cmH$_2$O）提示心腔充盈欠佳或血容量不足，大于 1.47 kPa（15 cmH$_2$O）提示右心功能不全。但 CVP 的个体差异极大，临床上对其绝对数值的参考意义争论较大，通过动态观察其数值变化可能更有利于作出对患者容量情况的判断。

4. CVP 波形分析

正常波形有 a、c、v 3 个正波和两个负波，波形与心脏活动和心电图之间有恒定的关系。

（三）肺动脉漂浮导管

该方法又称肺动脉导管法（PAC）。Swan-Ganz 气囊漂浮导管应用于临床，为心功能障碍和其他危重患者的血流动力学监测提供了重要的手段，经过不断发展，目前 Swan-Ganz 导管不但能测量传统的参数如 CVP、肺动脉压（PAP）、肺动脉嵌入压（PAWP）或称肺毛细血管嵌入压（PCWP）、连续心输出量（CCO）、每搏量（SV）等，新型的 Swan-Ganz 导管与仪器还可以连续测量右心室舒张末期容量（RVEDV）和右心室收缩末容量（RVESV），因此将压力监测与容量监测融为一体。应用 Swan-Ganz 导管的方法监测心输出量在多种方法中被临床视为"金标准"。

（四）脉搏指数连续心输出量（PiCCO）监测

一种较新的微创心输出量监测，是经肺温度稀释技术和动脉搏动曲线分析技术相结合的方法，能对心脏前负荷以及血管外肺水进行监测。

1. 所需导管

中心静脉置管及股动脉放置 PULSION 导管。

2. 操作方法

做 3 次经肺温度稀释法测量，对脉搏曲线心输出量测量做校正，然后根据脉搏曲线变化可以连续监测。

3. 优势

与漂浮导管比较，损伤较小，置管可能发生的并发症亦少。同时，PiCCO 可以监测胸腔内血容量（ITBV）及血管外肺水（EVLW），能够更准确、及时地反映体内液体情况。

（五）每搏输出量变异度（SVV）

根据 Frank-Starling 曲线，当回心血量超过一定程度后，心输出量不再随着心脏前负荷的增加而加大，呼吸对回心血量的影响也不会很大；反之，如果存在循环容量不足，随着呼吸而发生回心血量的周期性变化，导致心脏每搏输出量随之发生变化，即在基线的水平上产生一个变异度，即为 SVV。正常值应小于 13%，如果超过 13%，则提示继续扩容对提高心输出量仍有帮助。

（六）混合静脉血氧饱和度（SvO）及乳酸监测

对危重病和重大手术患者围术期血流动力学及组织氧供需平衡的评估有重要意义。

1. SvO

指肺动脉血的血氧饱和度，即经过全身机体摄氧、代谢后的静脉血在右心混合后所残留的氧含量，反映了全身供氧和耗氧之间的平衡，正常值为 60% ~ 80%，当发生贫血、心输出量降低（低血容量、心源性休克等）时，氧供减少，则 SvO 值降低。临床上通常以上腔静脉血氧饱和度（ScvO）来代替较难获取的 SvO；ScvO 或 SvO 降低提示全身低灌注状态。《2008 国际严重脓毒症和脓毒性休克治疗指南》（《SSC2008指南》）中作为要点强调了早期目标治疗，推荐意见指出，应在最初的 6 h 之内，通过液体复苏与循环支持，使 ScvO 达到 70%，或 SvO 达到 65%。

2. 乳酸

当机体处于应激状态时，组织氧利用度提高，若存在循环容量不足，氧供难以满足机体需要，则出现无氧代谢，乳酸值升高，并大于 4mmol/L。近年来，许多临床循证依据证明了对于严重脓毒症与脓毒性休克的患者，血乳酸是可以反映预后的重要临床依据。同时，乳酸也是救治严重脓毒症与脓毒性休克患者疗效评价的重要监测指标。

四、血流动力学参数的临床意义

CVP 是临床十分常用的评估容量状态的参数，但是很多因素会影响 CVP，如正压机械通气与呼气末正压（PEEP）等；同时 CVP 反映容量状态也较迟缓。临床应用中对同一患者的连续监测对评估与治疗有意义，同时可以在脓毒性休克救治中参考应用早期目标治疗（EGDT）。

LA 在救治复杂休克患者时十分重要，因为动脉压正常并不等于解除了全身或局部器官组织的低灌注。应用时可参考《SSC2008 指南》。临床研究也证实了 LA 升高是重症患者预后的独立相关因素。LA 升高提示低灌注状态。

SvO 如果是经导管抽取混合静脉血作血气分析，就需要看该血气分析仪是否是直接测定氧饱和度，而不是换算得到的，否则结果不可靠。SvO 是指经 Swan-Ganz 导管监测的，而经上腔静脉导管监测的为 ScvO，根据患者原发疾病的不同应具体分析。

MAP 是临床救治休克的最常用目标参数，按 EGDT 的早期治疗目标，应在尽量早的时间内（6h）提高至 8.7kPa（65mmHg）以上。但是抗休克的根本目标并不是提高 MAP，而应该是纠正组织器官的低灌注，因此，LA 和尿排出量 [> 0.5mL/（kg·h）] 是可以补充的参考指标。

PAWP 升高提示左心功能不全。在鉴别诊断 ARDS 与心源性肺水肿时是重要的指标，如果 PAWP > 2.4kPa（18mmHg），提示心源性肺水肿，即左心衰竭。但是，在腹腔高压与腹腔间室综合征（ACS）的特殊条件下，应当根据患者的个体化特征具体分析。

五、循环支持

（一）容量治疗

1.胶体液

血浆、人血清蛋白、羟乙基淀粉、动物胶、右旋糖苷等，能有效维持血浆胶体渗透压，改善循环状况。血液制品的来源有限，使得临床应用无法保证，人工胶体在应用时应注意：羟乙基淀粉有不同的制剂品种，每个商品有不同的平均相对分子质量与中位相对分子质量，以及分子替换率和每日最大用量。临床应用时注意具体商品的性质指标。动物胶的平均相对分子质量较小，另外还可能具有抗原性，应用中应注意。右旋糖苷制剂有不同的相对分子质量，应用时有最大量限制，同时可能影响凝血功能。

2.晶体液

通常可选用林格液或生理盐水，但需注意生理盐水大量输注可能产生高氯性酸中毒。

（二）血管活性药物

血管活性药物可以分为强心药物、血管收缩剂、血管扩张剂多重种型，根据患者的血流动力学异常的特征应用。

常用的药物包括多巴胺、去甲肾上腺素、血管加压素和多巴酚丁胺。

1.多巴胺（dopamine）

作为脓毒性休克治疗的胰腺血管活性药物，多巴胺兼具多巴胺能与肾上腺素能 a 和受体的兴奋效应，在不同的剂量下表现出不同的受体效应。小剂量 [<5g/（kg·min）] 多巴胺主要作用于多巴胺受体（DA），具有轻度的血管扩张作用。中等剂量 [5 ~ 10g/（kg·min）] 以受体兴奋为主，可以增加心肌收缩力及心率，从而增加心肌的做功与氧耗。

大剂量多巴胺［10 ～ 20g/（kg·min）］则以 a 受体兴奋为主，出现显著的血管收缩。

2. 去甲肾上腺素（norepinephrine）

去甲肾上腺素具有兴奋 a 和受体的双重效应。其兴奋 a 受体的作用较强，通过提升平均动脉压（MAP）而改善组织灌注；对受体的兴奋作用为中度，可以升高心率和增加心脏做功，但由于其增加静脉回流充盈和对右心压力感受器的作用，可以部分抵消心率和心肌收缩力的增加，从而相对减少心肌氧耗。因此，亦被认为是治疗感染中毒性休克的胰腺血管活性药物。其常用剂量为 0.03 ～ 1.50g/（kg·min），但剂量大于 1.00g/（kg·min），可由于对受体的兴奋加强而增加心肌做功与氧耗。

3. 肾上腺素（epinephrine）

由于具有强烈的 a 和受体的双重兴奋效应，特别是其较强的受体兴奋效应在增加心脏做功、增加氧输送的同时也显著增加氧消耗，血乳酸水平升高。目前，不推荐作为感染中毒性休克的一线治疗药物，仅在其他治疗手段无效时才可考虑尝试应用。

4. 血管加压素（vasopressin）

血管加压素通过强力收缩扩张的血管，提高外周血管阻力而改善血流的分布，起到提升血压、增加尿量的作用；血管加压素还可以与儿茶酚胺类药物协同作用。由于大剂量血管加压素具有极强的收缩血管作用，使得包括冠状动脉在内的内脏血管强力收缩，甚至加重内脏器官缺血，故目前多主张在去甲肾上腺素等儿茶酚胺类药物无效时才考虑应用，且以小剂量给予（0.01 ～ 0.04U/min）。

5. 多巴酚丁胺（dobutamine）

具有强烈的、受体和中度的 a 受体兴奋作用，而受体的作用可以降低肺动脉楔压，有利于改善右心射血，提高心输出量。总体而言，多巴酚丁胺既可以增加氧输送，同时也增加（特别是心肌）氧消耗，因此在脓毒性休克治疗中一般用于经过充分液体复苏后心脏功能仍未见改善的患者；对于合并低血压者，宜联合应用血管收缩药物。其常用剂量为 2 ～ 20mg/（kg·min）。

第四节　肾功能监测

肾是人体重要的生命器官，其主要功能是生成尿液，排泄人体代谢的终末产物（尿素、肌酐、尿酸等）、过剩盐类、有毒物质和药物，同时调节水电解质及酸碱平衡，维持人体内环境的相对稳定。然而，肾也是最易受损的器官之一，因此，在急危重症患者的诊疗过程中，肾功能监测与心肺功能监测同样重要。

一、一般观察

（一）尿量与次数

尿量是反映肾功能的重要指标之一。临床上通常记录每小时尿量或 24h 尿量，成人白天排尿 3 ～ 5 次，夜间 0 ～ 1 次，每次 200 ～ 400mL，24h 尿量 1000 ～ 2000mL。超过 2500mL/24h 者为多尿；少于 400mL/24h 或 17mL/h 为少尿；少于 100mL/24h 为无尿。

（二）颜色与气味

正常新鲜尿液呈淡黄色或深黄色，是由于尿胆原和尿色素所致，而气味则来自尿内的挥发性酸，静置后因尿素分解，故有氨臭味。

（三）酸碱度和比重

正常人尿液呈弱酸性，pH 为 4.5 ～ 7.5，比重为 1.015 ～ 1.025，尿比重与尿量一般成反比。

二、肾小球功能监测

肾小球的主要功能是滤过功能，测定肾小球滤过功能的重要指标是肾小球滤过率。单位时间内由肾小球滤过的血浆量，称为肾小球滤过率。临床上常用内生肌酐清除率、血浆肌研、血尿素氮浓度来反映肾小球的滤过功能，其中以内生肌酐清除率较为可靠。

计算公式：内生肌酐清除率 =（尿肌酐 / 血肌酐）× 单位时间尿量

因肾对某物质的清除量与肾体表面积有关，而后者又与体表面积有关，故内生肌酐清除率必须按体表面积校正：

校正清除率 = 1.73 m × 肌酐清除率 / 实际体表面积

实际体表面积 = 0.006 × 身高（cm）+ 0.128 × 体重（kg）–0.152

三、肾小管功能监测

（一）尿浓缩—稀释试验

浓缩试验又称禁水试验，具体做法是：试验前 1：00 ~ 18：00 饭后禁食、禁水，睡前排空尿液，试验日 6：00、7：00、8：00 各留尿 1 次，3 次尿中至少有 1 次尿比重在 1.026（老年人可为 1.020）以上，尿比重小于 1.020 则表示肾浓缩功能差。而稀释试验则由于单位时间内进水量过多，有致水中毒的危险，且易受肾外因素的影响，故临床上基本不采用。

（二）尿 / 血渗透压的测定

正常人的血浆渗透压为 280 ~ 310mmol/L，而尿 / 血渗透压为 3：1 ~ 4.5：1。禁饮水 12h 后，尿渗透压应大于 800mmol/L，低于此值时，表明肾浓缩功能障碍。

四、肾影像学检查

肾功能的监测往往还需要一种或多种的肾影像学检查，如腹部平片、腹部 CT、肾超声检查、肾造影、放射性核素扫描等。

第五节　肝功能监测

一、反映肝实质细胞损伤的酶学监测

（一）转氨酶

临床上常用的为丙氨酸氨基转移酶，简称谷丙转氨酶（GPT，ALT），以及天冬氨酸氨基转移酶，简称谷草转氨酶（GOT，AST）。人体许多组织细胞中都含有这两种酶，但含量不同，ALT 含量次序为：肝＞肾＞心＞肌肉；AST 顺序为心＞肝＞肌肉＞肾；ALT 分布在细胞质中，AST 分布在细胞质及线粒体中。由于肝内 ALT 活性较其他组织都高，所以 ALT 较 AST 在肝细胞损伤的检测中更具特异性。正常血清中

ALT < 30U/L、AST < 40U/L。

测定血清转氨酶活性可以动态反映肝脏情况，以便及时调整治疗，或及早发现致病原因。重症肝坏死是由于肝细胞合成转氨酶能力受损，血清转氨酶下降，出现"胆—酶分离"现象，为肝功能极度恶化的表现。

AST 在细胞内分布与 CPT 不同，一部分分布在胞质基质内，称为 S 型（ASTS），一部分在线粒体内，称为 M 型（ASTm）。当肝细胞病变较轻，仅通透性改变时，ASTm 不能透过细胞膜进入血液，此时 AST/ALT 比值低；而当肝细胞发生坏死时，ASTm 将与 ASTs 同时进入血液，血液中 AST 总量增加，AST/ALT 比值较高。正常血清中 AST/ALT 比值为 1 ∶ 15。

（二）腺苷脱氨酶（ADA）及其同工酶

ADA 是一种核酸分解酶，不仅在核酸分解代谢中起重要作用，并且与免疫功能密切相关。它在全身多种组织中以同工酶的形式广泛存在，而以淋巴细胞中活性最高。ADA 分子较 ALT 小，分布于胞质中，更容易透过细胞膜，在肝细胞轻微损伤时即能从血液中测出，故较转氨酶有更高的敏感性，出现早，消失晚，但特异性不够。如测定它的同工酶 ADA，则可提高特异性。正常值为 3 ~ 30U/L。

（三）乳酸脱氢酶（LDH）及其同工酶

LDH 是一种糖酵解酶，广泛存在于人体组织内，以心肌、肾、肝、横纹肌、脑组织含量较多，红细胞内含量也较高，故抽血检查时不能溶血。在反映肝细胞病变上，LDH 灵敏度及特异性均不高。LDH 分子由 4 条肽链组成，肽链有 A、B 两种，根据排列组合可分为 LDH1-5 5 种类型。AAAA 型即 LDH-5，主要存在于横纹肌及肝脏，故又称为横纹肌型（M 型），SBBBB 型即 LDH-1，主要存在于心肌，故称心肌型（H 型）。肝脏病变时 LDH-5 明显升高。LDH 同工酶的测定有助于判断病变的部位，排除肝外情况。

（四）谷胱甘肽 -S- 转移酶（GST）

GST 是一组与肝脏解毒功能有关的同工酶，主要存在于肝细胞胞质中，微量存在于肾、小肠、睾丸、卵巢等组织中，诊断意义与 ALT 相近，在反映肝细胞损伤程度上更优于 ALT，重症肝炎 ALT 下降时，GST 仍能持续升高。同时，GST 比 ALT 更敏感，常先于 ALT 升高。

（五）谷氨酸脱氢酶（GDH）

GDH 主要参与谷氨酸的分解代谢，仅存在于线粒体内，且肝脏内浓度远远高于心肌、骨骼肌等其他组织，是反映肝实质损害、坏死的一项敏感指标。

（六）胆碱酯酶（CHE）

人体 CHE 有两类，一类为真性胆碱酯酶，存在于神经节、运动终板等处，分解乙酸胆碱；另一类为假性胆碱酯酶，由肝细胞和腺细胞产生。血清假性胆碱酯酶主要由肝脏合成，当肝脏发生实质性损害时，血清 CHE 活性常呈下降趋势，下降程度与肝细胞损害程度相平行。但该酶特异性较差，有机磷中毒、营养不良、恶性肿瘤等疾病发生时 CHE 活性均下降，而糖尿病、肾病综合征、甲状腺功能亢进、重症肌无力、脂肪肝、支气管哮喘等疾病可引起该酶活性升高。判断结果时需注意有无上述伴随疾病。

（七）磷脂酰胆碱 – 胆固醇酰基转移酶（LCAT）

LCAT 由肝合成和分泌，与胆固醇代谢有关，肝损害时该酶合成减少。与 CHE 类似，该酶血清活性反映肝脏的储备功能，但较 CHE 更具特异性。在敏感性方面，对慢性肝损害优于 ALT 和 ADA。

二、反映胆汁淤积的诊断与监测指标

胆红素是血红素的代谢产物，80% 来自分解的血红蛋白，20% 来自肌红蛋白、过氧化物酶、过氧化氢酶、细胞色素等的分解。衰老的红细胞被肝、脾及骨髓的网状内皮细胞破坏，释出血红蛋白，分解为血红素和珠蛋白，血红素经一系列的氧化还原反应成为胆红素。由于其分子内特殊的氢键结构，使胆红素显示出亲脂疏水性质。游离胆红素进入血液后即被清蛋白结合，然后被肝细胞摄取，形成葡萄糖醛酸胆红素，此为结合胆红素。结合胆红素经肝细胞膜主动运送进入毛细胆管，经胆管系统排入肠腔。在回肠末端及结肠，胆红素在肠道细菌作用下，水解还原成胆素原，大部分随粪便排出，少部分被吸收入门静脉，再次被肝摄取排入肠腔，一部分被小肠上段重吸收，形成所谓的"肝肠循环"。

（一）血清胆红素测定

血清胆红素试验包括血清总胆红素测定和 1min 胆红素测定。血清总胆红素正常值为 5.1 ~ 17.1μmol/L。如在 17.1 ~ 34.2/μmol/L 之间，则为隐性黄疸；34.2 ~ 171μmol/L 为轻度黄疸，171 ~ 342/μmol/L 为中度黄疸；342μmol/L 以上为重度黄疸。1min 胆红素是指通过直接偶氮反应，血清中 1min 内发生变色反应的胆红素的量。未结合胆红素不发生变色反应，而结合胆红素在 1min 内基本都发生了反应。因结合胆红素被肝细胞直接排入胆管，故正常人血中含量甚微，此时测出的 1min 胆红素基本都是干扰因素如尿素、胆汁酸盐、枸橼酸等所致，正常值为 0 ~ 3.4μmol/L，超过此值，即可认为血清结合胆红素升高。由于 1min 胆红素测定简便易行，虽然存在干扰因素，但对结果判断影响不大，故目前广泛应用。

总胆红素及 1min 胆红素的测定对鉴别黄疸的类型很有帮助。①溶血性黄疸：以非结合性胆红素升高为主，总胆红素轻度升高（< 85.5μmol/L），1min 胆红素 / 总胆红素比值小于 20%。②阻塞性黄疸：1min 胆红素明显增高，1min 胆红素 / 总胆红素可高于 50%。③肝细胞性黄疸：结合性和非结合性胆红素均升高，1min 胆红素 / 总胆红素大于 35%。

（二）尿胆红素的测定

由于非结合胆红素不溶于水，不能进入尿液，结合胆红素虽能溶于水，但正常情况下血中结合胆红素含量很低，因此正常尿液中不含胆红素。如出现表明血液中结合胆红素升高。

临床上一般为定性试验，阳性的灵敏度一般为 0.86 ~ 1.7μmol/L 范围内。通常情况下，血、尿中结合胆红素浓度变化相平行，但有时血中结合胆红素很高，尿中也可能为阴性。

（三）尿内尿胆原测定

尿胆原为胆红素排入肠道后在结肠经细菌分解后产生，部分再吸收入肝，由肝再排泄入小肠，形成肝肠循环，故尿内尿胆原量与多种因素有关，如胆红素产生过多；肝脏对重吸收的尿胆原摄取功能受损；胆管感染，使胆汁中的胆红素转为尿胆原；肠道排空延迟，吸收增多等。

（四）碱性磷酸酶（ALP，AKP）

ALP 是一种膜结合酶，广泛存在于身体各组织中，肝、骨骼、肠上皮、胎盘、肾脏、成骨细胞和白细胞中含量丰富。它是一组同工酶，血清中的 ALP 成人主要来自肝，儿童主要来自骨骼。脂肪餐后，小肠内的 ALP 可逆入血液，引起 ALP 明显升高，持续可达 6h。由于 ALP 与膜结合紧密，且肝细胞内浓度仅比血液浓度高 5 ~ 10 倍，故肝病时血清 ALP 升高不明显。而胆汁酸凭其表面活化作用，可将 ALP 从膜上溶析下来，故任何干扰肝内外胆流的因素都会引起 ALP 的明显变化。

目前主要用于诊断胆汁淤积。肝内炎症及恶性肿瘤时，由于 ALP 被过度制造，血清 ALP 也会明显升高，具有参考价值。对肝细胞损害价值不大。

ALP 正常值为 3 ~ 13U。电泳法可将 ALP 分为 6 种同工酶，可鉴别其来源，肝脏来源的为 ALP-1 和 ALP-2。

（五）7- 谷氨酰转肽酶（GGT）

GGT 是一种膜结合酶，广泛存在于人体，尤以肾、胰、肝、肠为丰富。血清内的 GGT 主要来自肝脏，肝内主要分布于肝细胞质和肝内胆管上皮。其临床意义与 ALP 基本一致，而肝外胆管梗阻较肝内胆汁淤积升高更明显。

正常值为小于 40U，长期饮酒者可能稍高，但不大于 50U。GGT 也有同工酶，但其蛋白质结构相同，因其所带电荷不同，在电泳带上出现不同分带，其中 GGTI、GGTU、GGTffl 对原发性肝癌诊断有意义。

三、蛋白质代谢试验

（一）血清总蛋白（TP）、清蛋白（Alb）、球蛋白（Glu）

血清总蛋白主要包括清蛋白和球蛋白，正常生理状态下，血清总蛋白在 60 ~ 80g/L，其中清蛋白占 70%，球蛋白占 30%。人血清蛋白的半衰期为 17 ~ 21d，球蛋白为 3 ~ 5d，所以在肝脏疾病的早期，清蛋白不会很快下降。清蛋白正常值为 35 ~ 55g/L，球蛋白为 25 ~ 30g/L。清蛋白减少没有很高的特异性，营养不良、肝功能受损、蛋白丢失过多、高分解代谢状态、蛋白异常分布等都可引起人血清蛋白减少。球蛋白减少较少见，见于严重营养不良、长期应用类固醇激素以及一些先天性疾病。球蛋白合成增加，常见于肝脏及全身炎症时，球蛋白明显增高时应考虑多发性骨髓瘤存在，可加做蛋白电泳。

（二）前清蛋白（PA）

PA 是电泳时位于清蛋白前方的一条蛋白区带，由肝脏合成。其合成及分解代谢几乎与清蛋白同步，但由于其半衰期较清蛋白明显短，仅 1.9d，故可非常敏感地反应肝脏蛋白合成功能及分解代谢情况。在肝合成功能降低的早期即可降低，同样，在肝合成功能恢复的早期，PA 即可恢复正常或高于正常。肾病时 PA 会升高，机制不详。

PA 正常值为 0.23 ~ 0.29g/L。

四、脂质和脂蛋白代谢试验

（一）血清总胆固醇（TC）

体内胆固醇大多由各组织合成，少数来自肠道吸收。血清中的胆固醇几乎完全来自肝脏。血清总胆固醇包括游离胆固醇与胆固醇酯。急性肝损害引起肝合成功能下降时该值降低，胆管阻塞时升高，尤以慢性胆管阻塞时升高明显。高胆固醇饮食、糖尿病、动脉粥样硬化、脂肪肝等也可增高。

血清总胆固醇正常值为 3.3 ~ 5.9mmol/L，随年龄增长可稍增高。

（二）血清磷脂（SPL）

肝脏一方面合成磷脂，进入血液；一方面又不断从血液中摄取磷脂，分解后排入胆管。急性肝功能损害时该值无明显变化，慢性肝硬化晚期该值才有所下降。胆管梗阻时该值上升幅度明显。

（三）甘油三酯（TC）

血清 TC 存在于脂蛋白中，通过循环在组织中运送，其浓度受组织中脂肪代谢以及脂蛋白合成降解的影响。肝脏是内源性 TC 的主要来源。血清 TC 浓度受许多生理病理因素影响，特异性不高，对判断肝功能状态意义不大。

甘油三酯正常值为 0.22 ~ 1.21mmol/L。

（四）载脂蛋白（Apo）

血浆中的脂质是通过与载脂蛋白结合而运输的，除作为脂质载体外，载脂蛋白还起着调节脂酶活性、调节脂蛋白合成分解代谢等重要作用。

目前认为，载脂蛋白测定比其他血脂检查更能正确反映肝脏功能不良时脂质代谢的实际状态。载脂蛋白分为 ApoA、ApoB、ApoC 3 类，每一类又有数种，其中最常监测的有 ApoA I 和 ApoB。ApoA I 在 ApoA 中含量最多，主要由肝及小肠黏膜合成，是高密度脂蛋白的主要结构蛋白，其主要功能为促进血浆胆固醇酯化和高密度脂蛋白成熟，并能协助周围组织中的自由胆固醇，是预测冠心病的一项重要指标。肝功能受损时合成减少，血清中 ApoA I 浓度降低。动态观察有助于判断肝脏预后。ApoB 是低密度脂蛋白和极低密度脂蛋白的主要结构蛋白，主要功能是运载脂类、识别受体。对调节周围组织中的胆固醇及低密度脂蛋白代谢具有重要作用，是预测动脉粥样硬化、冠心病的有价值指标之一。肝功能受损时随之下降，下降程度与肝脏受损严重度一致。

五、影像学监测

目前临床上常用于肝脏诊断的影像学技术有 B 型超声波、CT、MRI 及核素扫描等。大多数形态学的变化及某些功能变化都可通过这些检查发现。但由于危重患者的特殊性，如不宜搬动、不能较长时间独处、有时还需呼吸机维持呼吸，使检查受到很大的局限。目前，危重患者的肝脏影像学检查还是以 B 超及 CT 为主。

（一）B 超

B 超灵活、方便，可在床边进行，并可导引介入进行穿刺抽液、活检、药物注入，分辨率也较高，对肝内占位、胆管系统诊断价值很大，是目前临床上唯一可用于院前影像学检查的工具。

（二）多普勒彩超

多普勒彩超有助于肝血管系统的观察，对肝移植后肝血供的判断很有价值。由于其分辨率及超声波穿透性的限制，易受气体干扰，对肝内微小占位、腹膜后淋巴结的观察不佳。

（三）CT

CT 是 B 超最好的补充。由于需搬动患者、有射线损伤且检查费用较高，CT 的检查受到一定限制。但 CT 分辨率高，能发现肝内小占位；对腹膜后、肝脏周围组织器官显示清楚，解剖结构直观；增强检查可发现血运变化等。在许多情况下 CT 检查不可替代。

（四）MRI、核素扫描

MRI、核素扫描虽有较多优点，但由于检查烦琐，占用时间较长，在危重患者抢救中较少使用。

第六节　ICU 护理评估技能

评估是对危重患者实施有效护理的重要环节，ICU 护士应熟悉护理评估内容，掌握护理评估的技能，通过评估了解患者的状况，并依据评估中的问题，有针对性地实施护理。本节介绍常用及重要的护理评估指标。

一、身体评估

（一）一般状态评估

一般状态评估是对评估对象全身状态的概括性观察。评估方法以视诊为主，配合触诊、听诊和嗅诊完成。评估内容包括：性别、年龄、生命体征、发育与体型、营养状态、意识状态、面容与表情、语调与语态、体位、姿势与步态。

以营养状态评估为例，最方便快捷的方法是判断皮下脂肪的充实程度。最方便和最适宜的评估部位是前臂屈侧、上臂背侧下 1/3 处，此处脂肪分布的个体差异最小；最简单、直接、可靠、重要的指标是体重，但应结合内脏功能测定进行分析；体重指数是反映蛋白质、热量、营养不良及肥胖的可靠指标。体重指数（BMI）＝体重（kg）/身高（m）。

（二）皮肤评估

皮肤评估以视诊为主，必要时结合触诊。其主要包括对皮肤颜色、湿度、温度、弹性、皮疹、压疮、皮下出血、蜘蛛痣与肝掌、水肿的评估。

以水肿的评估为例，评估时，指压后应停留片刻，观察有无凹陷及平复情况。常用评估部位为浅表骨表面（如胫骨前、踝部、足背、腰骶骨及额前等）及眼睑。以手指按压局部组织可出现凹陷者，称凹陷性水肿。而黏液性水肿及象皮肿，尽管肿胀明显，但受压后无组织凹陷，为非凹陷性水肿。

根据水肿的程度可分为轻、中、重3度。

轻度：仅见于眼睑、眶下软组织、胫骨前、踝部皮下组织，指压后可见轻度凹陷，平复较快。

中度：全身软组织均可见明显水肿，指压后可见明显凹陷，平复缓慢。

重度：全身组织明显水肿，身体低垂部位皮肤张紧发亮，甚至有液体渗出，胸、腹腔等浆膜腔可有积液，外阴部也可见明显水肿。

（三）全身浅表淋巴结评估

1. 评估方法

评估者主要用滑动触诊。

2. 评估顺序

耳前、耳后、乳突区、枕骨下区、颈后三角、锁骨上窝、腋窝、滑车上、腹股沟、腘窝等。

3. 评估内容

触及肿大的淋巴结时应注意其大小、数目、硬度、压痛、活动度、有无粘连，局部皮肤有无红肿、瘢痕、瘘管等，注意寻找引起淋巴结肿大的原发病灶。

（四）头部及其器官和颈部评估

1. 头部

头部的评估包括头发、头皮及头颅。

2. 面部及其器官

（1）眼的评估：通常由外向内，遵循眼睑、结膜、巩膜、角膜、眼球、视功能评估、眼底检查的顺序依次进行。

（2）耳的评估：外耳注意耳廓有无畸形、外耳道是否通畅，有无分泌物或异物；乳突及听力。

（3）鼻的评估：鼻外形；有无鼻翼扇动、鼻出血；鼻腔黏膜；鼻腔分泌物；鼻窦。

（4）口的评估：应从口唇、口腔黏膜、牙齿、牙龈、舌、咽部及扁桃体、口腔气味、腮腺，沿外向内的顺序依次进行。

3. 颈部

颈部评估包括颈部外形与活动、颈部血管、甲状腺及气管的评估。

（五）胸部评估

评估者嘱评估对象取坐位或仰卧位，按视、触、叩、听顺序，先评估前胸部和侧胸部，再评估背部，对称部位应左右对比。

1. 胸部的体表标志

（1）骨骼标志：胸骨角、剑突、腹上角、肋间隙、肩胛骨、脊柱棘突、肋脊角。

（2）自然陷窝：胸骨上窝；锁骨上、下窝；腋窝。

（3）人工画线：前正中线、后正中线、锁骨中线（左右）、腋前线（左右）、腋后线（左右）、腋中线（左右）、肩胛下角线（左右）。

（4）人工分区：肩胛上区、肩胛下区、肩胛间区、肩胛区。

2. 胸壁、胸廓及乳房

（1）胸壁评估：静脉、皮下气肿及胸壁压痛。

（2）胸廓评估：是否对称、前后径与左右径的比例。

（3）乳房评估：先视诊后触诊。除评估乳房外，还应注意乳房部位的淋巴结。

3. 肺和胸膜

（1）视诊：呼吸运动类型、有无呼吸困难、呼吸频率、呼吸幅度、呼吸节律。

（2）触诊：胸廓扩张度、触觉语颤、胸膜摩擦感。

（3）叩诊：先评估前胸，再评估侧胸及背部，有无异常胸部叩诊音。

（4）听诊：听诊是肺部评估最重要的方法。内容包括：正常肺部呼吸音（支气管呼吸音、肺泡呼吸音、支气管肺泡呼吸音）；异常肺部呼吸音（异常肺泡呼吸音、异常支气管呼吸音、异常支气管肺泡呼吸音）；啰音（干啰音、湿啰音）；语言共振；胸膜摩擦音。

（六）心脏评估

（1）视诊包括心前区外形及心尖冲动。

（2）触诊包括心前区搏动、震颤、心包摩擦感。

（3）叩诊主要指叩诊心界。

（4）听诊是评估心脏的重要方法。听诊内容包括心率、心律、心音、额外心音、杂音、心包摩擦音。

（七）血管评估

（1）视诊观察有无肝颈静脉回流征及毛细血管搏动征。

（2）触诊包括脉搏速度改变、节律改变、强弱改变、波形异常。

（3）听诊有无动脉杂音、枪击音及杜若兹埃双重杂音。

（4）血压测量。

（八）腹部评估

1. 腹部的体表标志

腹部包括肋弓下缘、脐、髂前上棘、腹直肌外缘、腹中线、肋脊角、耻骨联合。

2. 腹部分区

腹部分区包括四分区法和九分区法。

3. 腹部评估方法

（1）视诊：评估者立于评估对象的右侧，自上而下视诊，有时为观察腹部细小隆起或蠕动波，评估者需将视线降低至腹平面，从侧面呈切线方向观察。腹部视诊内容包括腹部外形；呼吸运动；腹壁静脉曲张；胃肠型及蠕动波；注意有无皮疹、色素、腹纹、瘢痕、疝等。

（2）听诊：由于触诊和叩诊可能会增加肠蠕动而影响听诊效果，因而腹部听诊常在视诊后进行。听诊内容包括肠鸣音和血管杂音。

（3）叩诊：腹部叩诊主要用于评估某些腹腔脏器的大小、位置、叩痛，胃肠道充气情况，腹腔肿物、积气或积液等。腹部叩诊多采取间接叩诊法。

（4）触诊，要求评估对象排尿后低枕仰卧位，两臂自然放于身体两侧，两腿屈曲稍分开，使腹部放松，做张口缓慢腹式呼吸。评估者立于评估对象右侧，手要温暖，动作要轻柔，一般自左下腹开始逆时针方向评估。原则是先触健侧再触患侧。边触诊边观察评估对象的反应及表情，并与之交谈，可转移其注意力而减少腹肌紧张。浅部触诊法适用于检查腹部紧张度、抵抗感、浅表压痛、包块搏动和腹壁上的肿物等。深部触诊法适用于检查腹腔脏器状况、深部压痛、反跳痛及肿物等。

（九）脊柱与四肢评估

（1）脊柱的评估主要包括脊柱弯曲度、脊柱活动度、脊柱压痛和叩击痛。

（2）四肢评估以视诊和触诊为主，主要从形态和功能两方面评估。

（十）神经系统评估

1. 运动功能评估

（1）肌力是评估对象主动运动时肌肉的收缩力。嘱评估对象做肢体伸屈运动，评估者从相反方向给予阻力，评估其对阻力的克服力量。注意两侧肢体的对比，两侧力量显著不等时有重要意义。

肌力的记录采用0—5级的6级分级法。

0级：完全瘫痪，无肌肉收缩。

1级：只有肌肉收缩，但无动作。

2级：肢体能在床面水平移动，但不能抬离床面。

3级：肢体能抬离床面，但不能克服阻力。

4级：能克服阻力，但较正常稍差。

5级：正常肌力。

（2）肌张力。

（3）随意、不随意及共济运动。

2. 感觉功能评估

评估时，评估对象必须意识清晰、合作，注意左右、远近对比。

（1）浅感觉，主要有皮肤、黏膜的痛觉、温觉和触觉。

（2）深感觉，包括关节觉、震动觉。

（3）复合感觉，包括皮肤定位觉、两点辨别觉、实物辨别觉和体表图形觉。

3. 神经反射评估

（1）生理反射。①浅反射为刺激皮肤或黏膜引起的反射，包括角膜反射、腹部反射、提睾反射、跖反射。②深反射为刺激骨膜、肌腱引起的反射，包括肱二头肌反射、肱三头肌反射、膝腱反射、跟腱反射、霍夫曼（Hoffmann）征。

（2）病理反射包括巴宾斯基（Babinski）征、奥本海姆（Oppenheim）征、戈登（Gordon）征、查多克（Chaddock）征。

（3）脑膜刺激征为脑膜受激惹的表现，包括颈强直、克尼格（Kemig）征、布鲁津斯基（Brudzinski）征。

二、常见症状评估

（一）一般情况评估

1. 身体的体温变化

如高热环境中体温可稍高，情绪激动可使体温暂时升高等。

2. 发热的原因或诱因

有无传染病接触史、预防接种史、手术史等；是否受凉、过度劳累、饮食不洁、损伤、精神刺激等。

3. 发热的临床经过

注意发热的时间、体温上升的急缓、发热的高低、持续时间的长短、各病期的主要表现等。

4. 发热的程度、热期及热型

定时测量体温，绘制体温曲线，观察发热的程度、热期，注意有无特征性热型。

5. 伴随症状

有无寒战、乏力、头痛、肌肉酸痛、咳嗽、咳痰、恶心、呕吐、出血、皮疹、昏迷、抽搐等。

6. 身心状况

（1）密切观察生命体征、瞳孔及意识状态、皮肤、口腔黏膜及尿量的改变。

（2）了解高热对机体重要脏器的影响及程度。

（3）体温下降期的患者，注意有无大汗及脱水的表现。

（4）长期发热者注意有无食欲减退及体重下降。

（5）还需注意患者的精神状况、心理反应、睡眠情况等。

7. 诊疗及护理经过

（1）做过何种检查、结果怎样。

（2）诊断为何种疾病，其治疗护理措施有哪些。

（3）是否进行过物理降温。

（4）是否使用过抗生素、激素、解热药，药物的剂量及疗效如何。

（二）疼痛的护理评估要点

1. 疼痛部位

疼痛部位通常为病变所在部位。

2. 疼痛性质

疼痛性质与病变部位及病变性质密切相关。

3. 疼痛程度

疼痛程度与病情严重性有无平行关系。

4. 疼痛发生与持续时间

某些疼痛可发生在特定的时间。

5. 疼痛的影响因素

疼痛的影响因素包括诱发、加重与缓解的因素。

6. 相关病史

疼痛前有无外伤、手术史、有无感染、药物及食物中毒，有无类似发作史及家庭史等。

7. 伴随症状及体征

不同病因所致疼痛的伴随症状和体征不同。

8. 疼痛的身心反应

密切观察患者的呼吸、心率、脉搏、血压、面色变化，有无恶心、呕吐、食欲缺乏或睡眠不佳、强迫体位、呻吟或哭叫，有无因疼痛而产生的焦虑、愤怒、恐惧等情绪反应，剧烈疼痛者还应观察有无休克的表现。

（三）水肿的护理评估要点

1. 水肿部位及程度

水肿首先出现于何部位。

2. 水肿的特点

水肿出现的时间，发生急缓，水肿性质，使水肿加重、减轻的因素，水肿体位变化和活动的关系。

3. 营养与饮食

食欲有无改变，每日进食食物的种类、量；营养物质的搭配是否合理，能否满足身体的需要；体重有无明显变化；对有心、肝、肾脏疾病的患者还应该注意钠盐和液体的摄入量。

4. 出入液体量

详细记录 24h 出入液体量。对尿量明显减少者应注意观察有无急性肺水肿发生；有无肾功能损害及电解质酸碱平衡紊乱，如氮质血症、高钾血症等。

5. 相关病史

有无心、肝、肾、内分泌代谢性疾病病史；有无营养不良、应用激素类药物、甘草制剂等；有无创伤和过敏史；女性患者水肿应注意与月经、妊娠有无关系。

6. 水肿的身心反应

观察体重、胸围、腹围、脉搏、呼吸、血压、体位等情况；注意水肿部位皮肤黏膜的弹性、光泽、温湿度；观察长期卧床或严重水肿者的皮肤有无水疱、渗液、破溃或继发感染，注意有无胸腔积液征、腹水征及各种伴随症状；患者是否因水肿引起形象的改变、活动障碍、身体不适而心情烦躁。

7. 诊疗及护理经过

水肿发生后就医情况；是否使用过利尿剂，药物种类、剂量、疗效和不良反应；休息、饮食、保护皮肤等护理措施的实施情况。

（四）呼吸困难的护理评估要点

1. 呼吸困难的发生和进展特点

是突然发生，还是渐进性发展；是持续存在，还是反复间断；呼吸困难发生的诱因、时间及环境；与活动及体位的关系。

2. 呼吸困难的严重程度

呼吸困难的严重程度通常以呼吸困难与日常生活自理能力水平的关系来评估。让患者自我表述呼吸困难对日常活动的影响，如与同龄人行走、登高、劳动时有无气促；是否需要停下喘气、休息；洗脸、穿衣或休息时有无呼吸困难。

3. 呼吸困难的类型及表现

是吸气性、呼气性还是混合性；是劳力性、还是夜间阵发性；呼吸是表浅还是浅慢或深快。

4. 相关病史

了解患者的职业、年龄；以往有无呼吸困难发作史；有无心血管疾病、肺和胸膜疾病、内分泌代谢性疾病病史；有无感染、贫血、颅脑外伤史；有无刺激性气体、过敏源接触史；有无饮食异常、药物及毒物摄入史；有无过度劳累、情绪紧张或激动等。

5. 伴随症状

呼吸困难伴咳嗽、咳痰、咯血、胸痛等首先应考虑为心肺疾患；呼吸困难伴发热最常见于呼吸系统感染性疾病；呼吸困难伴昏迷见于急性中毒、严重的代谢性疾病、中枢神经严重损害等；发作性呼吸困难伴哮鸣音见于支气管哮喘、心源性哮喘。

6. 呼吸困难的身心反应

注意观察呼吸的频率、节律和深度、脉搏、血压、意识状况，面容及表情，营养状况，体位，皮肤黏膜有无水肿、发绀颈，静脉充盈程度等。有无"三凹征"、肺部湿啰音或哮鸣音；有无心律失常、心脏杂音等。询问患者入睡的方式，观察患者睡眠的时间、质量，是否需要辅助睡眠的措施。患者是否有疲乏、情绪紧张、焦虑甚至有恐惧、释慌、濒死感等心理反应。

7. 诊疗及护理经过

是否给氧治疗，给氧的方式、浓度、流量、时间及疗效，使用支气管扩张剂后呼吸困难是否能缓解等。

（五）咳嗽与咳痰的护理评估要点

1. 咳嗽的特点

注意咳嗽的性质、音色、程度、频率、发生时间与持续时间，有无明显诱因，咳嗽与环境、气候、季节、体位的关系。

2. 痰的特点

注意痰液的性质、颜色、气味、黏稠度及痰量。患者的痰液是否容易咳出，体位对痰液的排出有何影响；收集的痰液静置后是否出现分层现象。

3. 相关病史

患者的年龄、职业；是否患有慢性呼吸道疾病、心脏病；有无颅脑疾病、癔症病史；有无吸烟史及过敏史；有无呼吸道传染病接触史及有害气体接触史。

4. 伴随症状

咳嗽伴有发热多见于呼吸道感染、急性渗出性胸膜炎等；咳嗽伴呼吸困难多见于气道阻塞、重症肺炎和肺结核、胸膜病变、肺瘀血、肺水肿等；咳嗽伴胸痛见于胸膜疾病或肺部病变累及胸膜；咳嗽伴大量咯血常见于支气管扩张症及空洞型肺结核。

5.咳嗽咳痰的身心反应

有无长期剧烈、频繁咳嗽所致的头痛、疲劳、食欲减退、胸腹疼痛、睡眠不佳、精神萎靡、情绪不稳定、眼睑浮肿、尿失禁等；注意患者生命体征的变化及胸部体征；剧咳者警惕自发性气胸、咯血、胸腹部手术伤口的开裂等；痰液不易咳出者有无肺部感染的发生和加重。

6.诊疗及护理经过

是否服用过止咳祛痰药物，其药物种类、剂量及疗效；是否使用过促排痰的护理措施，效果如何。

（六）发绀的护理评估要点

1.发绀的发生情况

发生的年龄、起病时间、可能诱因、出现的急缓。

2.发绀的特点及严重程度

注意发绀的部位及范围、青紫的情况，是全身性还是局部性；发绀部位皮肤的温度，经按摩或加温后发绀能否消退，发绀是否伴有呼吸困难。

3.相关病史

有无心肺疾病及其他与发绀有关的疾病病史，是否出生及幼年时期就发生发绀；有无家族史；有无相关药物、化学物品、变质蔬菜摄入史和在持久便秘情况下过食蛋类或硫化物病史等。

4.伴随症状

急性发绀伴意识障碍见于某些药物或化学物质急性中毒、休克、急性肺部感染、急性肺水肿等；发绀伴杵状指见于发绀型先天性心脏病、某些慢性肺部疾病；发绀伴呼吸困难见于重症心、肺疾病、气胸、大量胸腔积液等。

5.诊疗及护理经过

是否使用过药物，其种类、剂量及疗效；有无氧气疗法的应用，给氧的方式、浓度、流量、时间及效果。

（七）心悸的护理评估要点

1.心悸的特点

注意心悸发作的时间、频率、性质、诱因及程度。是休息时出现还是活动中发生；

是偶然发作还是持续发作；持续时间与间隔时间的长短；发作前有无诱因；起病及缓解方式；严重程度；发作当时的主观感受及伴随症状，如是否心跳增强、心动过速、心跳不规则或心跳有停顿感，有否胸闷、气急、呼吸困难等。

2. 相关病史

有无器质性心脏病、内分泌疾病、贫血、神经症等病史；有无烟、酒、浓茶、咖啡的嗜好；有无阿托品、氨茶碱、麻黄碱等药物的使用；有无过度劳累、精神刺激、高热、心律失常等。

3. 伴随症状

心悸伴呼吸困难见于心力衰竭、重症贫血等；心悸伴晕厥抽搐见于严重心律失常所致的心源性脑缺血综合征；心悸伴心前区疼痛见于心绞痛、心肌梗死、心肌炎、心包炎、心脏神经功能症等；心悸伴食欲亢进、消瘦、出汗见于甲状腺功能亢进症；心悸伴发热见于风湿热、心肌炎、心包炎、感染性心内膜炎等。

4. 心悸的身心反应

注意生命体征及神志的变化，观察有无呼吸困难、意识改变、脉搏异常、血压降低、心律失常等。评估心悸对心脏功能及日常活动自理能力的影响，有无心悸引起的心理反应及情绪变化。

5. 诊疗及护理经过

是否向患者解释过心悸症状本身的临床意义；是否使用过镇静剂和抗心律失常药物，其药物种类、剂量及疗效；有无电复律、人工心脏起搏治疗；已采取过哪些护理措施、效果如何。

（八）黄疸的评估要点

1. 黄疸的特点

注意发生的急缓，是间断发生还是持续存在；皮肤黏膜及巩膜黄染的程度、色泽；尿液及粪便颜色的改变；有无皮肤瘙痒及其程度等。

2. 相关病史

有无溶血性疾病、肝脏疾病、胆道疾病等病史；有无肝炎患者密切接触史或近期内血制品输注史；有无长期大量酗酒及营养失调；G-6-PD 缺乏症还应注意有无食用蚕豆等病史。

3. 伴随症状

黄疸伴寒战、高热、头痛、腰痛、酱油色尿多见于急性溶血；黄疸出现前有发热、乏力、食欲减退、恶心呕吐，黄疸出现后症状反而减轻者，甲型病毒性肝炎的可能性大；黄疸伴食欲减退、消瘦、蜘蛛痣、肝掌、腹水、脾大等应考虑肝硬化；黄疸伴右上腹剧烈疼痛见于胆道结石或胆道蛔虫等。

4. 黄疸的身心反应

注意有无贫血外貌及急性溶血的全身表现；有无恶心、呕吐、腹胀、腹痛、腹泻或便秘等消化道症状；有无皮肤黏膜出血；有无因严重瘙痒而致皮肤搔抓破损，或影响休息和睡眠；有无巩膜、皮肤明显黄染而产生病情严重的预感及焦虑、恐惧等情绪反应。

5. 诊疗及护理经过

注意与黄疸有关的实验室检查结果，以利于3种类型黄疸的鉴别；有否做过创伤性的病因学检查；治疗及护理措施，效果如何。

（九）意识障碍的护理评估要点

1. 起病情况

起病时间、发病前有无诱因、病情进展情况及病程长短等。

2. 意识障碍的程度

根据患者对刺激的反应、回答问题的准确性、肢体活动情况、痛觉试验、神经反射等判断有无意识障碍及程度。也可以按格拉斯哥昏迷评分表（GCS）对意识障碍的程度进行评估。

3. 相关病史

有无急性重症感染、原发性高血压、严重心律失常、糖尿病、肺性脑病、肝肾疾病、颅脑外伤、癫痫等病史；有无类似发作史；有无毒物或药物接触史等。

4. 伴随症状

先发热后有意识障碍可见于重症感染性疾病；先有意识障碍然后有发热见于脑出血，蛛网膜下腔出血等；意识障碍伴高血压可见于脑出血、高血压脑病、尿毒症等；意识障碍伴低血压可见于感染性休克等；意识障碍伴呼吸缓慢可见于吗啡、巴比妥类、有机磷等中毒；意识障碍伴偏瘫见于脑出血，脑梗死、颅内占位性病变；意识障碍伴脑膜刺激征见于脑膜炎、蛛网膜下腔出血等。

5. 意识障碍的身体反应

定时测量生命体征，观察瞳孔变化。注意有无大小便失禁；有无咳嗽反应及吞咽反射的减弱及消失；有无肺部感染或尿路感染的发生；有无口腔炎、结膜炎、角膜炎、角膜溃疡；有无营养不良及压疮形成；有无肢体肌肉挛缩、关节僵硬、肢体畸形及活动受限。

6. 诊疗及护理经过

是否做过必要的辅助检查以明确诊断；消除脑水肿、保持呼吸道通畅、给氧、留置导尿管、抗感染，防止并发症；治疗和护理措施的应用及疗效等。

（十）恶心与呕吐的护理评估要点

1. 恶心与呕吐的特点

注意呕吐前有无恶心的感觉；呕吐的方式是一口口吐出、溢出或喷射性；恶心与呕吐发生的时间，是晨间还是夜间；呕吐的原因或诱因与进食有无关系；吐后是否感轻松；呕吐是突发，还是经常反复发作；病程的长短；呕吐的频率等。

2. 呕吐物的特征

注意呕吐物的性质、气味、颜色、量及内容物，观察是否混有血液、胆汁、粪便等。

3. 相关病史

有无消化系统疾病、泌尿及生殖系统疾病、中枢神经系统、内分泌代谢疾病等病史；有无进食不洁饮食及服药史；有无腹部手术史、毒物及传染病接触史；有无精神因素作用；女性患者要注意月经史。

4. 伴随症状

呕吐伴剧烈头痛、意识障碍常见于中枢神经系统疾病；呕吐伴右上腹痛与发热、寒战、黄疸应考虑为胆囊炎或胆石症等；呕吐伴眩晕、眼球震颤见于前庭器官疾病；呕吐伴腹痛、腹泻多见于急性胃肠炎或细菌性食物中毒。

5. 恶心与呕吐的身心反应

观察生命体征，有无心动过速、呼吸急促、血压降低、体位性低血压等血容量不足的表现；有无失水征象，如软弱无力、口渴、皮肤干燥、弹性减低、尿量减少等；有无食欲减退、营养不良及上消化道出血；儿童、老人意识障碍者应注意面色、呼吸道是否通畅等，警惕有无窒息情况发生。注意患者的精神状态，有无疲乏无力，有无痛苦、焦虑、恐惧等情绪反应。

6. 诊疗及护理经过

是否做过呕吐物毒物分析；血电解质及酸碱平衡的监测结果；是否已做胃镜、腹部 B 超、X 线钡餐等辅助检查；治疗的方法及使用药物的种类、剂量、疗效；已采取的护理措施及效果。

第七节　人工气道的护理

人工气道是通过鼻腔或口腔直接在上呼吸道植入导管而形成的呼吸通道，用以辅助通气及治疗肺部疾病。做好人工气道的护理是提高 ICU 护理质量的关键环节。

一、口咽通气道放置技术

（一）目的

（1）防止舌后坠阻塞呼吸道。

（2）预防患者咬伤舌头。

（3）协助进行口咽部吸引。

（二）用物准备

口咽导管 1 根，必要时备开口器及压舌板、检查手套。

（三）简要说明

1. 口咽通气道的选择

（1）长度：大约相当于门齿至下颌角的长度。

（2）宽度：以能接触上颌和下颌的 2 ～ 3 颗牙齿为最佳，降低患者咬闭通气管腔的可能性。

2. 反向插入法

反向插入法即把口咽通气道的咽弯曲部面朝向腭部插入口腔。当其前端接近口咽部后壁时，将其旋转 180°，旋转成正位后，口咽通气道的末端距门齿大约为 2cm，然后用双手托下颌，使舌离开咽后壁，并用双手的拇指向下推送口咽通气道，直至口咽通气道的翼缘到达唇部上方的位置。

（四）注意事项

（1）手卫生。

（2）口咽通气道不得用于意识清楚或浅麻醉患者（短时间应用的除外）。

（3）插入口咽通气道前进行完善的表面麻醉，以抑制咽喉反射。

（4）前 4 颗牙齿具有折断或脱落的高度危险的患者禁用。

二、环甲膜穿刺技术

（一）目的

上呼吸道完全梗阻，无法施行气管内插管的成人，环甲膜穿刺是最简单最迅速的开放气道方法。

（二）用物准备

（1）环甲膜穿刺针或 16 ～ 25 号针头。

（2）病情紧急，无须特殊设备。

（3）病情紧急，无须麻醉。

（三）简要说明

1. 环甲膜解剖位置

环甲膜为带状膜，位于颈前正中喉结下方，甲状软骨和环状软骨之间，上下窄、两侧长，在中线处上下最宽，向两侧移形时渐渐变窄，近似于长方形。其位置表浅，在皮肤下方，仅有横行的小血管，无重要神经、血管，且不随年龄增长而钙化，因此经此穿刺简便，组织损伤轻，愈合快，不影响美容，为临床应用奠定了基础。

2. 环甲膜的测量

环甲膜超声测量结果：在正中线环甲膜上下间距为 4.4mm，最大为 5.5mm，最小为 3.1mm，71% 大于 4mm。环甲膜宽度平均为 11.9mm，皮肤至环甲膜气管面厚度平均为 3.9mm。因此在使用环甲膜穿刺时穿刺针透过皮肤 5mm 基本可达气管内。

（四）注意事项

（1）在环甲膜测量中也发现一些解剖变异，由于年龄增加，甲状软骨和环状软骨可能出现钙化现象，表现为甲状软骨和环状软骨增生，环甲膜间隙变窄。在临床上使用环甲膜穿刺时，应当注意老年患者骨质增生环甲膜间隙变窄问题。

（2）穿刺深度要掌握恰当，穿刺时突然阻力消失有落空感，伴有剧烈咳嗽时，应确认插入位置，防止刺入气管后壁。

（3）穿刺时要避免用力过猛，造成气管后壁和食管损伤，甚至造成气管—食管瘘，应细心操作，由于穿刺针细，一般会自行愈合，如长期不愈合，可考虑行瘘修补术。

（4）环甲膜无重要的血管及神经，一般不会出现血管及神经损伤，如有渗血，可压迫止血，如有大出血，应及时查明原因，对症处理。

（5）穿刺后要妥善固定穿刺针，避免患者头过度后仰，防止穿刺针退至喉黏膜下层及皮下，造成喉黏膜及颈部皮下气肿。

（6）环甲膜穿刺针留置时间，一般不应超过 24h。

三、气管插管的配合技术

（一）目的

（1）使呼吸道畅通，改善呼吸功能。
（2）用以辅助机械通气及治疗肺部疾病。
（3）是临床麻醉的重要组成部分。

（二）用物准备

（1）抢救车：不同型号气管插管导管各 1 根，管芯、喉镜、喉头喷雾器内放 1%利多卡因，牙垫、通气道、持管钳、固定带或宽胶布、5 mL 注射器 1 个、无菌液状石蜡、无菌中纱、无菌手套，必要时准备开口器和舌钳。有条件的情况下准备可视喉镜。

（2）氧气装置及吸氧管、简易辅助呼吸器、呼吸机（时间、人力充足时准备）。

（3）负压吸引装置及吸痰用具。

（4）听诊器及约束带。

（5）有条件备气囊压力表，连接多功能监护仪。

（三）简要说明

1. 气管插管时患者的体位

患者头部应尽量后仰以更好地暴露声门，使口轴线、咽轴线、喉轴线三条线重叠成一条线，以便于导管置入。

2. 选择气管插管型号

第一，经口行气管插管：成年男性一般选择 7.5 ~ 8.0mm 气管导管；成年女性一般选择 7.0 ~ 7.5mm 气管导管。

第二，经鼻行气管插管：成年男性一般选择 7.0 ~ 7.5mm 气管导管；成年女性一般选择 6.5 ~ 7.0mm 气管导管。

3. 防止牙齿损伤

牙齿紧闭时，应先用简易呼吸器加压给氧数分钟，改善缺氧状态，遵医嘱经静脉注射适当的镇静剂后再操作，不能硬撬开牙齿。同时，操作过程中，不以喉镜做杠杆，不以牙齿做支点。

4. 气管插管过程中常见的并发症

牙齿脱落，口腔黏膜、鼻腔黏膜及舌损伤，声门损伤，喉头水肿，气管壁损伤致纵隔气肿，导管误入食管、插入支气管，导管插入过浅，导管脱出发生窒息、心律失常等。

5. 气管导管插入深度

气管导管插入深度以胸部 X 线片提示气管导管在隆突上 2 ~ 3cm 为准。经口插管约为 22 ± 2cm，经鼻插管约为 27 ± 2cm。

6. 气管插管位置的判定和 $ETCO_2$ 监测

（1）用听诊器听诊两侧肺部呼吸音是否对称。

（2）挤压胸部，在导管口感觉气流冲动。

（3）听诊器放于上腹部，听诊胃内有无气过水声，出现则进入食管。

（4）插管后进行人工通气，观察患者 SPO_2 是否上升。

（5）观察胸部和腹部运动法。

（6）支气管镜直视观察。

（四）注意事项

（1）插管前呼吸情况不佳的患者，可通过连接简易人工呼吸器输入氧以提高血氧饱和度至 90% 以上。

（2）用管芯应先测定其长度，其内端应短于导管口 1 ~ 1.5cm，管芯绝不可凸出管口处，以免损伤气管黏膜组织。

（3）操作过程中插管不成功应立即给予高流量吸氧或用简易人工呼吸器辅助呼吸，并遵医嘱及时采取抢救措施。

（4）插管不成功不能反复插管，易导致气道损伤引起喉头水肿。

（5）操作过程中护士要严密观察患者生命体征及血氧饱和度等变化，及时向医师提供患者信息。危重患者可能在气管插管时发生心脏停搏。

（6）喉镜连接方法正确，一般选用中号喉镜叶片。

（7）静脉给药的方法、浓度、剂量准确。

（8）操作时注意手卫生，要求无菌，如吸痰、静脉给药等。

四、拔除经口气管插管技术

（一）目的

（1）患者呼吸功能改善、气道畅通、具有拔管指征，去除人工气道。

（2）改变人工气道的途径。

（二）用物准备

负压吸引管、一次性吸痰管、一次性手套、一次性注射器、无菌盐水、吸氧装置及吸氧管，必要时备好气切包或抢救药。

（三）简要说明

1. 拔管指征

（1）患者神志清醒（能用点头和摇头的方式正确回答问题）。

（2）血流动力学稳定、循环稳定、自主呼吸完全恢复。

（3）咳嗽、吞咽生理反射恢复。

（4）肌张力恢复（患者能够紧握操作者的手）。

2. 拔除气管插管后并发症

喉头水肿、喉痉挛症状；低氧血症；胃内容物反流、误吸；咽痛、喉痛、喉溃疡；声带麻痹；气管炎等。

（四）注意事项

（1）严格无菌操作和手卫生。

（2）口鼻咽腔的痰液一定要吸净，以减少气囊上分泌物滞留下漏。

（3）操作时动作要轻柔、准确、迅速，避免对气管黏膜造成损伤。

五、气管切开的配合技术

（一）目的

解除喉梗阻，恢复呼吸道通畅，改善肺部换气功能，便于吸出下呼吸道分泌物。

（二）简要说明

1. 气管切开的位置

气管切开时，取去枕平卧位，患者头后仰，肩下垫软枕，颈部伸展便于术野暴露；且应注意患者身体保持正中，使气管居中利于操作的实施，在第3、4环状软骨做气管切开。

2. 气管切开套管固定

为防止术后套管脱出，必须将气管切开套管居中，固定带牢固固定，松紧度应与颈部间隙不超过两指为宜。且应注意呼吸机管路不应过于固定，以免患者头颈部移动时，气管切开套管被牵拉而脱出。

3. 气管切开术中可能出现的危险因素

（1）心律失常：大多数与缺氧有关。人体的氧储备很少，手术刺激、组织创伤出血，使耗氧增加或供氧不足；术中带管芯的套管导入的瞬间，经口或经鼻气管插管刚脱离气道，呼吸机供氧中断，可使患者有发生低氧血症的危险。由此引起的低氧以及二氧化碳潴留，则可能导致迷走神经反射，引起患者严重的心律失常，甚至心搏骤停。

（2）术中出血：术中气管切开部位若向上高于第1气管环，向下低于第5环，易造成喉狭窄和损伤无名动静脉而并发大出血。

（3）气管插管拔除后气管切开套管不能准确置入气道：与患者体位、术者操作技术等因素有关，若出现此情况应立即给予简易呼吸器进行一级供氧，并遵医嘱及时采取抢救措施。

（4）窒息：与缺氧有关或有分泌物、异物堵塞。应高度注意气管切开套管位置改变造成的不完全堵塞。

（5）皮下气肿：气管切开套管转入皮下组织并连接呼吸机进行机械通气，可导致皮下气肿。

4.气管切开早期并发症（24h内）

（1）局部出血、渗血：应及时给予压迫止血，如属动脉出血应由术者进行处理，必要时进行止血术。

（2）皮下气肿及纵隔气肿：前者可不予处理，后者应警惕张力性气胸的发生。

（3）气胸：由于胸膜顶部靠近颈部筋膜表面被撕裂所致，视气胸程度采取必要措施。

5.气管切开后期并发症（超过24h）

伤口感染、气道阻塞、吞咽障碍、气管食管瘘。

6.气管切开晚期并发症

切开部位的顽固瘘，气管内肉芽引起拔管后呼吸困难，气管狭窄。

（三）注意事项

（1）气管切开术前应彻底清洁患者颈部皮肤，以防气管切开伤口感染。

（2）病室应空气清新，做好空气消毒，最好在具有空气层流或新风系统的病房中进行操作。

（3）术前、术后严格落实手卫生，术中严格进行无菌操作。

（4）术中根据患者痰液的多少选择吸痰时机，在吸痰前应与术者进行沟通，征求术者同意并暂停手术操作。吸痰要彻底，严格进行无菌操作。

（5）在整个操作过程中，注意严密监测患者生命体征及血氧饱和度的变化。

（6）密切观察有无并发症的发生。

六、气管切开伤口换药技术

（一）目的

（1）观察气管切开导管位置、更换气管切开伤口下敷料。

（2）保持气管切开的伤口清洁、干燥及患者舒适。

（3）预防和控制气管切开伤口感染。

（二）用物准备

一次性无菌弯盘 2 个、无菌镊子 2 把、无菌剪刀 1 把，根据伤口情况准备无菌中纱数块（其中一块纱布剪成 Y 字形）、0.9% 生理盐水及 75% 乙醇无菌棉球适量、一次性无菌小油纱 1 块（5cm×15cm）、治疗车。

（三）简要说明

1. 气管切开换药的意义

伤口感染是气管切开术后最常见的并发症之一，它可引起局部组织的破坏，也可引起大血管溃破出现大出血，甚至还可引起下呼吸道感染而造成患者死亡。术后加强抗感染治疗，经常保持伤口清洁，这是防止伤口感染的主要措施。

2. 气管切开术后的护理措施

（1）室温应保持在 21℃，相对湿度应超过 50%。

（2）加强术后并发症的观察，做到专人护理。

（3）床边准备吸引器、照明设备、气管切开包及麻醉用直达喉镜和气管插管等急救设备，以备意外脱管。

（4）若手术后出现呼吸困难，可能有以下原因，应立即处理。① 气管套管内有分泌物或结痂堵塞。② 套管脱离气管切口。③ 气管支气管有分泌物假膜形成、结痂或肉芽肿。④ 合并纵隔气肿或气胸。⑤ 心肺功能衰弱。

（5）保持气管套管通畅。

3. 气切导管脱出的观察和护理对策

造成脱管的原因很多，如套管大小不合、皮下气肿、护理人员操作不熟不慎、外套管系带过松等都会引起外套管脱落，外套管脱落直接引起喉梗阻，它将危及患者的生命。

（1）脱管现象：①吸痰时吸引管不能深入外套管远端。②患者随即出现呼吸困难、烦躁、出汗、发绀等危象。③置棉花丝于套管口不随呼吸上下飘动。④外套管明显向外移动、滑出。

（2）救治措施：发现患者脱管，应立即报告医师并协助处理。气管切开术后 3d 内的患者由于瘢痕窦道尚未形成，试行放入原气套管，危险性较大。应立即打开气管切开包，拆除原有伤口缝线，在照明及吸引器帮助下，放入合适导管。

（四）注意事项

（1）操作前必须认真评估，根据患者气管切开伤口情况选择敷料的数量。

（2）应给予患者去枕平卧体位，头后仰，但也应根据患者程度采取适当卧位。

（3）操作过程中严密监测患者生命体征及病情变化，如出现异常立即停止操作，通知医师给予及时处理。

（4）换药过程中严格进行无菌操作，保持双手持镊法，左手镊子相对无菌，右手镊子接触伤口，接触患者的镊子不可直接接触敷料。

（5）气管切开换药每天至少 1 次，若渗出较多或痰液污染纱布，应及时换药，保持伤口敷料清洁、干燥。

（6）操作过程中动作应轻柔，防止过分牵拉造成患者不适感或引起管道脱管。

（7）换药时应按照从清洁、污染、感染、特殊感染的原则进行，避免交叉感染。

（8）气管切开换药后敷料应整洁、美观。

第十二章　皮肤科护理技术

第一节　皮肤给药

一、目的

第一，保护皮肤，减轻症状。

第二，促进皮损愈合。

第三，教会患者外用药物的使用方法，预防并发症的发生。

二、评估

1. 评估患者

（1）双人核对医嘱。

（2）核对患者床号、姓名、病历号和腕带（请患者自己说出床号和姓名）。

（3）了解患者病情、意识状态和配合能力。

（4）评估患者对用药计划的了解、认识程度及过敏史等。

（5）评估患者皮损情况，观察有无新发皮疹及用药后反应。

（6）向患者解释操作目的及过程，取得患者配合。

2. 评估环境

安静整洁，宽敞明亮，温湿度适宜，环境隐蔽。

三、操作前准备

（一）人员准备

仪表整洁，符合要求。洗手，戴口罩。

（二）物品准备

治疗车上层放置手套、无菌棉签或涂药用止血钳（夹上叠好的纱布）、快速手消毒剂。以上物品符合要求，均在有效期内。下层放置生活垃圾桶、医疗废物桶。

四、操作程序

（1）携用物至患者床旁，核对床号、姓名、病历号和腕带（请患者自己说出床号和姓名）。

（2）为患者解释用药过程，取得患者的配合。

（3）保护患者的隐私，注意保暖，采取舒适卧位，充分暴露患者局部。

（4）戴手套。

（5）根据病情及使用的药物，清洁患者局部皮损，清除原有药液、血迹、体液、分泌物等。

（6）通过皮肤受损面积确定药物的用量。

（7）将药物涂于皮肤表面，沿毛发方向揉擦。

（8）按需协助患者更换病号服，取舒适卧位。

（9）按医疗废物分类原则正确处理用物。

（10）洗手，并记录。

五、注意事项

（1）注意病室温度，避免患者受凉。

（2）了解不同剂型药物的使用方法及注意事项。

（3）使用止血钳夹取纱布涂药时，止血钳勿触及皮肤。

（4）根据不同病情涂药力度不同，肥厚性皮损可稍用力并反复揉擦。

（5）涂药时从清洁皮损到感染皮损，防止交叉感染。

第二节　冷湿敷法

一、目的

（1）湿敷法具有清洁、消炎、收敛和止痒的功用。皮肤经湿敷后，由于液体蒸发，血管收缩，体表温度降低，渗出减少，水肿消退。

（2）可使皮肤局部温度降低，镇静末梢神经，达到止痒的作用。

（3）湿敷法适用于急性渗出性皮损，如急性湿疹、皮炎及小片糜烂等；渗出少、红肿明显、皮肤感染、糜烂及溃疡者均可使用本法。

二、评估

1. 评估患者

（1）双人核对医嘱。

（2）核对患者床号、姓名、病历号和腕带（请患者自己说出床号和姓名）。

（3）了解患者病情、意识状态和配合能力。

（4）评估患者对用药计划的了解、认识程度及过敏史等。

（5）评估患者皮损情况，观察有无新发皮疹及用药后反应。

（6）向患者解释操作目的及过程，取得患者配合。

2. 评估环境

安静整洁，宽敞明亮，温湿度适宜，环境隐蔽。

三、操作前准备

（1）人员准备。仪表整洁，符合要求。洗手，戴口罩。

（2）物品准备湿敷液的配制：根据评估将适量药物，放入容器中，用相应比例开水浸泡药物，并使药粉充分溶解，自然冷却。治疗车上层放置湿敷盆或小碗一个（内装湿敷液、纱布若干、棉球若干）、湿敷垫、无菌换药盘（内装镊子2把、弯盘2个）、手套1副、一次性棉中单、清洁床单、病号服。以上物品符合要求，均在有效期内。

治疗车下层放置生活垃圾桶、医用废物桶。

四、操作程序

（1）携用物推车至患者床旁，核对床号、姓名、病历号和腕带（请患者自己说出床号和姓名）。

（2）为患者解释用药过程，取得患者的配合。

（3）保护患者的隐私，注意保暖，采取舒适卧位，充分暴露患者局部。

（4）铺好棉垫大面积用橡皮布中单，以免把床单浸湿。

（5）戴手套。

（6）清洁皮肤向换药盘中倒入部分湿敷液，用棉球将皮损表面清洁干净。

（7）将 4 ~ 6 层纱布于湿敷盆中浸透，挤干以不滴水为准，紧贴于皮损处，如此反复浸湿纱布，20 ~ 30 分钟后取下。

（8）整理用物放置于治疗车下层，脱去手套，快速使用手消毒剂消毒双手。

（9）协助患者取舒适卧位，整理床单。

（10）推车至治疗室，按医疗废物分类处理原则清理用物。

（11）洗手，按护理级别记录。

五、注意事项

（1）湿敷药液应现用现配，不得使用陈旧药液。

（2）下肢可用支被架，以利于下肢活动。

（3）湿敷一般采用冷湿敷，故而面积不宜过大，不能超过身体表面积的 1/3，以免感染或药物中毒。

（4）湿敷垫必须与皮肤紧密接触。

（5）湿敷垫要保持清洁，部位分开。

（6）非一次性用物使用后必须清洁并高压消毒。

第三节　清疮换药

一、目的

（1）减少鳞屑、尘埃、脓痂等污物对皮肤的刺激，减少病菌滋生。

（2）减少抗原物质及毒素的吸收，防止感染的扩散。

（3）抽吸疱液，防止皮肤剥脱缺损，利于恢复。

（4）有利于药物的吸收并充分发挥其治疗作用，促进皮损的消退。

二、评估

1. 双人核对医嘱

2. 评估患者

（1）核对患者床号、姓名、病历号和腕带（让患者说出自己的床号和姓名）。

（2）了解患者病情、意识状态和配合能力。

（3）评估患者对用药计划的了解、认识程度及过敏史等。

（4）评估患者皮损情况，观察有无新发皮疹及用药后反应。

（5）向患者解释操作目的和过程，取得患者配合。

（6）根据患者病情遵医嘱，协助患者淋浴或用 1∶5000 高锰酸钾或 1∶8000 高锰酸钾溶液浸浴。

3. 评估环境

安静整洁，宽敞明亮，温湿度适宜，环境隐蔽。

三、操作前准备

1. 人员准备

仪表整洁，符合要求。洗手，戴口罩。

2. 物品准备

湿敷液的配制：根据评估将适量黄连素放入容器中，用相应比例开水浸泡药物，并使药粉充分溶解，自然冷却，放入适量无菌纱布、棉球。治疗车上层放置 1∶2000 黄连素溶液浸泡的无菌纱布、棉球，以及换药盘（内含无菌弯盘 2 个、镊子 2 把）、无菌剪刀、无菌手套、无菌 10mL 注射器、干纱布、棉签、安尔碘或 75% 乙醇等，清洁床单、病号服、一次性中单。必要时需根据医嘱带药（如过氧化氯溶液、表皮生长因子等）。以上物品符合要求，均在有效期内。治疗车下层放置生活垃圾桶、医疗废物桶、锐器桶。

四、操作程序

（1）携用物推车至患者床旁，核对床号、姓名、病历号和腕带（请患者自己说出床号和姓名）。

（2）为患者解释用药过程，取得患者的配合。

（3）保护患者的隐私，注意保暖，采取舒适卧位，充分暴露患者局部。

（4）铺好棉垫，大面积用橡皮布中单，以免把床单浸湿。

（5）戴手套。

（6）抽吸水疱。先用安尔碘棉签消毒水疱，用无菌 10mL 注射器在疱体下方边缘处将疱液抽出，尽量不破坏疱壁，防止创面暴露，以利于病情控制后原皮肤还可以恢复。

（7）脓性分泌物皮损用镊子将表皮夹起，用无菌剪刀沿正常皮肤的边缘将坏死表皮剪掉，祛除脓痂，暴露新鲜创面，然后用 1 ∶ 2000 黄连素湿棉球擦洗创面。

（8）根据医嘱外喷表皮生长因子等。

（9）贴邮票法。将纱布剪成与创面大小相等，浸入 1 ∶ 2000 黄连素溶液后贴于创面上；对于创面面积较大的部位应将纱布剪成数块邮票大小湿贴。

（10）头皮皮损换药

① 剪短头发。损害较轻、创面分泌物多时，清洁头皮后，用黄连素纱布湿敷，时间应比一般湿敷时间长，且纱布厚（温度不宜过低）；尽量清除结痂，暴露新鲜创面。

② 痂皮不易脱落时不可强行撕扯，可用剪刀剪掉。

③ 外涂软膏制剂，可在睡觉时戴上一次性帽子。

（11）协助患者取舒适卧位，整理床单。

（12）整理用物置于治疗车下层，脱去手套，快速用消毒剂消毒双手。

（13）推车至换药室，按医疗废物分类处理原则清理用物。

（14）洗手，按护理级别记录。

五、注意事项

（1）淋浴时水温不宜过高，时间不宜过长，避免使用香皂、洗剂等刺激性洗涤用物，更不应搓洗。浸浴时间不宜超过 30 分钟。

（2）病室的温度应在 20℃以上，采用暴露疗法时室温应保持在 26℃～28℃，湿度为 50%～60%，保持病室空气新鲜，注意保暖，防止受凉感冒。高热患者可根据病情适当减少换药次数。

（3）密切观察病情变化，发现病情变化及时通知医生。

（4）物品消毒。凡直接与创面接触的物品，如敷料、床单、枕套、衣服、换药用具、滑石粉等严格消毒。

（5）患者皮损创面大不宜直接接触床单，最好使用支被架，防止被单与皮肤粘连。

（6）预防压疮的发生，床单勤更换，保持平整清洁干燥，定时为患者翻身。

（7）换药前应做好患者心理护理，安抚、鼓励患者，取得患者的配合；操作应轻、稳、准，皮损面积大可两人同时换药，以减轻患者的疼痛。

第四节　封包疗法

一、目的

软化皮损，有利于药物的吸收，促进皮损的愈合。

二、评估

1. 评估患者

（1）双人核对医嘱。

（2）核对患者床号、姓名、病历号和腕带（请患者自己说出床号和姓名）。

（3）了解患者病情、意识状态和配合能力。

（4）评估患者对用药计划的了解、认识程度及过敏史等。

（5）评估患者皮损情况，观察有无新发皮疹及用药后反应。

（6）向患者解释操作目的及过程，取得患者配合。

2. 评估环境

评估病室温湿度及环境隐蔽性。

三、操作前准备

（1）人员准备。仪表整洁，符合要求。洗手，戴口罩。

（2）物品准备。治疗车上层放置保鲜膜、胶布、剪刀、止血钳、纱布、外用药。以上物品符合要求，均在有效期内。治疗车下层放置医疗废物桶、生活垃圾桶。

四、操作程序

（1）携用物推车至患者床旁，核对床号、姓名、病历号和腕带（请患者自己说出床号和姓名）。

（2）为患者解释用药过程，取得患者的配合。

（3）保护患者的隐私，注意保暖，采取舒适卧位，充分暴露患者局部。

（4）戴手套。

（5）使用止血钳夹上叠好的纱布将外用药涂擦在封包部位的皮损上。

（6）用保鲜膜包裹2圈。

（7）用胶布将保鲜膜粘好。

（8）协助患者舒适卧位，整理床单。

（9）整理用物放置于治疗车下层，脱去手套，快速手消毒剂消毒双手。

（10）推车回换药室，按医疗废物分类处理原则清理用物。

（11）洗手，按护理级别记录。

五、注意事项

（1）封包时间常在每晚睡觉前，并于次日晨间打开，特殊时间请遵医嘱。

（2）外用药物（大多数为激素类药膏或与其他药物混合）药量比平时稍多，稍加揉擦。

（3）此方法在使用时应注意封包时间不宜过长，特别是夏季。

（4）封包过程中应密切观察病情，如发现心慌、胸闷、憋气等不适应停止治疗，及时通知医师。

第五节 浸浴疗法

一、目的

通过药物的有效成分和水作用于人体皮肤或黏膜，达到治疗目的。

二、评估

1. 评估患者（双人核对医嘱）

（1）核对患者床号、姓名、病历号和腕带（请患者自己说出床号和姓名）。

（2）了解患者病情、意识状态和配合能力。

（3）评估患者对用药计划的了解、认识程度，过敏史等。

（4）评估患者皮损情况，观察有无新发皮疹及用药后反应。

（5）向患者解释操作目的及过程，取得患者配合。

2. 评估环境

安静整洁，宽敞明亮，温湿度适宜，环境隐蔽。

三、操作前准备

（1）人员准备。仪表整洁，符合要求。洗手，戴口罩。

（2）物品准备治疗车上层放置一次性浴缸罩、手套、药品、温度计、病号服。物品符合要求，均在有效期内。治疗车下层放置医疗废物桶、生活垃圾桶。

四、操作程序

（1）核对床号、姓名、病历号和腕带（请患者自己说出床号和姓名）。

（2）为患者解释用药过程，取得患者的配合。

（3）将一次性浴缸罩套好。

（4）放入适量温水，用温度计测量水温（常用温水浴：36～38℃；常用热水浴：

38 ~ 40℃ ）。

（5）协助患者脱去病号服，进入浴缸。

（6）使身体充分与药液接触，浸浴20分钟。

（7）协助患者离开浴缸，擦干，协助患者穿好病号服。

（8）整理用物放置于换药车下层，脱去手套，快速用消毒剂消毒双手。

（9）推车至换药室，按医疗废物分类处理原则清理用物。

（10）洗手，按护理级别记录。

第十三章 护理健康教育

第一节 护理健康教育的基本特点和原则

一、护理健康教育的基本特点

护理健康教育作为健康教育大系统中的一个分支，有其自身的诸多特点。

（一）教育对象广泛

护理健康教育涉及全社会各类人群，而并非仅仅针对患病的人。随着健康观念的变化和整体护理的广泛开展，护士的职能范围在不断扩大，护理健康教育也逐渐从医院走向社区、走向家庭，并由患病人群扩展到健康人群。

（二）教育内容丰富

护理健康教育是一个十分宽泛的概念，其教育对象的广泛性决定了教育内容的丰富性。如按教育场所可划分为医院护理健康教育、社区护理健康教育、家庭护理健康教育等；按目标人群可划分为儿童护理健康教育、青少年护理健康教育、妇女护理健康教育、老年护理健康教育等；按教育目的或内容可划分为疾病护理健康教育、营养护理健康教育、心理护理健康教育等。

（三）教育形式多样

护士在护理健康教育活动中可依据不同的教育情境采用不同的方法手段开展工作。护理健康教育是护理学与健康教育学的有机结合，借鉴现代教育学、传播学的方法手段是开展护理健康教育活动的有效途径，诸如谈话法、演讲法、演示法、传单法、电化教学法以及当前迅速发展的网络教学法等，都可以运用于护理健康教育活动中。

（四）教育关系密切

护士开展护理健康教育有着得天独厚的条件，被认为是健康教育的最佳人选。护士是医院所有工作人员中与病人及其家属接触最密切、接触时间最长的专业人员，因而最容易与教育对象建立起和谐的护患关系。护士群体绝大多数为女性，他们细心、周到、体贴、富于同情心的本性，也有助于建立密切教育关系，从而为护理健康教育活动奠定良好的基础。

（五）教育环境灵活

护理健康教育活动可以根据不同的教育对象与目标，在医院、社区、家庭或社会公共场所广泛开展。在医院，根据需要可开展正式的护理健康教育，如组织健康教育专题讲座、召开健康教育座谈会等；但更多的是随机性非正式的护理健康教育，如护士在巡视病房、治疗处置或心理护理时，随机向病人提出一些问题，并针对病人的疾病与治疗给予必要的指导。

二、护理健康教育的基本原则

护理健康教育的目标是使受教育者获取健康知识并进一步改正不健康行为，因此，在实施护理健康教育的过程中，应注意遵循以下基本原则。

（一）科学性原则

科学性是护理健康教育的根本要求和前提条件，也是护理健康教育的生命力所在。这一原则要求护士在进行护理健康教育时，必须以科学性原则为指导，所选择的教育内容科学、实用，教育方法恰当、可行，运用当前所获得的最好的研究依据，结合护士的个人技能和临床经验，依据教育对象的实际愿望与需求，制订出完整、科学的健康教育方案，因人施教，取得最佳的教育效果。

（二）针对性原则

护理健康教育必须以教育对象为主体，不同的教育对象，其健康需求、接受能力及行为习惯等都可能不同，有针对性的教育目标、教育内容和教育手段，将使受教育者更容易接受，提高接受护理健康教育的兴趣。因此，护士在实施护理健康教育的过程中必须注重针对性，这是获得良好教育效果的重要条件之一。

（三）保护性原则

任何护理措施包括护理健康教育措施都必须注意对病人及家属的心身保护。在病人住院过程中，要尽可能地创造良好的诊疗和康复环境，使其免遭各种不良刺激。在护理健康教育中注意贯彻保护性原则，对病人的隐私要严格保密，对健康影响较大的诊疗问题，应根据病人的心理承受能力，与医生及病人家属共同商讨，采取适当的保护性措施。

（四）阶段性原则

护理健康教育的阶段性原则，要求护士根据病人疾病发展或健康人身心发展的不同阶段采取相应的护理健康教育措施。在实施教育的过程中，护士要注意把握好时机，因为不同的教育时机将产生不同的教育效果，如对心血管病初期的病人应引导其正确对待疾病，克服心理压力；而在恢复阶段，则要引导病人学习康复知识，进行必要的行为指导。

（五）程序性原则

开展护理健康教育与临床整体护理一样，必须以护理程序为核心和框架，认真贯彻护理程序，即通过护理健康教育评估、诊断、计划、实施、评价的过程，保证护理健康教育的及时性和有效性。护理健康教育程序是护理程序的具体运用，因此贯彻护理健康教育程序是有效开展护理健康教育的重要保证。

第二节　护理健康教育的内容、方法及分类

一、教育内容

由于疾病种类繁多、致病因素复杂，每个病种都可以组成一套教育内容，主要教

育内容简述如下：

（一）各种疾病的防治知识

（1）传染性流行病传染源、传染途径、预防方法及报告、隔离、护理、消毒、治疗等有关知识。

（2）非传染性流行病，包括高血压、冠心病、脑血管病、癌症、外伤等预防、治疗、休养等有关知识。

（3）各科常见病、多发病的防治，包括儿童保健、妇女保健、老年保健、厂矿职业病、地方病、遗传病的防治知识。

（二）各种仪器与器械治疗知识

如放射线、离子透入、激光等治疗方式的适应证、禁忌证及注意事项等内容。

（三）各种检查、化验知识

例如，心电图、食管镜、胃肠镜、膀胱镜、超声波、CT 等检查，血、尿、便、肝功能、生化等检查均应向病人说明检查的意义及注意事项。

（四）合理用药的知识

（1）各类药物的适应证、禁忌证、服法、剂量、毒副作用和应注意事项。

（2）各类中药的服法、煎制及适应证、禁忌证。

（3）遵守医嘱、按时按量服药对治疗疾病的作用及滥用镇痛剂、激素、滋补药、抗生素的危害等。

（五）心理卫生和心理治疗知识

各种心理治疗方法的具体应用，如何保持情绪稳定及正确认识疾病，心理因素对疾病发生、发展、转归的影响和治疗作用。

（六）有利于健康的行为指导与行为训练知识

（七）计划生育与优生知识

（八）公共卫生及卫生法制、卫生道德知识

（九）就诊知识

例如，门诊挂号、住院手续以及医院中的有关规章、制度等内容。

二、教育方法

护理健康教育的方法有 20 余种，教育者可依据教育的目的，针对不同的学习者，选择相应的方法。为增加学习者的知识，可应用个别会谈、讲授、提供阅读材料、讨论等方式；为改变学习者的态度，可用小组讨论、角色扮演、辩论等方式；为帮助学习者获得某种机能，可用示范、角色扮演等方法。

（一）常用的健康教育方法

健康教育的方法主要有口头讲解、图文宣传、视听材料播放和示范训练等。

（1）口头讲解是最基本也是最主要的教育方法，该法可分为三种形式，即主动、被动和沟通。主动形式指护士根据标准教育的内容主动向病人宣传；被动形式是病人提出问题，护士针对性地做解释；沟通是指护士与病人在交谈中涉及的健康教育内容。

（2）图文宣传指采取宣传栏、宣传卡片、图文相册等书面形式，将教育内容交给病人自己阅读，该方法适合有一定文化的病人。

（3）视听材料播放指利用电视、幻灯、投影及广播等进行健康教育，适合于宣传带有共性的健康教育内容。

（4）示范训练指用于与操作、姿势和自护技能有关的教育内容等方面。

教育方法的选择应根据病人的年龄、文化程度、职业特点、信念和价值观以及护理人员的业务水平和医院具备的资源条件等因素综合考虑后决定。在教育形式上，可灵活开展个人宣教、小组式宣教和病人座谈会等形式，以达到预期的目的。

（二）采取相应的健康教育方式

医院的健康教育对象是病人及其家属，由于病人病情的轻重程度不一，因而健康教育方式可包括正式的、有计划的教育活动以及非正式的教育活动。

非正式的健康教育活动更多地用于刚入院或病情较重的病人，这时病人及其家属

都处于焦虑的、恐惧的状况，难以接受正式的健康教育，护理人员可以通过日常护理活动，随时向病人及其家属解释一些必要的健康知识，如给病人铺床、喂饭时，结合病情和急需病人配合的问题，或者病人和家属迫切需要了解的问题进行教育，也可以在危重病人抢救时对急需病人配合的问题进行教育。如大咯血病人，急需得到的指导是轻轻咯出气管内的积血，而不应用力咳嗽；再如在服某些药物之前为什么必须测脉搏、在放射检查中应如何配合等，这时护理人员只能做简短的说明和指导。因此，非正式健康教育活动以语言教育方法为主。尽管非正式的健康教育内容是点滴的、不系统的，但能对病人当时的心理需要做出应答，可使病人得到心理支持，并可促进积极的护患关系，保证实施高质量的护理。

正式健康教育活动是护理人员有目的、有计划地安排时间，必要时应用适当的工具对病人及其家属进行专题健康教育，其基本步骤按护理程序实施。

三、教育分类

（一）门诊教育

门诊教育是指在门诊治疗过程中对病人进行的健康教育。由于门诊教育具有病人停留时间短、流动性、差异性大、针对性差、难以进行系统教育的特点，不可能针对每个病人的需求开展健康教育，因此，门诊教育往往根据不同季节、地域，侧重于常见疾病的防治教育。门诊教育主要包括候诊教育、随诊教育、咨询教育和健康教育处方。

（1）候诊教育指在病人候诊期间，针对候诊知识及该科的常见疾病的防治所进行的健康教育，主要为保持公共卫生、保持秩序，当前流行病、多发病的简要防治知识，就诊手续、制度等。

（2）随诊教育指在诊疗过程中，医护人员根据病情对病人采用个别教育的方式进行口头教育和指导。

（3）咨询教育指医护人员对门诊病人或家属提出的有关疾病与健康的问题进行解答，如儿童保健、妇女保健、计划生育等；门诊讲座采取临时或定期集中病人对流行病（如流脑、肝炎、痢疾、流感等）或专科门诊疾病（如糖尿病、溃疡病等）的病因、治疗、预防、休养、康复等问题有系统的专题讲座。

（4）健康教育处方指在诊疗过程中，以医嘱的形式对病人的行为和生活方式给予指导。

（二）住院教育

住院教育是指在住院治疗期间对病人进行的健康教育。由于病人住院时间相对较长，医护人员对病人比较了解，可根据病人的病情、心理变化，进行有针对性的教育。为提高教育效果，住院教育应根据病人不同时期的住院特点开展全程分期健康教育，分期教育应由浅入深、循序渐进、环环相扣。分期是指病人在入院、手术前、手术后和出院时进行的阶段性教育。住院教育主要包括入院教育、住院教育、手术前教育、手术后教育、出院教育。

1. 入院教育

入院教育是指医护人员在病人入院时对病人及家属进行的教育。其目的在于使住院病人积极调整心理状态，尽快适应医院环境，配合治疗和护理，促进身心康复。主要内容是介绍病房环境、住院的有关规章制度如生活制度、探视制度、卫生制度等，以帮助病人及家属尽快熟悉住院环境，遵守住院制度，配合治疗。方法可采用口头教育、手册等。

2. 住院教育

指医护人员在病人住院期间进行的健康教育。教育内容应较系统、深入，根据病人健康问题的需要和治疗护理的特点有针对性地选择，主要包括病人所患疾病的病因、发病机制、症状、并发症、治疗原则、生活起居、饮食等知识，进行心理安慰，树立信心，以提高病人的依从性。此外，根据病人所患疾病的不同，各科室护理健康教育的内容具有不同的特点。所采用的方法可灵活多样，包括口头宣教、床边演示、定期讲课、小组讨论等。

3. 手术前教育

内容主要是与手术有关的适应行为训练和预防术后并发症的行为训练。方法以个别指导为主。

4. 手术后教育

内容主要有术后的功能锻炼，减少并发症。方法以床边指导为主。

5. 出院教育

出院教育指医护人员在病人出院时进行的教育。出院教育应针对病人恢复的情况有的放矢地实施，教育的目的是巩固住院治疗及住院期间护理健康教育的效果，提高病人自我保健和自我护理能力，进一步促进机体康复。教育的内容主要包括医疗效果、病情现状和预后、继续用药、定期复查等注意事项，帮助规划出院后治疗康复措施、合理的饮食、锻炼和生活，以继续巩固疗效、防止疾病复发和意外情况的发生，并使病人了解应急情况的处理。随着护理职能范围的不断扩大，出院教育也包括出院后教育，即病人出院回归社会后促进康复、保持和增进健康的教育指导。

（三）社区教育

社区教育是指以社区为单位，以促进该社区居民健康为目的的教育，内容可针对一般疾病的防治、计划生育、预防接种、疾病普查等。社区健康教育采取在社区、居民庭院设立卫生墙报、橱窗、开展卫生科普竞赛、举办卫生科普讲座、发放卫生科普资料和多媒体等方法，以及健康操、防高血压操等全民健康活动，使健康教育深入社区千家万户，促进大众健康。

第三节　护理健康教育程序

一、护理健康教育的程序

护理健康教育程序与护理程序一样，都是以科学的思维方法和工作方法为病人解决健康问题，激励病人积极参与促进健康的护理过程，是确保病人健康教育效果的重要保证。它的建立是病人教育走向科学化、系统化和规范化的一个标志。其教育程序分为评估教育需求、确定教育目标、制订教育计划、实施教育计划、评价教育效果五个步骤。

（一）评估教育需求

评估是指在收集病人主、客观资料的基础上，对病人教育需求做出初步估计的过程。评估教育需求是病人健康教育程序的第一步，旨在通过调查分析了解教育对象需要学习的知识和掌握的技能，为确定教育目标、制订有针对性的教育计划提供依据。评估可以获得对服务对象进行健康教育的基本资料，同时也为护理健康教育科研积累资料。

1. 评估的内容

（1）学习能力的评估

包括病人的年龄、视力、听力、疾病状态等，通过评估护士可确定病人对疾病或健康问题的知识水平和是否能够学习。

（2）心理状态的评估

评估病人对疾病的心理适应模式，了解病人最关心的问题是什么。

（3）社会文化背景的评估

评估病人职业、文化程度、经济收入、饮食习惯、环境因素等。

（4）学习态度的评估

护士应根据病人对住院不同阶段治疗、护理的特点，适时评估病人对健康教育的态度和学习要求。最直接的方法是直接向病人提问，如"你最想了解哪些健康知识？"或"你知道糖尿病控制饮食的意义吗？"

2. 评估的方法

（1）通过直接询问和体检获得与病人有关的资料。

（2）问卷调查：设计开放式或封闭式调查问卷，确定病人的需求。

3. 评估的注意事项

（1）评估不是一次完成的，它贯穿于病人住院的全过程。

（2）评估方法力求科学可靠，不能仅凭护士的主观判断确定病人的需求。

（3）收集资料最好采用系统表格，可将教育需求评估表与入院资料评估配合在一起使用，这样可以在收集病人资料的同时收集教育需求资料，既节省时间，又便于综合分析病人的教育需求。

（二）确定教育目标

教育目标是教育者即护士为达到教育病人的目的而提出的具体实施目标，是护士制订教育计划的依据。

1. 教育目标的分类及陈述

（1）入院教育目标

入院教育目标是指护士在病人入院时，为帮助病人建立良好的遵医行为而建立的教育目标。目标陈述：帮助病人尽快适应住院环境，建立遵医行为。

（2）住院教育目标

提高病人住院适应能力，减轻心理负担。

（3）手术前教育目标

提高病人手术适应能力，减轻术前焦虑。

（4）手术后教育目标

提高术后配合治疗能力，减轻并发症。

（5）特殊检查与治疗教育目标

提高病人配合检查和治疗的能力，减轻焦虑，减少并发症。

（6）出院教育目标

提高病人自我保健和自我护理能力，促进功能康复，建立健康的生活方式。

2. 学习目标

学习目标是护士根据教育目标的要求和病人的学习需要，与病人共同制定的病人学习后能够实现的目标。根据病人的学习类型，可将病人学习目标分为三种。

（1）认知目标

指病人通过对知识的学习和理解等认知过程达到的目标。目标陈述：病人能说出……病人能描述……等。

（2）情感目标

指病人通过对价值的自我认识，而产生态度改变的行为目标。目标陈述：病人能接受……能配合……

（3）技能目标

指病人通过护士的示范和指导能够掌握某种操作的目标。目标陈述：病人能操作……病人能示范……

3. 制定教育目标的原则

（1）分期性原则

根据病人住院不同阶段的治疗和护理要求，将病人教育的总目标分解为各阶段的分期目标。各目标之间关系应是循序渐进、互相渗透、环环相扣。

（2）客观性原则

制定的目标应符合病人的客观实际，如病人的病情是否允许、病人的能力是否可及。

（3）一致性原则

制定的目标应与病人的愿望一致，并能与病人在教与学的沟通中产生共鸣，达成一致。

4. 制定教育目标的要求

（1）目标应具有针对性和可行性

制定目标时需要清楚以下情况，如学习对象对学习的兴趣与态度、缺乏哪些知识与技能、学习能力如何、支持系统怎么样等，从而制定切实可行的目标。

（2）目标应具体、明确、可测

目标应表明具体需要改变的行为，以及要达到目标的程度及预期时间等，目标越是具体、明确、可以测量，越具有指导性和可行性。

（3）目标应以学习者为中心

制定目标要充分尊重学习者的意愿，通过共同讨论，达成共识，激励和调动受教育者的主观能动性，取得较好的效果。

（三）制订教育计划

计划是为了达到健康教育的目的而设计的教育方案，是护士合理利用资源，协调和组织各方面的力量以实现健康教育目标的重要手段。制订健康教育计划应遵行三个原则：一是目的明确；二是具有可操作性；三是要有灵活性。

1. 教育计划的组成

（1）教育时间

从病人进入医院到离开医院期间，均为健康教育时机。

（2）教育场所

病人健康教育应在适宜的场所进行，以免使病人或家属感到不安或尴尬。

（3）教育内容教育

教育内容应根据病人的具体情况决定，确保其针对性。

（4）教育人员

病人健康教育是一个完整的教育系统，护理人员应根据病人和家属的需求，提供相应的健康教育。

（5）教育方法及工具

根据病人的特点，选择恰当的教育方法和工具，以增进教育效果。

2.教育计划分类

（1）标准教育计划

标准教育计划是护士进行教育的模板和依据。制订教育计划的目的是帮助护士系统了解病人教育的目标、内容、方法和评价依据，避免护士因缺乏教育知识而盲目施教，提高护士的教育水平。标准教育计划通常以病人教育的共性问题为主。根据病人住院不同阶段的治疗、护理特点，列出护士所应教育的内容和施教方法，便于护士在制订个体教育计划时选择和参考。

（2）个体教育计划

个体教育计划通常是在标准教育计划的基础上，通过评估病人的教育需求而制订的具体实施计划。

3.制订教育计划的要求

（1）明确实施计划的前提条件

制订计划时应根据目标，列出计划所需的各种资源，可能遇到的问题和阻碍，找出相应的解决方法，确定计划完成的日期。

（2）将计划书面化、具体化

整个健康教育计划应有具体、详细的安排，如每次教育活动有哪些人员参加，教育地点及教育环境、内容、时间、方法、进度、教育所需的设备和教学资料等都应有详细的计划。

（3）完善和修订计划

完成计划初稿后，进一步调查研究，提出多种可供选择的方案，最好邀请有关组织和学习者参与修订，经过比较分析，确定最优方案，使计划更加切实可行。

（四）实施教育计划

实施教育计划是病人教育的关键步骤，它是病人教育实践的主体，是将计划中的各项教育措施落到实处的过程。教育计划能否实施和实施效果的好坏对病人教育质量有直接影响，重点解决护士"怎么教"和病人"怎么学"的问题。在教学的互动过程中，许多因素可影响病人的教育效果。护士在教学活动中应尽力排除这些影响，提高病人的学习效率。同时护士还应注意因人而异，采取不同的方法、途径，保证有效的健康教育。

1. 影响病人教育的因素

（1）教育者

① 缺乏教育意识。国内一项调查表明，受传统护理模式的影响，护士对教育角色的认知不够明确，没有把健康教育看作是自己应尽的义务，这无疑会对病人的教育活动产生不良影响。② 缺乏教育知识和技能。健康教育是帮助病人建立健康行为的治疗手段，要获得良好的教育效果，护士必须掌握基本的教育知识和技能，否则无法胜任教育工作。③ 缺乏沟通技巧。病人教育主要靠语言和非语言的形式来进行，护士如果缺乏沟通技巧，就会对教育工作产生畏难和害怕情绪，直接影响病人的教育效果。④ 人际关系紧张。良好的护患关系是病人教育的基础，如果护患关系紧张或相互排斥，护士就得不到病人的信任，病人对护士所教的内容也缺乏兴趣。这不仅浪费教育时间，也容易削弱病人学习的热情，产生不良的教育效果。

（2）学习者

① 病人的健康状况。严重的焦虑、疾病的危重状态、语言沟通障碍等都会阻碍病人的学习，护士应对病人的健康状况做出正确的评估，制定适宜的对策。② 病人学习的心理准备。当病人做好学习的心理准备时，学习会更有效。③ 学习方式。每个人都有自己偏爱的学习方式，护士在教育前如能了解并采用病人喜爱的教育方式，则会产生事半功倍的效果。

（3）环境

包括学习时间和场所的安排，时间的安排因人而异，对一般住院病人，学习时间最好安排在午睡后，对危重病人则应安排在病情稳定或恢复期。尽量为病人创造一个光线良好、安静整洁的场所。

2. 教育计划实施的过程中应注意把握以下几点

（1）创造轻松愉快的学习环境，因人、因时、因需灵活安排教育时间，尽可能让病人、家属均参与教学活动。

（2）保护病人隐私，对病人保持热情和尊重的态度。

（3）确定病人首先需要学习什么，有针对性地指导，所教的内容应与病人的需求和教育目标一致。

（4）避免使用医学术语，尽可能用通俗易懂的语言进行教育。注重信息的双向传播，适当重复重点内容。

（5）实施教育计划要采取多种教育方法和方式，并兼顾病人的个人特点，注意帮助那些不善于学习或态度消极的病人。

（五）评价教育效果

评价是病人教育的最后阶段，它是将病人教育结果与预期目标进行比较的过程，是教育的重要环节。评价的目的是及时修正原有计划，改进工作。

1. 评价内容

（1）评价教育需求。评价对病人教育需求的评估是否准确、完整。

（2）评价教学方法。评价教育方法是否恰当，教育者是否称职，教材是否适宜。

（3）评价教育目标的实现程度。目标有不同的层次，前一层次的目标往往是下一层次目标的基础。评价时，应参照计划目标，在活动的不同时期进行不同的评价。教育效果可分为三级，即完全掌握、部分掌握、未掌握，据此衡量教育目标的实现程度。对部分掌握和未掌握的病人要分析其原因，如教育的效果是否有利于治疗、护理与康复，目标是否定得过高，方式是否妥当，一次教育内容是否过多，重点是否突出等。针对分析的原因，进行讲解或重新进入教育过程的再循环，直至达到目标。

2. 评价的方法

（1）观察法主要用于对病人行为的测评。

（2）直接提问法主要用于对病人知识掌握程度的测评。

（3）书面评分法。① 知识测评：可用问卷形式。② 技能测评：可让病人或家属演示和操作来测评掌握程度。③ 质控人员抽查被检科室病人接受教育情况。④ 表格式测评：便于随时评价病人的教育效果。

二、护理健康教育与整体护理关系

整体护理是一种新的护理行为的指导观念，要求以现代护理观为指导，以护理程序为框架，根据人的生理、心理、社会、文化、精神多方面的需要，为护理对象提供适合个体的最佳护理。护理健康教育之所以成为当前护理实践领域一个备受关注的重要课题，正是取决于它自身在整体护理模式中的独特地位和作用。护理健康教育与整体护理的关系可以从如下三个方面加以理解。

1. 护理健康教育是整体护理内容的重要组成部分

整体护理要求为病人提供适合个体需要的最佳护理，不仅包括疾病的诊疗方面，也包括疾病的预防和保健方面。整体护理的许多内容需要通过护理健康教育加以实现。

护士只有在完成对病人身心护理的同时，做好了护理健康教育，才真正实现了整体护理的目标。

2. 护理健康教育是落实整体护理的重要措施

护理健康教育是实施"以人的健康为中心"的整体护理模式的产物。要实现整体护理目标，必须以护理程序为指导，对病人实施护理健康教育。护理健康教育是全面落实整体护理不可缺少的重要措施。因此，在根据护理程序制订护理计划的同时，必须制定护理健康教育计划，并按照护理程序的步骤加以实施，以达到整体护理的预定目标。

3. 护理健康教育促进整体护理向纵深发展

护理健康教育作为整体护理的重要组成部分，对促进整体护理向纵深发展具有十分重要的意义。开展护理健康教育能够不断提高护士的自身素质，为促进整体护理的开展打下基础。随着整体护理的逐步发展，不断探索和研究护理健康教育的新情况、新特点，积极开展健康教育，可以使整体护理的优越性得以充分体现，进一步促进整体护理向纵深发展。

第四节　护理健康教育技巧

一、护患关系技巧

护患关系是医院人际关系中最基本、最重要的人际关系，护患关系的好坏，对病人态度的取向和护理工作的质量有直接影响。建立良好的护患关系是病人教育的必要前提。

（一）护患关系分类

1. 主动—被动型关系

是以传统医学模式理论为指导，以护士为主体的护患关系，病人处于被动接受照顾的服从地位。此关系适用于缺乏交际能力的昏迷病人、新生儿和精神病人。

2. 指导—合作型关系

这种关系是以生物—心理—社会医学模式为指导，以护患双方互动为前提的护患关系。护士的行为模式是"教会病人做什么"，病人以主动配合护士治疗为前提，此关系适用于有交际能力的病人。

3. 共同参与型关系

病人不仅主动配合，而且还参与自己治疗护理的讨论，是双向型关系。这种关系是深层次、高质量的现代护患关系模式。它不但告知病人做什么，而且还帮助病人自己学会如何做，因此适用于对病人进行健康教育。

（二）建立护患关系的技巧

1. 介绍期

即病人入院的初期，此期护士的任务是让病人尽快熟悉医院的环境。建立良好的"第一印象"是形成护患之间相互信任关系的先决条件，建立"第一印象"的基本方法是以恰当的称谓称呼病人，主动向病人做自我介绍，告诉病人建立护患关系的目的，使病人做好与护士进行交往的心理准备，消除陌生感，建立信任感。主动介绍医院环境、病房设施、管理规定，说明将要为病人提供教育服务的内容，并遵守承诺，取得病人信任，消除其紧张心理。

2. 工作期

指开始执行教育计划到病人出院之前。鼓励病人积极参与教学，激发病人学习的兴趣，接纳并尊重病人，保护病人隐私，帮助病人建立良好的遵医嘱行为。

3. 结束期

指病人出院或护士离开病房（休假或调离）。了解病人对结束彼此关系的感受，引导病人勇敢、乐观地与他人建立新的关系。在离开病人或病人出院前及时评价教育结果，征求病人对教育工作的意见，交代出院后的注意事项，使病人满意地接受结束护患关系的现实。

二、与病人交谈的技巧

（一）交谈的类型

1. 互通信息性交谈

交流的目的是为获取或提供信息。常见的互通信息性交谈有入院时交谈、病史采集交谈和健康教育交谈。

2. 治疗性交谈

治疗性交谈是医护人员与带有精神心理问题的病人之间的交谈，它侧重于帮助病人明确自己的问题和忧虑，并帮助病人顺利通过个人的身心障碍。

（二）交谈中的沟通技巧

1. 提问

提问是交谈的基本工具，交谈能否提出合适的问题，是有效交谈的重要技巧，常用的提问方式有以下几种。

（1）封闭式提问

封闭式提问的问题比较具体，对方用简短、确切的语言即可做出回答，如"是""不是""好""不好""5年""40岁"等。常用于收集资料，采集病史或获取诊断性信息。例如："您的家庭中有人患心脏病吗？""您愿意学习有关您患病的健康知识吗？"在交谈过程中，什么时候运用开放式，什么时候运用封闭式，应根据交流的目的具体问题具体分析。

（2）开放式提问

这种提问比较笼统，旨在诱发对方说出自己的感觉、认识、态度和想法，有助于病人真实地反映情况。在交谈的开始阶段最好用这种提问方式，如："您今天感觉怎样？""您睡不着时，经常服用哪些药物？"

（3）探索式提问

又称探究式提问。探索式提问的问题为探索究竟、追究原因的问题，如"为什么"，以了解对方某一问题、认识或行为产生的原因。适用于对某一问题的深入了解。

（4）偏向式提问

又称诱导式提问。偏向式提问的问题中包含提问者的观点，以暗示对方做出提问者想要得到的答案，如"你今天感觉好多了吧？"适用于提示对方注意某事的场合。

（5）复合式提问

复合式提问的问题为两种或两种以上类型的问题结合在一起的问题，如"你是在哪里做的检查？检查结果如何？"此种提问易使回答者感到困惑，不知如何回答，故应避免使用。

2. 重复

重复是护患沟通的一种反馈机制，通过重复，护士可以让病人了解自己倾听他的讲述，并理解他所谈的内容。常用的重复方法是护士将自己的反应加在病人的语言之前，如："根据我个人的理解，您说的是……""听起来似乎是……"

3.澄清

澄清是将病人一些模棱两可、含糊不清、不够完整的陈述弄清楚，同时试图得到更多的信息。澄清常用的语句是"您的意思是……""我不明白您说的，能否告诉我……"总之澄清有助于找出病人问题的症结，有助于在交谈时增加参与者沟通的准确性。

4.附加语

使用附加语可鼓励病人继续进行语言表达和交流。常用的附加语有"是的""接着讲下去""我明白"等。这些简单的对答可使病人知道护士对他的谈话是感兴趣的，有助于激发进一步的交流。

（三）交谈中的语言技巧

1.称呼病人的语言技巧

称呼是护患交流的起点，人们对自己的称呼是十分敏感的，尤其是护士与病人的初次交往，给病人的"第一印象"如何，往往会影响以后护患交往的正常发展。因此在护理活动中，护士称呼病人应有所讲究，其主要技巧是根据病人的身份、年龄、职业等具体情况，因人而异，力求准确恰当。如病人是领导干部、知识分子一般称职务、职称或称首长、同志；如果是工人则大多称师傅；农民病人可根据年龄称"大爷""大娘"等。绝对避免直呼病人床号和姓名。

2.解释病情的语言技巧

解释性语言是健康教育、心理治疗与护理的基础，它能帮助病人认识疾病，解除恐惧心理，改善紧张情绪，从而达到减轻病症、提高治疗效果的目的。护士运用解释性语言除了要掌握护理用语通俗明了外，还要掌握和运用婉转的修饰艺术。如把"无法医治"说成"好得慢些"、把"癌"说成"肿瘤"或"肿块"等。总之是否给病人解释病情、解释到什么程度、以什么样的语言方式解释，要根据病人的具体特点和疾病的种类、程度而定。

（四）倾听技巧

（1）集中精力。在倾听的过程中要专心，不要轻易转移自己的注意力，做到"细心倾听"。

（2）及时反馈。双目注视对方，积极参与，及时反馈，表明对对方的理解和关注。

（五）反馈技巧

（1）肯定性反馈。对对方的正确言行表示赞同和支持时，应适时插入"是的""很好"等肯定性语言或以点头、微笑等非语言形式予以肯定，以鼓励对方。

（2）否定性反馈。当发现对方不正确的言行或存在的问题时，应先肯定对方值得肯定的一面，然后以建议的方式指出问题的所在，使对方保持心理上的平衡，易于接受批评和建议。

（3）模糊性反馈。当需要暂时回避对方某些敏感问题或难以回答的问题时，可做出无明确态度和立场的反应，如"是吗""哦"等。

（六）非语言交流技巧

（1）体态体语，即通过无言的动作传情达意。如以注视对方的眼神表示专心倾听；以点头的动作表示对对方的理解和同情；以手势强调某事的重要性等。

（2）仪表形象，即通过适当的仪表服饰、体态、姿势表现举止稳重，有助于获得对方的信任、接近。

（3）同类语言，即通过适度地变化语音、语调、节奏及鼻音、喉音等辅助性发音，以引起对方的注意或调节气氛。

（七）交谈时的技巧

（1）正确称呼病人，主动自我介绍。

（2）保持合适距离、姿势、仪表及眼神接触。

（3）安排适宜的交谈环境，根据病人的需要调整适当的交谈类型及过程。

（4）内容明确，重点突出。一次谈话围绕一个主题，避免涉及内容过广。重点内容应适当重复，以加强对象的理解和记忆。

（5）语速适当。谈话的速度要适中，适当停顿，给对象思考、提问的机会。

（6）注意反馈。交谈中，注意观察对象的表情、动作等非语言表现形式，以及时了解对方的理解程度。

（7）尊重病人隐私及拒绝回答问题的权利，避免使用批评、威胁或阻碍沟通的语言。

第五节　护理健康教育中潜在的法律责任问题

健康教育是整体护理的重要内容，起到了推动医疗卫生服务从观念转变到工作模式转变的作用，体现了三个有利于，即有利于病人、有利于医院的发展、有利于护理专业建设和学科发展。随着法律知识的普及，公众法律意识的不断增强及新的《医疗事故处理条例》的出台，医务人员的行为将随时置于法律的约束之下，许多潜在性的法律责任问题也随时围绕着每个医务人员。医院健康教育作为一种特殊的医疗行为和治疗手段，也存在一些潜在的法律责任问题。因此，护士必须明确自己的职能范围和法律责任，明确病人及自身的权利与义务，从而有效维护病人及自身的合法权益。

一、健康教育是对病人权利的尊重，也是护士的义务

我国有关法律规定，病人享有生命健康权、知情同意权、安全权、求偿权、受尊重权、获取知识权、选择权、监督权，有权复印病历，以及保护隐私权、免除一定社会责任权、诉讼权等权利。医院健康教育是以医院为基地，以病人及其家属为对象，通过护理人员有计划、有目的的教育过程，达到使病人了解增进健康的知识，改变不利于健康的行为和问题，使其行为向有利于健康的方向发展。开展健康教育，也是对病人生命健康权、知情同意权、安全权、受尊重权、获取知识权等权利的尊重，护士有义务维护病人的以上权利。如果护士不履行这一义务，就有可能侵犯病人权利引起纠纷甚至诉诸法律。如病人有权了解自己的病情、治疗方案、用药等治疗护理措施，如果在病人不知情或不同意某种检查方式、治疗方案的情况下，护士就制订护理计划与措施，这种行为就侵犯了病人的知情权，也不利于治疗和护理。

同时，我国《护士条例》第三章第十三条中明确规定了护士执业，有获得与其所从事的护理工作相适应的卫生防护、医疗保健服务的权利。因此，开展健康教育不仅是对病人权利的尊重，也是护士应尽的义务。

二、健康教育记录的法律意义

随着循证医学的兴起、新的《医疗事故处理条例》的出台及举证责任倒置的实施，一切医疗护理行为均应留有记录利于举证。实施健康教育也同其他医疗护理行为一样，必须在病人护理记录中记录，同样具有法律意义，要求记录真实、及时、完整、科学，切忌涂改、伪造。对一些特殊检查、治疗及用药除了事前讲明目的意义、可能

产生的毒副作用、大致检查方法外，还应有专门设计的同意书供病人或家属签字认可才具有法律效力。否则，将构成对病人知情同意权的侵犯。假如用药或检查给病人带来了人身损害，医护人员则有可能被告上法庭。总之，完善有关的健康教育记录将具有重要的法律意义，也有利于护士自身权益的维护。

三、健康教育实施中应注意的法律问题

1. 保持医护健康教育的一致性

医院健康教育义务由医生和护士共同承担，在开展健康教育过程中，有许多知识内容涉及疾病的病理生理变化及转归、自我护理方法等。如果护士专科知识缺乏，又与医生之间沟通交流不够，有可能出现护士解释不到位甚至解释错误，或与主管医生不一致甚至前后矛盾的现象，这样不仅会导致病人对护士的信任度降低，而且可能导致医疗护理纠纷。因此，护士必须加强专科护理知识学习，定期参加医生查房，加强与医生之间的沟通，提高开展健康教育的能力，避免护患纠纷的发生。

2. 掌握语言沟通技巧

沟通解释不当容易导致病人误解。在健康教育过程中正确适当地使用解释性语言十分重要。除了注意应用通俗易懂的大众化语言之外，还要掌握婉转修饰的语言艺术，切忌将话说"满"、说"死"、说过头。要根据病人的具体情况决定是否解释及如何解释，避免使病人产生恐惧等心理而影响治疗。因此，应加强护士的沟通交流技巧训练，并在实践中不断总结提高。

3. 正确处理好病人知情同意权和保护性医疗制度之间的关系

对实行保护性医疗的病人，护士不应对保密的内容进行讲解，避免加重病人的心理负担，加重病情等不良后果。否则，有可能导致纠纷甚至法律责任问题发生。

4. 明确职责范围，正确对待健康教育中医护分工协作问题

随着医疗纠纷的增加，医疗护理工作的责任及风险也在不断增加。护理人员应准确地了解其职责的法律范围，明确哪些工作自己可以独立执行，哪些必须有医嘱及在医生指导下进行，以防产生法律纠纷。护理健康教育与医生的告知制度在内容上有重叠，但也有各自的范围和侧重点。例如，医生主要告知病人病情、转归、治疗方案，而护士则根据医生诊断及治疗方案侧重对病人的饮食、睡眠、排泄、服药、活动及锻炼、环境及规章制度等方面进行讲解，配合医生完成治疗计划，促进病人康复。因此，在健康教育中，医护应加强分工合作，根据各医院、各科室特点做出符合本科实际的规定，

以利于护士在健康教育过程中明确自己的职责范围,在职责范围内履行健康教育义务。假如超出了职责范围且给病人带来损害,护士将负有不可推卸的法律责任。

第六节　护士健康教育能力的培养

健康教育是实现和促进人群健康的涉及生物医学、教育学、心理学、管理学等多项学科的一项重要的护理手段,已受到各国护理界的普遍重视。护士作为主要的健康教育施教者,其施教能力必将直接影响教育的效果。在美国,护理人员从学校到临床均系统接受健康教育理论与方法的学习,护士的健康教育理念已成为工作行为准则。由于我国大部分学校还没有独立的健康教育课程,多数护士没有系统学习健康教育知识,毕业后的继续教育也不能满足病人的需求,护士既缺乏自觉为病人提供健康教育的理念,也缺乏相关的健康教育知识,因此,加强护士健康教育能力的培养势在必行。

一、树立健康教育理念

随着生活水平的日益提高,病人健康观念明显更新,对相关疾病知识（疾病的诱因、治疗方法和后果、疾病的控制与预后、并发症的预防和处理等）及自我保健知识有强烈的需求。护理人员应充分认识到加强健康教育是满足病人健康知识需求的有效途径,是改变病人及其家属不良生活方式的重要手段,这项工作的开展,对提高护理质量、尽快缩小与国际护理的差距具有重要意义。针对不同的病人、不同的疾病及疾病的不同时期,扎实、深入、细致地做好健康教育是护士的责任与义务。在护理工作繁忙、时间紧迫的客观情况下,抓住每一分一秒,随时与病人沟通,进行健康教育,以促进病人早日康复。

二、补充健康教育知识

1.加强专业知识培养

护士只有掌握精深的专业知识,才能够深入、细致地洞察病情的变化,根据疾病的特点、病程的进展、病人存在的问题进行专业的健康教育与指导。护士在临床工作中应注意补充有关疾病治疗、护理的进展、新药、新的医疗器械的临床应用等方面的知识,以增加专业知识的深度。可以采用讲座、查房、病例讨论、撰写综述、考试考核等方式分层次对护士进行培训。同时鼓励护士积极参加学历教育，以提高自身素质。

2.加强人文学科知识培养

近年来，各级护理院校虽然已经增设了心理学、护理教育学、伦理学等课程，但是与发达国家相比，我们的人文课程内容、学时均有差距，导致临床护士人文知识缺乏，进行健康教育时不能掌握恰当的方法，难以根据病人的心理特点进行有针对性的教育，内容空洞、乏味，病人依从性不强，教育流于形式。因此，要注重拓宽护士的知识面，积极补充护理理论、心理学、管理学、传播学等相关学科知识，使健康教育行之有效，病人真正做到"知、信、行"的统一。

三、强化沟通技巧

沟通是护士与病人进行交流的一种治疗性的护理工作，是实施健康教育并取得成效的必不可少的一种方法。沟通包括语言性沟通、非语言性沟通。目前，不少临床护士尤其是青年护士，沟通技巧缺乏，不知如何接近病人及与病人进行有效的交流。因此，对护士进行有关沟通技巧的培训至关重要。护士在与病人沟通时，应先注意积极倾听，语言有针对性，使用恰当的语气、语调，力求适时、适度、通俗易懂。注意掌握与病人之间的沟通距离，在护理过程中，要始终热情，面带微笑，仪表端庄，善于观察病人非语言信息，因势利导，使沟通顺畅。可采用讲座，高年资护师或主管护师结对子传、帮、带等方法，使护士掌握恰当运用语言性和非语言性的沟通技巧，提高沟通有效性。

四、加强法律知识的培训

随着法律知识的普及，公众法律意识不断增强，对健康教育的内容、有效性都有了更高的要求。应使护士明确开展健康教育不仅是对病人权利的尊重，也是应尽的义务。应及时、恰当地对每一位病人进行健康教育。在进行健康教育时要根据病人的身心状况掌握好时机和分寸，有效规避风险。如病人承受力较差，已采用保护性医疗，在健康教育时应注意选择性提供给病人部分信息，防止病人产生疑虑，加重心理负担。在健康教育过程中，涉及病人治疗方案、病情转归等内容时，护士应及时与主管医师沟通，避免出现承诺性的话语或与医生的解释不协调、不吻合的现象发生。

五、注重理论联系实际能力的培养

注重培养护士将理论知识融会贯通，实际应用到健康教育工作中的能力。对每一位经管病人具体分析，如病因、诱发因素、病理生理、临床表现、治疗方案，寻找病人存在的问题，制订个体化的健康教育方案。

六、培养灵活运用护理程序的能力

在健康教育前，首先要评估病人是否有学习接受知识的能力，还要考虑是否有学习的愿望，了解病人的文化程度，收集他们对自己疾病的认识程度，找出病人和家属真正关心的问题，把病人的需要作为教育的内容。根据病人的身体状况、学习愿望，制定健康教育的计划和目标，选择适合病人的方式实施健康教育，并在实施过程中随时收集有关资料，动态评估健康教育的效果，及时采取相应的措施。

七、善于抓住健康教育的时机，采取有效的健康教育方式

护士应根据病人的教育目标，善于抓住时机，随时进行教育。如在给病人进行输血时，向病人说明输血的目的、作用及输注过程中的注意事项等；测血压完毕，及时告诉病人目前的血压情况，服用降压药物会引起的不良反应；更换引流袋时向病人或家属说明使用引流管的目的，带管后需注意的内容。这样每次少量地知识灌输，病人更容易接受。护士在巡视病房时随时收集病人的需求信息，及时采取措施满足病人的需求，如对文化程度较高的病人及家属发放健康处方、健康画册、观看录像资料等。这样既节省时间，又能取得良好的效果。

八、坚持以人为本

关心体贴病人，急病人之所急、想病人之所想，与病人建立融洽、信赖的护患关系，使病人乐意接受护士传递的信息，并主动参与健康教育的全过程，提高健康教育的有效性。

九、积极开展护理健康教育研究

我国医院的护理健康教育工作起步较晚，目前临床上护理健康教育还处在初级阶段。在进行护理健康教育的过程中，必须注意积极开展护理健康教育的科学研究，并及时将研究成果推广应用，以加快我国医院护理健康教育工作的进展。护理健康教育研究的内容概括为七个方面：① 对教育需求的研究。通过大样本调查，客观系统地了解我国医院病人的健康观和健康教育需求特点，为有针对性的健康教育提供依据。② 对教育内容的研究。根据我国病人住院时间长、教育人力资源相对不足的具体情况，研究病人在住院期间必须开展的教育内容，突出医院教育的特色。③ 对教育形式的研究。通过教育实践，研究建立适应不同病人的教育方法，并从中筛选出最佳教育形式。④ 对教育方法的研究。健康教育方法有 20 余种，究竟哪些适合医院教育、用什么方法和手段诊断和处理病人的健康问题、对没有接受能力的病人应采用什么方法达到教育目标，这些问题都有待通过科研手段加以解决。⑤ 对护士作用的研究，如护士在医院健康教育中应扮演什么角色，具有哪些权力、承担什么责任、与医生应有哪些分工和协作、如何提高护士的教育能力。⑥ 对教育效果的研究，如在医院健康教育的管理上应建立哪些评价指标，怎样实现健康教育与护理工作一体化的管理模式。⑦ 对教育体制的研究，如医院是否应建立专门的健康教育机构，在行政、管理、资金上对健康教育的实施应给予哪些必要的保证等。加强这些方面的研究工作，对提高护士护理健康教育能力具有十分重要的作用。

综上所述，护士健康教育能力的高低，首先取决于护士有无树立健康教育和"以人为本"的服务理念；其次护士必须掌握精深的专业理论、广博的相关知识、一定的法律知识，熟练运用沟通交流的技巧；还应具有理论联系实际、护理程序灵活运用的能力。因此，各级护理管理人员应加强对护士的教育和训练，使护理人员能够对健康教育的内涵有较深刻的理解，具备良好的健康教育能力，能够根据病人的特点实行个体化健康教育，使病人真正达到"知、信、行"的统一。

参考文献

[1]郑延玲，宋婕，王蕊，等.临床各科护理操作规范与实践[M].武汉：湖北科学技术出版社，2018.

[2]何曙芝，许亚萍.护理管理学：第3版[M].南京：江苏科学技术出版社，2018.

[3]丁淑贞，王起兰.妇产科临床护理[M].北京：中国协和医科大学出版社，2016.

[4]李惠玲，王丽.养老护理指导手册[M].苏州：苏州大学出版社，2016.

[5]周秀荣.护理教育管理与实践[M].长春：吉林科学技术出版社，2016.

[6]张广清，林美珍.中医护理专业发展丛书 中医护理临床进展[M].上海：上海科学技术出版社，2016.

[7]冷敏，李晓娟，李欣晖，等.临床护理实战英语[M].青岛：中国海洋大学出版社，2016.

[8]刘丽丽，李淑芝，王瑶，等.临床护理要点与专科实践：下[M].长春：吉林科学技术出版社，2016.

[9]朱雪梅，潘杰.护理教育学[M].武汉：华中科技大学出版社，2016.

[10]李拴荣.精神科临床护理实践[M].郑州：河南科学技术出版社，2016.

[11]余雨枫.护理美学[M].北京：中国中医药出版社，2016.

[12]刘丽丽，李淑芝，王瑶，等.临床护理要点与专科实践：上[M].长春：吉林科学技术出版社，2016.

[13]凌兴燕.现代护理教育与临床护理实践[M].长春：吉林科学技术出版社，2017.

[14]杨凤霞.临床护理质量与操作[M].长春：吉林科学技术出版社，2017.

[15]唐应丽.现代临床护理技术与实践：上[M].长春：吉林科学技术出版社，2017.

[16]白永菊，余明莲.临床护理应用知识与技能解答一本通[M].北京：中国医药科技出版社，2017.

[17]唐应丽. 现代临床护理技术与实践：下[M]. 长春：吉林科学技术出版社，2017.

[18]胡雪慧，张敏，罗振娟. 护理岗位说明书与规章制度[M]. 西安：第四军医大学出版社，2017.